高职高专"四真课程"活页教材

中药炮制技术生产实训

（供中药制药专业使用）

主　编　谢仲德　邹隆琼

副主编　王文祥　孙智勇　管发令　戴雪莲

编　者（以姓氏笔画为序）

王文祥（重庆三峡医药高等专科学校）

尹浣姝（天津生物工程职业技术学院）

邓　伟（重庆三峡云海药业股份有限公司）

孙智勇（北华大学附属医院）

邹隆琼（重庆三峡云海药业股份有限公司）

林中翔（重庆三峡医药高等专科学校）

彭　洪（重庆三峡云海药业股份有限公司）

谢仲德（重庆三峡医药高等专科学校）

蒲云平（重庆三峡云海药业股份有限公司）

管发令（重庆三峡云海药业股份有限公司）

戴雪莲（重庆三峡医药高等专科学校附属人民医院）

中国健康传媒集团

中国医药科技出版社

内 容 提 要

本教材是“高职高专‘四真课程’活页教材”之一，系根据重庆三峡医药高等专科学校药学院“双高建设”方案和中药制药专业人才培养方案，充分结合中药饮片生产企业的生产工艺流程和岗位标准操作规程编写而成。全书按照项目和任务的形式进行编写，包含切制、清炒法、加固体辅料炒、加液体辅料炒和蒸煮法五个项目，突破传统教材的编写模式，实现理论和实训的无缝对接。

本教材主要供医药类高职高专院校中药制药专业使用，也可作为中药饮片生产企业、中药制药企业相关岗位的岗前培训教材。

图书在版编目（CIP）数据

中药炮制技术生产实训/谢仲德，邹隆琼主编．—北京：中国医药科技出版社，2023.12
高职高专“四真课程”活页教材
ISBN 978-7-5214-4375-2

Ⅰ.①中…　Ⅱ.①谢…②邹…　Ⅲ.①中药炮制学—高等职业教育—教材　Ⅳ.①R283

中国国家版本馆CIP数据核字（2023）第233187号

美术编辑　陈君杞
版式设计　友全图文

出版　**中国健康传媒集团**｜中国医药科技出版社
地址　北京市海淀区文慧园北路甲22号
邮编　100082
电话　发行：010-62227427　邮购：010-62236938
网址　www.cmstp.com
规格　787×1092mm $^1/_{16}$
印张　19 $^3/_4$
字数　449千字
版次　2023年12月第1版
印次　2023年12月第1次印刷
印刷　北京印刷集团有限责任公司
经销　全国各地新华书店
书号　ISBN 978-7-5214-4375-2
定价　70.00元

获取新书信息、投稿、为图书纠错，请扫码联系我们。

版权所有　盗版必究

举报电话：010-62228771

本社图书如存在印装质量问题请与本社联系调换

出版说明

近几十年来，我国职业教育改革取得了巨大的进展与成就，尤其是《国家职业教育改革实施方案》《关于深化现代职业教育体系建设改革的意见》等指导性文件的出台，为中国职业教育走向世界指明了道路与方向。但普遍而言，职业教育教材的开发与研制仍然任重道远。《国家职业教育改革实施方案》明确指出“建设一大批校企‘双元’合作开发的国家规划教材，倡导使用新型活页式、工作手册式教材并配套开发信息化资源”。《关于深化现代职业教育体系建设改革的意见》也提出“优质教材建设将重点面向战略性新兴产业、先进制造业、现代服务业、现代农业等领域，深化产教融合、协同育人，科学严谨、内容丰富、形态多样、反映行业前沿技术，鼓励行业牵头或行业、企业、学校等共同开发”。

为落实国家职业教育改革的相关要求，重庆三峡医药高等专科学校努力践行产教融合、校企合作。教师按照真实环境、真学、真做、掌握真本领的要求开展教学活动，建立基于工作过程的“四真”行动式教学模式。将教学“以教师为中心”转变为“以学生为中心”，将学生由“被动学习”转变为“主动学习”，教师精心设计、导演，把教学内容巧妙地隐含在每个“职业工作活动”中，学生通过完成一个个“职业工作活动”，自己提出问题，并经过思考和教师的指导，自己解决问题。整个教学过程中，企业导师全程主导或参与，取得了较好的教学效果。为总结教学改革经验，并更好地服务“四真课程”教学模式，经学校教材建设指导委员会审定，组织了校企双方生产与教学的多名一线专家，编写了本套高职高专“四真课程”活页教材。

本套教材具有以下特点：

1.教材紧密围绕真实任务、项目、产品、内容等驱动载体，创设学习情境，实施完整的职业活动，助力教师实现完整、真实的教学过程。

2.教材设定的学习情境与真实环境高度相仿，教材涉及实训设备设施为真实设备设施，并参照企业真实的技术和装备水平。

3.教材每个工作任务按照任务目标、任务分析、相关知识、任务实施、任务评价、拓展提高、课后训练等几个步骤与内容进行设计与实施。

因“四真课程”教学模式改革不能一蹴而就，目前出版的教材只是针对已有明显成果的总结与固化，后续还将根据教学改革的继续实施陆续出版相关教材。

前　言 PREFACE

本教材根据重庆三峡医药高等专科学校药学院“双高建设”方案和中药制药专业人才培养方案，充分结合中药饮片生产企业的生产工艺流程和岗位标准操作规程编写而成，主要供医药类高职高专院校中药制药专业教学使用，也可作为中药饮片生产企业、中药制药企业相关岗位的岗前培训教材。

中药炮制技术一直是中药制药等专业的核心技能，学科发展较为成熟，教材内容和体系一直变化不大。为了适应中药饮片制药企业对中药炮制技能型人才的需求，达到理论和实训无缝对接，突破传统教材的编写模式，我们特编写《中药炮制技术生产实训》教材。

本教材在编写结构上划分为5个工作项目、12个工作任务。谢仲德、邹隆琼负责教材的整体设计及所有项目和任务的审稿工作。本教材在编写过程中，得到了重庆三峡医药高等专科学校、重庆三峡云海药业股份有限公司、北华大学附属医院及天津生物工程职业技术学院相关老师和领导的大力支持，在此深表感谢！由于编者水平有限，实践经验不足，敬请各广大读者及相关企业的专家提出宝贵意见，以便进一步修改完善。

编　者

2023年10月

CONTENTS
目 录

项目一　切制

一、学习目标

1. 掌握切制的含义，药材软化的方法，药材软化程度的检查方法，切制的方法，饮片的类型，饮片的干燥。

2. 能用常用水软化技术对药材进行软化，并对软化程度进行正确判断。

3. 具备尊重生命，热爱炮制岗位的责任感和事业心；树立精益求精的大国工匠精神。

二、任务书

通过查阅《中国药典》(2020年版)一部“天麻”药材的炮制方法，结合学习切制的基础知识，按照药典切制药材的检查标准和“天麻工艺规程”，完成天麻的炮制。

批生产指令单

批生产指令单号：

<table>
<tr><td>产品名称</td><td></td><td>规格</td><td colspan="2"></td><td>产品批号</td><td colspan="2"></td></tr>
<tr><td>生产周期</td><td colspan="4">年　月　日至　年　月　日</td><td>工艺规程编号</td><td colspan="2"></td></tr>
<tr><td>批量</td><td></td><td colspan="2">依据</td><td colspan="4"></td></tr>
<tr><td colspan="2">名称</td><td colspan="2">物料代码</td><td>单位</td><td colspan="2">领料量</td><td>备注</td></tr>
<tr><td colspan="2"></td><td colspan="2"></td><td>kg</td><td colspan="2"></td><td></td></tr>
<tr><td colspan="2"></td><td colspan="2"></td><td>kg</td><td colspan="2"></td><td></td></tr>
</table>

制表人：　　　　制表日期：　年　月　日

车间主管：　　　　签发日期：　年　月　日

质量管理部QA主管：　　　　审核日期：　年　月　日

三、获取资讯

（一）切制

将净制后的药物进行软化，用一定的刀具，切成一定规格的片、段、丝、块等的炮制方法，称为饮片切制。

（二）饮片类型

1.片 极薄片0.5mm以下，薄片1~2mm，厚片2~4mm。

2.段 短段5~10mm，长段10~15mm。

3.块 8~12mm的立方块或长方块。

4.丝 细丝2~3mm，宽丝5~10mm。

（三）具体示例

天麻

【来源】 本品为兰科植物天麻*Gastrodia elata* Bl.的干燥块茎。立冬后至次年清明前采挖，立即洗净，蒸透，敞开低温干燥。

【功能与主治】 息风止痉，平抑肝阳，祛风通络。用于小儿惊风，癫痫抽搐，破伤风，头痛眩晕，手足不遂，肢体麻木，风湿痹痛。

【产品名称】 天麻

【规格】 切制

【制法】 除去杂质洗净，蒸软，切薄片，干燥，筛选，包装；或除去杂质，包装。

【性状】 本品呈不规则的薄片。外表皮呈淡黄色至黄棕色，有时可见点状排成的横环纹。切面呈黄白色至淡棕色。角质样，半透明。气微，味甘。

【质量标准】《中国药典》2020年版。

【具体操作】

1.领料操作 按生产管理部《批生产指令单》要求，车间物料员依据批指令填写《领料单》，领取天麻。

车间物料员、库管员依据《物料发放管理规程》《物料称量计数管理规程》《车间领

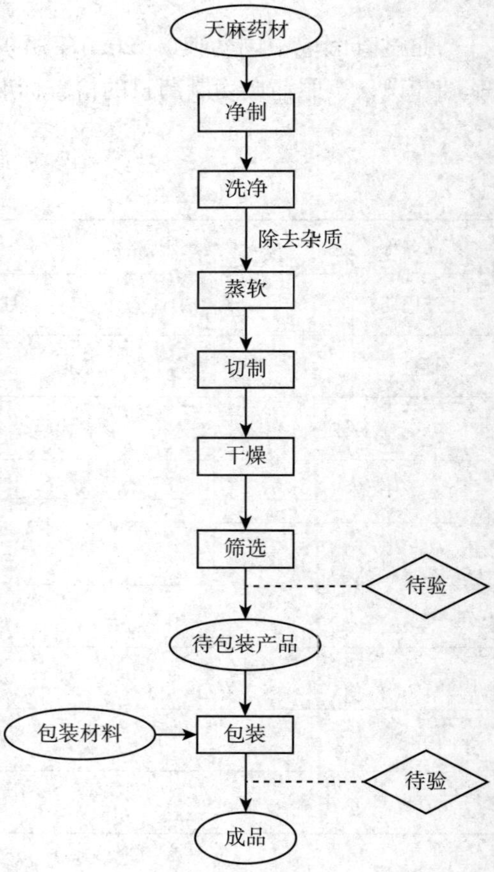

天麻生产工艺流程

用、发放物料管理规程》《物料发放标准操作规程》《领发料标准操作规程》的规定，称量、复核，领取中药材送至车间中药材暂存区，按种类、批号集中管理，分类码放整齐。

2.称量操作 操作前对操作间、设备设施等检查、确认后，依据《批生产指令单》操作人员逐一称量、复核，称量完毕，贴《物料签》，入中药材暂存区。

3.净制操作 操作前对操作间、设备设施等检查、确认后，将天麻置拣选操作台上，拣选出霉变品及杂质；净制后的药材装入洁净周转筐，贴《物料签》，交洗净工序。或用编织袋（内衬PE袋）盛装，封口，贴合格证，物料员填写请验单，入饮片成品库，待验。

项目	参数	备注
净制收率	≥90%	净制收率=净制后天麻重量÷净制前天麻重量×100%
物料平衡率	95%~100%	物料平衡率=（净制后天麻重量+废品重量）÷净制前天麻重量×100%
成品收率	≥90%	净制收率=净制后天麻重量÷原药材领料量×100%

4.洗净操作 将天麻置清洗池中，用毛刷刷净表面泥沙、杂质，用水淘洗至净，沥干天麻表面水分，洗净后的药材装入洁净周转筐，贴《物料签》，交蒸制工序。

5.蒸制操作 操作前对操作间、设备设施等检查、确认后，蒸煮锅内加入适量饮用水，控制蒸汽压力≤0.2MPa，温度达到100℃时，天麻上笼，开始计时，保持锅内沸腾状态，蒸制40分钟或天麻蒸透变软。天麻蒸透后，用洁净桶盛装，密封，贴《物料签》，交切制工序。

项目	参数
加水量	适量
蒸汽压力	≤0.2MPa
蒸煮时间	40分钟或变软

6.切制操作 调整切药机裁切厚度为1~2mm，取蒸制好的天麻，平铺于切药机的送料履带，切片；药片用洁净周转筐盛装，贴《物料签》，入干燥室。

项目	参数
切片厚度	薄片1~2mm

7.干燥操作 将切制好的天麻平铺于敞开式烘箱内，铺料厚度1~5cm，控制蒸汽压力，保持干燥温度为60~80℃，温度达到60℃时，开始计时，干燥1.5~2小时，每30分钟翻动一次；待干燥达到工艺要求后，关闭蒸汽，继续送风，待药材降温至常温后，用洁净周转箱盛装，称量，贴《物料签》，进入下一工序。

项目	参数	备注
干燥温度	60~80℃	—
干燥时间	1.5~2小时	—
铺料厚度	1~5cm	—
收率范围	≥85%	收率=干燥天麻重量/天麻重量×100%

8.筛选操作 将干燥好的天麻平铺于不锈钢筛或入CZS-0.7长方筛内：按《筛选岗位标准操作规程》《CZS-0.7长方筛标准操作规程》进行操作，筛去灰屑，用编织袋（内衬PE袋）盛装，称量，贴《物料签》，包装结束后，填写“请验单”，入饮片成品库，待检。

项目	参数	备注
筛选收率	≥90%	收率=筛选后天麻重量÷筛选前天麻重量×100%
物料平衡率	98%~100%	物料平衡率=（筛选后天麻重量+废品量）÷筛选前天麻重量×100%
成品收率	≥80%	成品收率=筛选后天麻重量÷原药材领料量×100%

9.印制、制袋操作

（1）开启热转印分页一体机电源，取下墨盒，安装好色带；在设备处于离线状态时将印制内容品名、规格、产地、净重、产品批号、生产日期、执行标准分别录入数据库，根据饮片复合膜袋大小调节好宽度，设置分页速度、喷码速度、打印数量等参数，一人设置，一人复核，确定打印内容准确无误后方可打印。

（2）接通总电源，在操作屏上核对打印内容如品名、规格、产地、净重、产品批号、生产日期、执行标准。取下墨盒，安装好色带，设置横封上温度（140℃ ±25℃）、横封下温度（75℃ ±25℃）、纵封温度（125℃ ±25℃）等参数；开启压缩空气（保持压缩空气在0.4~0.7MPa），按包装规格选择下料斗型号和复合膜规格，先安装好下料斗，再将复合膜按路径穿膜，走膜完毕后，调整好膜距及纵封边距，通过调整各锁紧手柄，螺丝，让纵封器适配复合膜的封边，然后上紧并锁紧手柄和螺丝；调节拉膜松紧锁母让拉膜套适当压紧料筒；将带膜穿越横封器之间；调节色标电眼，主要根据膜宽和观察出带切口位置是否正确，调节色标电眼走膜方向的距离，以达到正确的完整带形并锁紧即可，印制、制袋完毕后将印制或制袋好的中药饮片药用复合袋（或中药饮片复合膜袋）装入洁净容器内，贴《物料签》，入包装工序。

项目	参数	备注
损耗率	≤5%	包装材料损耗率=损耗量÷（领用量-剩余量）×100%
物料平衡率	100%	包装材料物料平衡率=（合格量+损耗量+剩余量）÷包装材料领料量×100%

10.包装、入库操作

（1）根据包装指令在饮片成品库领取物料，将合格的天麻按包装规格准确称量，用编织袋或编织袋内套PE袋、中药饮片复合袋定额分包装，每袋装0.5kg、每袋装1kg（根据市场需要调整包装规格），分装完毕，封口，贴合格证，车间物料员填写请验单，入饮片成品库。

（2）根据包装指令在饮片成品库领取物料，将合格后的天麻按包装规格定额准确称量，置入印制好的中药饮片复合袋（或制袋好的中药饮片复合膜袋）内，按《饮片包装岗位标准操作规程》进行分装，分装时根据不同规格装量差异（范围：1.5~6.0g标示量的 ±7%，6.0g以上标示量的 ±5%）控制装量上限、下限，分装过程中每20分钟检查一次装量。将分装好的天麻小袋经连续式塑料薄膜热封机逐一热封封口，将分包装完毕的物料置入PE袋（或塑料周转箱套PE袋）洁净容器内，称量，贴《物料签》入外包装工序。

（3）根据包装指令在饮片成品库领取物料，将合格后的天麻按《饮片包装岗位标准操作规程》《全智能小包装机（半自动型）标准操作规程》《全智能小包装机标准操作规程》进行分装，开启电源及压缩空气，取下墨盒安装好色带，根据包装规格安装好下料斗、复合膜，调节好中药饮片复合膜的松紧度和色标电眼的位置，设置横封上温度（140℃ ±25℃）、横封下温度（140℃ ±25℃）、纵封温度（125℃ ±25℃）等参数，复核显示屏打印内容确认准确无误后，启动输送带将合格后的天麻定额称量置入送料盘内，经输送带倾入料斗，点动设备点动按钮试包装，待包装打印清晰、密封严密、装量准确后方可分装；分装过程中每20分钟检查装量，根据不同规格装量差异（范围：1.5~6.0g标示量的 ±7%，6.0g以上标示量的 ±5%），将包装完毕的物料置入PE袋（或塑料周转箱套PE袋）洁净容器内，贴《物料签》入外包装工序。根据包装指令将分装后的中药饮片合格小袋外包，由车间现场QA抽样，外包完毕由车间物料员填写请验单待验，待验合格后贴合格证，入饮片成品库。

（4）根据包装指令将分装后的中药饮片合格小袋外包，封口，贴合格证，外包完毕由车间物料员填写请验单，入饮片成品库。

项目	参数	备注
规格	—	根据需要量定额包装
包装收率	≥95%	包装收率 =（合格小袋量 – 包装材料使用量）÷ 领料量 ×100%
物料平衡率	98%~100%	物料平衡率 =（合格小袋量 + 废品量）÷ 领料量 ×100%
包装材料损耗率	≤5%	包装材料损耗率 = 损耗量 ÷（领用量 – 剩余量）×100%
包装材料物料平衡	100%	包装材料物料平衡 =（使用量 + 损耗量 + 剩余量）÷ 领料量 ×100%

陈皮

【来源】本品为芸香科植物橘 *Citrus reticulata* Blanco 及其栽培变种的干燥成熟果皮。药材分为“陈皮”和“广陈皮”。

【功能与主治】理气健脾，燥湿化痰。用于脘腹胀满，食少吐泻，咳嗽痰多。

【产品名称】陈皮

【规格】切制

【制法】取原药材陈皮，除去杂质，喷淋水，润透，切丝，干燥，筛选，包装。

【性状】本品呈不规则的条状或丝状。外表面呈橙红色或红棕色，有细皱纹和凹下的点状油室。内表面呈浅黄白色，粗糙，附黄白色或黄棕色筋络状维管束。气香，味辛、苦。

【质量标准】《中国药典》2020年版。

【具体操作】

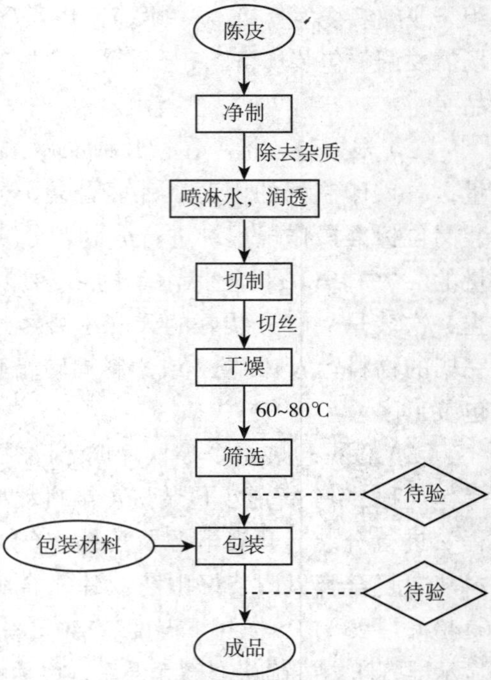

陈皮生产工艺流程

1.领料操作 按生产管理部《批生产指令单》要求，车间物料员依据批指令填写《领料单》，领取陈皮。

车间物料员、库管员依据《物料发放管理规程》《物料称量计数管理规程》《车间领用、发放物料管理规程》《物料发放标准操作规程》《领发料标准操作规程》的规定，称量、复核，领取中药材送至车间中药材暂存区，按种类、批号集中管理，分类码放整齐。

2.称量操作 操作前对操作间、设备设施等检查、确认后，依据《批生产指令单》操作人员逐一称量、复核，称量完毕，贴《物料签》，入中药材暂存区。

3.净制操作 操作前对操作间、设备设施等检查、确认后，将陈皮药材置拣选操作台上，人工拣选出非药用部位，霉变品及杂质；净制后的药材装入洁净周转箱，贴《物料签》，交洗润工序。

净制收率	≥95%	净制收率=净制后陈皮重量÷净制前陈皮重量×100%
物料平衡率	98%~100%	物料平衡率=（净制后陈皮重量+废品量）÷净制前陈皮重量×100%

4.洗润操作 将净制后的陈皮置清洗池中，用水流动饮用水喷淋后，稍润至药材内外表面水分一致，装入洁净周转箱盛装，贴《物料签》，交切制工序。

项目	参数	备注
洗润	喷淋水后稍润	流动水清洗，不回收利用，润至药材内外水分一致

5.切制操作 取清洗好的陈皮，平铺于切药机的送料履带；调整切药机裁切宽度为2~3mm，试切，合格后开始操作，丝应均匀，每隔25~30分钟检查丝的宽度一次。用洁净周转箱盛装，贴《物料签》，入干燥室。

项目	参数
切丝宽度	丝2~3mm

6.干燥操作　将切制好的陈皮平铺于敞开式烘箱内，铺料厚度2~5cm，控制蒸汽压力，保持干燥温度为50~60℃，温度达到50℃时，开始计时，干燥2~3小时，每30分钟翻动一次，待干燥达到工艺要求时，关闭蒸汽，继续送风，降温至常温后，用洁净周转箱盛装，称量，贴《物料签》，入包装工序。

项目	参数
干燥温度	50~60℃
干燥时间	2~3小时
铺料厚度	2~5cm

7.筛选操作　将干燥好的陈皮平铺于不锈钢筛或入CZS-0.7长方筛内：按《筛选岗位标准操作规程》《CZS-0.7长方筛标准操作规程》进行操作，筛去碎屑、灰屑，用编织袋（内衬PE袋）盛装，称量，封口，贴合格证，入饮片成品库，待验。

项目	参数	备注
筛选收率	≥90%	收率=收率=筛选后陈皮重量 ÷ 筛选前陈皮重量 ×100%
物料平衡率	98%~100%	物料平衡率 =（筛选后陈皮重量+废品量）÷ 筛选前陈皮重量 ×100%
成品收率	≥80%	收率=筛选后陈皮重量 ÷ 原药材领料量 ×100%

8.印制、制袋操作

（1）开启热转印分页一体机电源，取下墨盒，安装好色带；在设备处于离线状态时将印制内容品名、规格、产地、净重、产品批号、生产日期、执行标准分别录入数据库，根据饮片复合膜袋大小调节好宽度，设置分页速度、喷码速度、打印数量等参数，一人设置，一人复核，确定打印内容准确无误后方可打印。

（2）接通总电源，在操作屏上核对打印内容，如品名、规格、产地、净重、产品批号、生产日期、执行标准，取下墨盒，安装好色带，设置横封上温度（140℃ ±25℃）、横封下温度（75℃ ±25℃）、纵封温度（125℃ ±25℃）等参数；开启压缩空气（保持压缩空气在0.4~0.7MPa），按包装规格选择下料斗型号和复合膜规格，先安装好下料斗，再将复合膜按路径穿膜，走膜完毕后，调整好膜距及纵封边距，通过调整各锁紧手柄、螺丝，让纵封器适配复合膜的封边，然后上紧并锁紧手柄和螺丝；调节拉膜松紧锁母让拉膜套适当压紧料筒；将带膜穿越横封器之间；调节色标电眼，主要根据膜宽和观察出带切口位置是否正确，调节色标电眼走膜方向的距离，以达到正确的完整带形并锁紧即可，印制、制袋完毕后将印制或制袋好的中药饮片药用复合袋（或中药饮片复合膜袋）装入洁净容器内，贴《物料签》，入包装工序。

项目	参数	备注
损耗率	≤5%	包装材料损耗率=损耗量 ÷（领用量−剩余量）×100%
物料平衡率	100%	包装材料物料平衡率 =（合格量+损耗量+剩余量）÷ 包装材料领料量 ×100%

9.包装、入库操作

（1）根据包装指令在饮片成品库领取物料，将合格的陈皮按包装规格准确称量，用编织袋或编织袋内套PE袋、中药饮片复合袋定额分包装，每袋装0.5kg、每袋装1kg（根据市场需要调整包装规格），分装完毕，封口，贴合格证，车间物料员填写请验单，入饮片成品库。

（2）根据包装指令在饮片成品库领取物料，将合格后的陈皮按包装规格定额准确称量，置入印制好的中药饮片复合袋（或制袋好的中药饮片复合膜袋）内，按《饮片包装岗位标准操作规程》进行分装，分装时根据不同规格装量差异（范围：1.5~6.0g标示量的±7%，6.0g以上标示量的±5%）控制装量上限、下限，分装过程中每20分钟检查一次装量。将分装好的陈皮小袋经连续式塑料薄膜热封机逐一热封封口，将分包装完毕的物料置入PE袋（或塑料周转箱套PE袋）洁净容器内，称量，贴《物料签》入外包装工序。

（3）根据包装指令在饮片成品库领取物料，将合格后的陈皮按《饮片包装岗位标准操作规程》《全智能小包装机（半自动型）标准操作规程》《全智能小包装机标准操作规程》进行分装，开启电源及压缩空气，取下墨盒安装好色带，根据包装规格安装好下料斗、复合膜，调节好中药饮片复合膜的松紧度和色标电眼的位置，设置横封上温度（140℃ ±25℃）、横封下温度（140℃ ±25℃）、纵封温度（125℃ ±25℃）等参数、复核显示屏打印内容确认准确无误后，启动输送带将合格后的陈皮定额称量置入送料盘内，经输送带倾入料斗，点动设备点动按钮试包装，待包装打印清晰、密封严密、装量准确后方可分装；分装过程中每20分钟检查装量，根据不同规格装量差异（范围：1.5~6.0g标示量的±7%，6.0g以上标示量的±5%），将包装完毕的物料置入PE袋（或塑料周转箱套PE袋）洁净容器内，贴《物料签》入外包装工序。根据包装指令将分装后的中药饮片合格小袋外包，由车间现场QA抽样，外包完毕由车间物料员填写请验单待验，待验合格后贴合格证，入饮片成品库。

（4）根据包装指令将分装后的中药饮片合格小袋外包，封口，贴合格证，外包完毕由车间物料员填写请验单，入饮片成品库。

项目	参数	备注
规格	—	根据需要量定额包装。
包装收率	≥95%	包装收率=（合格小袋量−包装材料使用量）÷ 领料量 ×100%
物料平衡率	98%~100%	物料平衡率 =（合格小袋量+废品量）÷ 领料量 ×100%
包装材料损耗率	≤5%	包装材料损耗率=损耗量 ÷（领用量−剩余量）×100%
包装材料物料平衡	100%	包装材料物料平衡=（使用量+损耗量+剩余量）÷ 领料量 ×100%

四、任务实施

（一）称量、复核标准操作规程

1.称量前准备 检查称量器具的计量范围与称量是否相符，称量误差小于1%（最小感量值/最小称取量），有“校验合格证”，并在有效期内，校正好称量器具。

2.称量

（1）称量区域 非洁净区物料的称量应在划定的称量区内操作，洁净区内的物料称量应在称量室内的负压称量罩内进行操作。

（2）称取 将被称量物料轻放于称量器具上，按需要量进行称取。适当增减物料，待称定物料达到所需重量时读数，复核人进行复核，记录数值，填写称量记录，并对计算结果进行复核验算。

注：称量时，必须两人进行，一人称量记录，一人复核。

（3）取下被称物料，放于规定容器中，挂上状态标识牌，注明品名、规格、批号或产品单号、数量、称量人和复核人签名等内容。

（二）净制标准操作规程

1.挑选 根据不同品种选用筛网（筛目数12~40目）筛除泥沙、杂质、霉变品、虫蛀品、非药用部位，选取规定的药用部位。

2.风选 《FX-500卧式变频风选机标准操作规程》。

（1）取洁净周转筐，分别放于风选箱下的出料口处。

（2）启动风选机，调节料斗抽板，使物料匀速进入风选箱，检查风选效果，及时调节风量和挡板位置。

（3）反复操作，匀速上料至风选结束。

（4）同一操作间同一时间每次只能净选同一品种、同一批药材。

（5）将净制后的药材置洁净塑料筐内或洁净包装袋内，做好物料状态标识，注明药材品名、生产批号等内容。

（6）净制结束，关闭房间除尘风机。净制药材经QA人员检查合格后，运至下工序。

（7）生产操作中按照《记录文件填写管理规程》要求，及时、准确、真实、清晰、完整地填写原始记录。

（8）清场 按《清场管理规程》执行，取下生产状态标识，进行清场。经QA人员检查合格后，签发“清场合格证”，房间挂上“清洁合格”状态标志，将设备状态标识中的“清洁状态”和“运行状态”分别更换为“已清洁”和“待运行”，清场完毕填写清场记录。

（三）洗润标准操作规程

1.《RY-2000方形润药机标准操规程》

（1）将洗净的药材装入润料盘中，放入润药机中，根据各品种属性，按各品种工艺规程设定好真空、润制温度和润制时间。

（2）按下启动按钮，真空压力达到时，开启蒸汽阀门（控制蒸汽压力≤0.10MPa），等真空回零时关闭蒸汽，润药程序开始工作。

（3）洗、润后的药材盛于洁净周转筐内，做好物料状态标识，注明药材品名、生产批号等内容，经QA检查合格后，转入下工序。

（4）生产操作中按照《记录文件填写管理规程》要求，及时、准确、真实、清晰、完整地填写原始记录。

（5）清场　按《清场管理规程》执行，取下生产状态标识，进行清场。经QA人员检查合格后，签发“清场合格证”，房间挂上“清洁合格”状态标志，将设备状态标识中的“清洁状态”和“运行状态”分别更换为“已清洁”和“待运行”，清场完毕填写清场记录。

（四）切制标准操作规程

1. WQY240-2型往复式切药机的标准操作规程（适用于切片或块）

（1）开机前准备工作

①更换设备状态标识，将“正常”更换为“运行”标识。

②每次使用前应对往复式切药机，进行电源按钮（开关）进行通断检查，保证开关（按钮）具有良好的通断能力。

③开车前应对各转动及润滑部件进行加油润滑处理。

④每次使用前，应对刀口及承重底板进行磨损检查，以防止过度磨损进而造成药材不能正常切割。

⑤每次使用前，应对刀架螺栓、螺帽进行紧固检查，防止在使用过程中因螺栓、螺帽松动而造成药材不能正常切割。

⑥检查刀片与出药口的间隙，应保持在0.2~0.5mm之间，如不符合应及时进行调整。

⑦根据药物泡实情况调整上链架与下链条之间的夹角，并注意调整上、下链后部的调节螺钉，使链条松紧适宜。

⑧检查刀刃是否磨钝，如有缺口或磨钝应及时更换备用刀刃，并对磨损刀刃进行处理，刀片前后至夹角应保证在22°~24°之间。

⑨将厚度调节盘的红线，对准标牌数字刻度（切出药片的厚度）。

⑩切药前检查电气系统是否完好，接通电源后先空转，检查进给调节轮的旋转方向与标牌箭头方向是否一致。

（2）开机运行

①接通电源，调整切割速度，最高生产速度不得超过最高转速的90%。

②均匀加入物料，进行切割。

③操作结束停机。

④完成物料切割，待物料输送完毕，关闭电源，进行清洁处理。

2. QY-300高速截断往复式切药机标准操作规程

（1）开机准备　开机前，岗位操作人员应对输送链条、切刀、三角带等转动及传动部件进行完整性检查，同时去除链道上可能存在的杂物、异物。

岗位操作人员在启动设备前，应检查设备各紧固部件螺栓是否松动。

（2）空机操作

①切刀安装调节：手转动皮带轮数周，无异常情况后启动电机，查看皮带轮转向，皮带应作顺时针转动，正常运行数分钟后就可关机；用手转动皮带轮，使刀架位于最高点，将刀片架杆的钩头并贴刀架杆，拧紧压刀块螺母；刀片切入输送带深度以正好切断物料为宜。调整时，用扳手拧松连架杆上的大螺母，调节刀架机构上下位置；每调整一次都要用手转动皮带轮，使刀片缓慢向下运动，观测刀刃切入输送带的深度，最好直接将需切物料置于切刀的两侧，观察切断情况，直到合适为止。切刀切入输送带太深，会影响输送带的使用寿命。

注：调整后，连架杆下端的连轴块长度方向应与机身一致。

②切刀安装调试后应保持空转在30秒左右即可。

③完成空转测试无误后，应根据工艺需求对切制长度进行调节具体如下：按齿轮箱上方的“裁断长度-齿轮档位配位表”在开机后调整，表中的“A、B、C”为拔杆上小球所处的位置，表中的数据为棘轮转动一个齿时的数值为表中数的一倍，以此类推，提升拔杆定位销小球就可扳动拔杆位置。刻度调节表如下。

	1	2	3
A	2	1.5	4
B	3	2	6
C	1	0.7	2

④调棘轮齿数：转动皮带轮外侧偏心块上的螺杆，使偏心调节块和偏心轴移动，用手转动皮带轮一周，使推动棘轮的齿数符合要求为止。

注：推动棘轮齿数不得大于10齿。

⑤输送带位置偏移调整：在输送带上作个标记，让输送带的标记点旋转一周，若有偏移应及时调整。调整方法：输送带偏移侧螺栓张紧，另一侧放松，每次调整螺栓转动不宜超过四分之一周。输送带在出料端的偏移一般不得超过5mm。

（3）生产操作

①完成中空载试车以及切制需求调整后，可开始进入批量生产模式。

②按下启动按钮，开始人工向输送链上投放药材，并在出料口放置盛药箱（框）。

③持续投料直至批生产结束。

（4）完成操作

①完成生产任务后，待输送链上物料完全输送完毕后，按下停止按钮。

②清理设备内外表面的杂物以及药材残留物，直至洁净。

（五）药材干燥标准操作规程

1.操作前的准备

（1）检查确认操作间和设备无上批遗留的产品、文件或与本批生产无关的物料；确认操作间已经清场，并有经QA人员检查后签发的“清场合格证”，且在有效期内。

（2）设备有“完好”“已清洁”“待运行”状态标志，并在有效期内。

（3）检查需用仪表检验合格，并在有效期内。

（4）在操作间及运行设备挂上生产状态标志牌并注明品名、生产批号、生产日期、工序等。

（5）挂上设备“运行”状态标志。

2.操作

（1）将药材均匀平铺在烘板中，根据不同的品种或切法而定厚度。根及根茎类、果实及种子类为20~25cm，全草或地上部分类、叶类、花类为25~30cm，皮类、藤木类为15~20cm，动物类、菌藻类为10~15cm。

（2）根据品种工艺规程适量铺料，控制好干燥温度、干燥时间，做到不影响颜色、气味；勤翻动（每5分钟翻动一次）。干燥过程中控制蒸汽压力≤0.10MPa，干燥温度一般控制在60~80℃，干燥时间：一般设定为1~2.5小时。含有挥发性成份的饮片温度不得高于60℃。

（3）干燥完毕，关闭进汽阀门，打开排汽阀门排气。继续送风，翻动药材，降温至常温后收集饮片置洁净周转容器中或洁净无字编织袋内，密闭，称量，做好物料状态标识。经QA人员检查合格后，流入下工序或中药饮片中间站待验。

（4）生产操作中按照《记录文件填写管理规程》要求，及时、准确、真实、清晰、完整地填写原始记录。

3.清场　按《清场管理规程》执行，取下生产状态标识，进行清场。

（1）操作间按《非洁净区厂房清洁消毒标准操作规程》进行清洁。

（2）设备按清洁操作规程进行清洁。

（3）容器具按《生产用容器具清洁消毒标准操作规程》进行清洁。

（4）经QA人员检查合格后，签发“清场合格证”，房间挂上“清洁合格”状态标志，将设备状态标识中的“清洁状态”和“运行状态”分别更换为“已清洁”和“待运行”，清场完毕填写清场记录。

（六）HX-4敞开式烘箱的标准操作规程

1.开机准备

（1）每班前，岗位操作人员应对烘箱内与生产无关物品进行清移。

（2）每班前，岗位操作人员应对烘车完整性进行检查，确保烘车完好。

（3）每班前，岗位操作人员应对蒸汽供给阀门进行通断检查，打开阀门，压力表示值上升，关闭后示值归零，为通断正常。

（4）每班前，岗位操作人员应对换热器所连接的冷凝水排水阀（疏水阀）进行检查或打开。

2.空机操作

（1）开蒸汽阀门。

（2）接通电源，设定烘干温度。

（3）按下启动按键，观察风机转动方向是否与标识一致。

（4）设备开始自动加热。

（5）当达到设定温度后，观察温度是否继续上升（不受控制），如温度保持在误差范围内，为控制有效，则可停机进行带料生产。

3.生产操作

（1）完成空载试机后，停止设备，待设备冷却后，开始进行物料装载；物料装载应均匀地平铺在烘箱内。

（2）完成平铺后，设定加热温度，启动风机。

（3）根据工艺需求，控制烘干时间。

（4）完成操作达到工艺需求时间后，按下停止按键，设备停止加热。

（5）待物料冷却后，取出物料。

（6）关闭电源，开始烘箱清洁。

（七）CZS-0.7长方筛标准操作规程

1.开机前准备工作

（1）更换设备状态标识。

（2）根据工艺要求跟换相应数目的不同层数筛网。

（3）筛网紧固到位后，开机进行空车试运转1~3分钟。

2.开机运行

（1）接通电源。

（2）按下启动按钮。

（3）向振荡料斗中输送物料。（手工输送）

3.操作结束停机

（1）振荡结束按下停止按钮。

（2）切断电源（关闭电源总开关）。

（八）CO_2-30激光喷码机使用标准操作规程

1.当喷码机、激光打标机控制面板上的指示灯亮后，将药盒或标签放入生产操作台（药盒放置的位置、方向与喷码机喷印位置、激光打标机打标位置、方向一致），送至喷码机、激光打标机传送带，按启动喷印、打标，印好的药盒，整齐堆放于规定容器内。

2.旋转黑色按钮开关至NO，设备通电，取下墨盒，安装好色带；在设备处于离线状态时将印制内容（品名、规格、产地、净重、产品批号、生产日期、执行标准）录入数据库，根据饮片复合袋大小调节宽度，调整分页导轨间距、打印头压带位置，设置分页速度、喷码速度、打印数量等参数，将中药饮片复合袋放入托料板，按下绿色运行按钮，传动滚筒组，开始按照设定速度打印，印制好的中药饮片复合袋整齐放入规定容器内。

3.印制完毕，关机。

4.清场　按《清场管理规程》执行，并取下房间及设备状态标志，挂上清洁状态卡。

5.经QA人员检查合格后，发放“清场合格证”，房间挂上“清洁合格”状态标志，设备挂上“已清洁”状态标志，做好记录。

（九）中药饮片外包装岗位标准操作规程

1.饮片包装方式　采用编织袋、PET罐、复合袋、复合膜袋、滤纸加复合袋、滤纸加复合膜袋的方式进行包装；滤纸为内袋，饮片分装用；复合袋为外袋，外包装用。

2.制袋和印制　根据生产指令领取分装用包装材料并进行制袋、印制，制袋、印制有三种处理方式。

（1）成品复合袋　按生产指令要求利用印制设备进行印制，印制好后交分装工序。

（2）复合膜卷料　按生产指令要求利用包装机进行制袋和印制，完成后交分装工序。

（3）滤纸　按生产指令要求利用包装机进行制袋，完成后交分装工序。

3.分装　按生产指令领取待包装饮片和分装包装材料，分装分为手工分装、半自动分装、全自动分装三种。

（1）手工分装　将复合袋或印制好的内包材料放于电子天平上并去皮，用不锈钢瓢将规定重量的中药饮片装入包装袋内并封口，操作时要平稳，避免饮片洒落，每间隔20分钟进行一次计量复核；或将编织袋放于电子天平上并去皮，用不锈钢瓢将中药饮片装入编织袋内并封口，装量完毕，贴物料签，操作时要平稳，避免饮片洒落。

（2）半自动分装　将内包装卷材安装好，按生产指令将印制内容设置好（分装卷料为滤纸不需印制），待包装饮片放入半自动包装机物料槽内，设置好包装温度等相关参数及调整送料带速度后，开启半自动包装机进行人工称量分装，每间隔20分钟进行一次计量复核。

（3）全自动分装　将内包装卷材安装好，按生产指令将设置印制内容、包装温度等相关参数后，将待包装饮片倒入全自动包装机提升机存料斗内，开启全自动包装机，经多头称自动称重，组合所需重量进行分装，每间隔20分钟进行一次计量复核。

4.外包　按生产指令领取外包装材料，根据外包装规格要求，对分装好的饮片小袋进行计数包装并封口，最后贴上合格证；如果分装好的小袋为滤纸包，首先要用印制好的复合膜袋或复合袋进行套装并封口，再按外包装规格进行计数包装并封口，最后贴上合格证标签；如果中药饮片直接装入复合袋中，将复合袋放于电子天平上并去皮，用不锈钢瓢将规定重量的中药饮片装入复合袋内并封口，操作时要平稳，避免饮片洒落，装量完毕，最后贴上合格证标签。

5.包装结束，经QA人员检查合格后，生产车间物料员（或外包管理员）提交《中药饮片合格证登记表》给质量管理部，质量管理部根据《中药饮片合格证登记表》内容如数打印合格证交给车间物料员（或外包管理员），车间物料员（或外包管理员）收到合格证后存放于合格证存放柜，并根据品名、规格不同分别将合格证交给外包装员工粘贴合格证，合格证粘贴完成后，将外包装好的产品进行入库管理。

6.清场　按《清场管理规程》执行，取下生产状态标识，进行清场。

7.经QA人员检查合格后，签发“清场合格证”，房间挂上“清洁合格”状态标志，将设备状态标识中的“清洁状态”和“运行状态”分别更换为“已清洁”和“待运行”，清场完毕填写清场记录。

附表1-1

天麻称量记录

<table>
<tr><td>产品名称</td><td colspan="2"></td><td>产品规格</td><td></td><td>产品批号</td><td>批量</td><td></td></tr>
<tr><td>操作日期</td><td colspan="2">年　月　日</td><td>班次</td><td></td><td>工艺规程编号</td><td colspan="2"></td></tr>
<tr><td rowspan="7">生产前检查与准备</td><td colspan="5">检查项目</td><td colspan="2">确认结果</td></tr>
<tr><td colspan="5">确认称量配料岗位有清场合格证并在有效期内，确认工器具、设备处于“已清洁”及“待运行”状态</td><td colspan="2">□已确认</td></tr>
<tr><td colspan="5">确认需用衡器有校验合格证且在有效期内</td><td colspan="2">□已确认</td></tr>
<tr><td colspan="5">确认岗位相应文件和记录齐全并受控</td><td colspan="2">□已确认</td></tr>
<tr><td colspan="5">确认已更换生产状态牌、设备状态牌</td><td colspan="2">□已确认</td></tr>
<tr><td colspan="5">复核检查物料标识、物料外观性状</td><td colspan="2">□已确认</td></tr>
<tr><td colspan="7">备注：如已确认，请确认人在确认结果项的方框里打“√”；衡器的确认需要双人复核，其中包括称量的独立复核人
确认人：　　　　复核人：</td></tr>
<tr><td colspan="8">按《称量配料岗位标准操作规程》执行</td></tr>
<tr><td colspan="8">电子秤编号：</td></tr>
<tr><td rowspan="5">称量、复核</td><td colspan="7">操作：根据天麻批生产指令，领取天麻；一人称量、一人单独复核，确认无误后，注明名称、代码、净重等，运至天麻净制工序，待用</td></tr>
<tr><td>药材名称</td><td>物料代码</td><td>物料批号</td><td>单位</td><td>批领料量</td><td>实际称料量</td><td>物料去向</td></tr>
<tr><td></td><td></td><td></td><td></td><td></td><td></td><td></td></tr>
<tr><td></td><td></td><td></td><td></td><td></td><td></td><td></td></tr>
<tr><td></td><td></td><td></td><td></td><td></td><td></td><td></td></tr>
<tr><td colspan="4">称量人：</td><td colspan="4">复核人：</td></tr>
<tr><td rowspan="3">相对称量误差（≤1%）</td><td colspan="4">计算公式：（最小感量值 ÷ 所称物料最小重量）× 100%</td><td>台秤最小感量值</td><td colspan="2"></td></tr>
<tr><td rowspan="2">相对称量误差</td><td rowspan="2" colspan="2">最大值：</td><td>偏差</td><td colspan="3">□正常　□异常</td></tr>
<tr><td>称量读数</td><td colspan="3">□正常　□异常</td></tr>
<tr><td colspan="3">操作人：</td><td colspan="3">工序负责人：</td><td colspan="2">QA：</td></tr>
<tr><td colspan="8">备注：</td></tr>
</table>

天麻净制记录

产品名称		产品规格		产品批号		批量	
生产日期	年　月　日	班次		工艺规程编号			

	检查项目	确认结果
生产前检查与准备	确认拣选岗位有清场合格证并在有效期内，确认工器具、设备处于“已清洁”，及“待运行”状态	□已确认
	确认需用衡器有校验合格证且在有效期内	□已确认
	确认岗位相应文件和记录齐全并受控	□已确认
	确认已更换生产状态牌、设备状态牌	□已确认
	确认已开启除尘设备	□已确认
	原药材物料状态标识是否齐全	□已确认
	检查原药材外观质量、复核原药材名称、重量、代码	□已确认
	备注：如已确认，请确认人在确认结果项的方框里打“√”；衡器的确认需要双人复核，其中包括称量的独立复核人。 确认人：　　　　复核人：	

净制操作按《净制岗位标准操作规程》执行

（执行□　未执行□）

物料复核	中药材名称	物料代码	批号	数量（kg）	是否与批指令相符	备注
					是□　否□	结果在方框里打“√”

操作间名称：　　　　操作间编号：

设备名称	拣选台	拣选台
设备编号	QCL-020　是□　否□	QCL-021　是□　否□
设备运行时间	时　分至　时　分	时　分至　时　分

根据净选设备，设备是否运行在方框里打“√”

工艺要求	净制前重量（kg）		净制标准		净制后重量（kg）	废品量（kg）
1.开启除尘风机 2.将天麻放置在拣选台上按工艺要求方法，挑选出药材中的霉变品及杂质 3.净制后合格药材置洁净周转筐内或洁净包装袋内，密闭，做好物料状态标识，注明药材品名、生产批号等内容，进入下一工序。或用编织袋（内衬PE袋）盛装，封口，贴合格证 4.废弃物入废弃物桶						
	净制收率范围≥90%			收　率：　%	符合□	不符合□
	物料平衡限度95%~100%			平衡限度：　%	符合□	不符合□
	计算方式	净制收率=净制后天麻重量÷净制前天麻重量×100%				
		物料平衡率=（净制后天麻重量+废品重量）÷净制前天麻重量×100%				
	净制收率≥90%	%	成品收率=净制后天麻重量÷原药材领料量×100%			
	偏差	正常□ 异常□	净制质量检查、班中清场，允许流入下工序或允许入库 QA确认：			

交接：净制后天麻重量________kg；共________件；交至________工序，或交至饮片成品库

操作人：　　　　工序负责人：　　　　QA签字：

备注：

天麻洗净记录

产品名称		产品规格		产品批号		批量	
生产日期	年 月 日	班次		工艺规程编号			

	检查项目	确认结果
生产前检查与准备	确认拣选岗位有清场合格证并在有效期内，确认工器具、设备处于“已清洁”，及“待运行”状态	□已确认
	确认需用衡器有校验合格证且在有效期内	□已确认
	确认岗位相应文件和记录齐全并受控	□已确认
	确认已更换生产状态牌、设备状态牌	□已确认
	确认已开启除尘设备	□已确认
	原药材物料状态标识是否齐全	□已确认
	检查原药材外观质量、复核原药材名称、重量、代码	□已确认
	备注：如已确认，请确认人在确认结果项的方框里打“√”；衡器的确认需要双人复核，其中包括称量的独立复核人 确认人： 复核人：	

洗净操作按《洗润岗位标准操作规程》
（执行□ 未执行□）

操作间名称： 操作间编号：

物料复核	中药材名称	物料代码	批号	数量（kg）	是否复核	备注
					是□ 否□	结果在方框里打“√”

洗制	工艺要求	药材名称	物料代码	洗润前数量（kg）
	工艺要求 1.按照工艺要求将待洗涤的中药材放入洗润池中，按规定洗涤方法用流动饮用水进行洗涤至净，取出 2.洗涤后药材用洁净周转箱装好，沥水，贴签；及时递交下工序 3.废弃物入废弃物桶			
		洗制方法	淘洗□	
		洗涤起止时间	时 分至 时 分	
		洗涤后天麻数量：________件		

交接：洗净的天麻共________件；交至________工序

操作人： 工序负责人： QA签字：

备注：

天麻蒸制记录

产品名称		产品规格		产品批号		批量	
生产日期	年　月　日	班次		工艺规程编号			

生产前检查与准备	检查项目	确认结果
	确认中药材蒸制岗位有清场合格证并在有效期内，确认工器具处于“已清洁”，及“待运行”状态	□已确认
	确认岗位相应文件和记录齐全并受控	□已确认
	确认已更换生产状态牌	□已确认
	复核原药材物料标识，外观性状	□已确认
	备注：如已确认，请确认人在确认结果项的方框里打“√” 确认人：　　　　复核人：	

物料复核	原药材物料状态标识是否齐全	齐全□　不齐全□
	检查原药材外观质量、复核原药材名称、数量、代码	外观质量：

蒸制操作：根据天麻工艺规程，按《中药材蒸煮焯制岗位标准操作规程》蒸煮锅内加入适量饮用水，控制蒸汽压力≤0.2MPa，温度达到100℃时，天麻上笼，开始计时，保持锅内沸腾状态，蒸制40分钟或天麻蒸透变软

（执行□　　未执行□）

操作间名称：	操作间编号：	设备名称	设备型号	设备编号
		可倾式夹层锅	JCG-500-00	

蒸制	项目	1锅	2锅	3锅	4锅
	天麻重量（kg）				
	蒸汽压力≤0.20MPa				
	加热起止时间	时　分至 时　分	时　分至 时　分	时　分至 时　分	时　分至 时　分
	蒸制起止时间	时　分至 时　分	时　分至 时　分	时　分至 时　分	时　分至 时　分
偏差	正常□　异常□	蒸制质量检查、班中清场，允许流入下一工序。　QA确认：			

交接：蒸制后天麻共__________件；交至__________工序。

操作人：　　　　　　工序负责人：　　　　　　QA签字：

备注：

天麻切制记录

产品名称		产品规格		产品批号		批量	
生产日期	年　月　日	班次		工艺规程编号			

生产前检查与准备	检查项目	确认结果
	确认中药材切制岗位有清场合格证并在有效期内，确认工器具、设备处于“已清洁”，及“待运行”状态	□已确认
	确认岗位相应文件和记录齐全并受控	□已确认
	确认已更换生产状态牌、设备状态	□已确认
	确认已开启除尘设备	□已确认
	确认药材名称、批号、状态标识齐全	□已确认
	备注：如已确认，请确认人在确认结果项的方框里打“√” 确认人：　　　　复核人：	
物料复核	药材物料状态标识是否齐全	齐全□　　不齐全□
	检查原药材外观质量、复核原药材名称、数量、代码	外观质量：

按《切制岗位标准操作规程》《QY-300高速截断往复式切药机标准操作规程》、《WQY-240-Ⅱ往复式切药机标准操作规程》操作；每隔25~30分钟检查一次，对切制情况进行检查并记录

（执行□　　未执行□）

切制	工艺要求 1.按照工艺要求及《切制岗位标准操作规程》切制，调整裁切厚度，试切，将天麻切制成1~2mm的薄片，合格后开始操作 2.切制后合格饮片用洁净周转箱装好，称重，贴签；及时递交下工序 3.废弃物入废弃物桶	操作间名称	
		操作间编号	
		设备名称：QY-300高速截断往复式切药机	QCL-010　□
		设备名称：WQY-240-Ⅱ往复式切药机	QCL-032　□
		切制规格	
		切制时间	时　分至　时　分

检查记录	时间								
	厚度	mm	mm	mm	mm	mm	mm	mm	mm
	时间								
	厚度	mm	mm	mm	mm	mm	mm	mm	mm

偏差	正常□　异常□	切制质量检查、班中清场，允许流入下一工序。

交接：切制后天麻共________件；交至________工序。

操作人：　　　　工序负责人：　　　　QA签字：

备注：

天麻干燥记录

产品名称		产品规格		产品批号		批量	
生产日期	年　月　日	班次		工艺规程编号			

生产前检查与准备	检查项目	确认结果
	确认中药材干燥岗位有清场合格证并在有效期内，确认工器具、设备处于“已清洁”，及“待运行”状态。	□已确认
	确认岗位相应文件和记录齐全并受控	□已确认
	确认已更换生产状态牌、设备状态	□已确认
	确认已开启除尘设备	□已确认
	备注：如已确认，请确认人在确认结果项的方框里打“√” 确认人：　复核人：	
物料复核	药材物料状态标识是否齐全	齐全□　不齐全□
	检查原药材外观质量、复核原药材名称、数量、代码	外观质量：

按《药材干燥岗位标准操作规程》《HX-4敞开式烘箱标准操作规程》操作，将药材平铺于敞开式烘箱内，根据药材属性确定上料厚度；开启蒸汽及风机，根据药材的不同属性确定烘药温度、时间，控制药材水分。干燥时做到不影响颜色、气味，勤翻动（每30分钟翻动一次）（执行□　未执行□）

操作间名称		设备名称	HX-4敞开式烘箱	
操作间编号		设备编号	QCL-012□	QCL-013□

干燥	1.铺料厚度1~5cm；2.控制蒸汽压力，干燥温度控制：60~80℃，温度达到60℃时，开始计时，干燥1.5~2小时；3.药材干燥达到工艺要求后，关闭蒸汽阀，继续送风，降温至常温；4.干燥后合格药材用洁净周转箱装好，称重，贴签，及时递交下一工序；5.废弃物入废弃物桶						
	药材名称						
	设备编号	QCL-012□			QCL-013□		
	锅次	铺料厚度（cm）	干燥温度	干燥时间	铺料厚度（cm）	干燥温度	干燥时间
	1			日　时　分至 日　时　分			日　时　分至 日　时　分
	2			日　时　分至 日　时　分			日　时　分至 日　时　分
	3			日　时　分至 日　时　分			日　时　分至 日　时　分
干燥	4			日　时　分至 日　时　分			日　时　分至 日　时　分
	5			日　时　分至 日　时　分			日　时　分至 日　时　分
	6			日　时　分至 日　时　分			日　时　分至 日　时　分
偏差	正常□　异常□		干燥质量检查、班中清场，允许流入下一工序。				

交接：干燥后天麻重量：________kg，共________件；交至________工序。

操作人：　　　　工序负责人：　　　　QA签字：

备注：

天麻筛选记录

产品名称		产品规格		产品批号		批量	
生产日期	年 月 日	班次		工艺规程编号			

	检查项目	确认结果
生产前检查与准备	确认中药饮片筛选岗位有清场合格证并在有效期内，确认工器具、设备处于“已清洁”，及“待运行”状态	□已确认
	确认岗位相应文件和记录齐全并受控	□已确认
	确认已更换生产状态牌、设备状态牌	□已确认
	确认已开启除尘设施	□已确认
	确认饮片名称、数量、批号、状态标识齐全	□已确认
	备注：如已确认，请确认人在确认结果项的方框里打“√” 确认人： 复核人：	

	饮片名称	物料代码	批号	日期	数量（kg）	是否复核	备注
物料复核						是□ 否□	结果在方框里打“√”

筛选	将干燥好的天麻平铺于不锈钢筛或入CZS–0.7长方筛内：按《筛选岗位标准操作规程》《CZS–0.7长方筛标准操作规程》进行操作，筛去碎屑、灰屑，用编织袋（内衬PE袋）盛装，称量，封口，贴合格证，车间物料员填写请验单，入饮片成品库，待验				
	设备名称	设备型号	设备编号	房间编号	
	长方筛	CZS–0.7			
	不锈钢筛	1、2、4、6、8、10、12、15mm			
	筛选前天麻重量	筛选后天麻重量	废品量	收率范围：≥90%	物料平衡98%~100%
	kg	kg	kg	%	%
	计算公式	收率=筛选后天麻重量 ÷ 筛选前天麻重量 ×100%			
		物料平衡率=（筛选后天麻重量+废品量）÷ 筛选前天麻重量 ×100%			

成品收率	收率范围：≥80%	%	计算公式	收率=筛选后天麻重量 ÷ 原药材领料量 ×100%
偏差	正常□ 异常□	筛选质量检查、班中清场，允许入库。 QA确认：		

交接：天麻总量：________kg，共________件；交至饮片成品库。

操作人： 工序负责人： QA：

备注：

天麻印制记录

产品名称		产品规格		产品批号		批 量	
生产日期	年 月 日	班次		工艺规程编号			

	检查项目	确认结果
生产前检查与准备	确认中药饮片印制岗位有清场合格证并在有效期内，确认工器具、设备处于“已清洁”，及“待运行”状态	□已确认
	确认岗位相应文件和记录齐全并受控	□已确认
	确认已更换生产状态牌、设备状态牌	□已确认
	确认包装材料名称、数量、状态标识齐全	□已确认
	备注：如已确认，请确认人在确认结果项的方框里打“√” 确认人： 复核人：	

印制制袋	按《印制岗位标准操作规程》《热转印分页一体机标准操作规程》《VPA-905AB全智能小包装机（半自动型）标准操作规程》操作			
	设备名称	设备型号	设备编号	操作间编号
	热转印分页一体机□	RYJ-FYJ001	QCL-024	2-1-118
	全智能小包装机（半自动型）□	VPA-905AB	QCL-025	2-3-019
	印制内容	品名： 规格： 产地： 净重： 产品批号： 生产日期： 执行标准：		

物料名称	物料代码	进厂编号	领用量	使用量	损耗量	剩余量	损耗率≤5%	物料平衡100%

物料平衡率 =（使用量 + 损耗量 + 剩余量）÷ 包装材料领用量 × 100%

包装材料损耗率 = 损耗量 ÷（领用量 - 剩余量）× 100%

偏差	正常□	异常□	印制质量检查、班中清场，允许包装材料流入下一工序。 QA确认：
交接	将印制、制袋好的小袋交给分装工序。		

操作人： 工序负责人： QA：

备注：

天麻分装记录1

产品名称		产品规格		产品批号		批量	
生产日期	年　月　日	班次		工艺规程编号			

生产前检查与准备	检查项目	确认结果
	确认中药饮片包装岗位有清场合格证并在有效期内，确认工器具、设备处于“已清洁”及“待运行”状态	□已确认
	确认岗位相应文件和记录齐全并受控	□已确认
	确认已更换生产状态牌、设备状态牌	□已确认
	确认饮片名称、数量、批号、状态标识齐全	□已确认
	复核领用包装材料印制内容是否清晰准确完整	□已确认
	备注：如已确认，请确认人在确认结果项的方框里打“√”　确认人：　复核人：	

分装	1. 按《包装岗位标准操作规程》《连续式塑料薄膜封口机标准操作规程》操作，将待包装天麻按定包装量进行准确称量，封口；2. 包装过程的废弃物入废弃物桶；3. 包装结束后，交至外包工序。								
	包装物料	中药饮片复合袋□							
	设备名称		设备型号		设备编号		操作间编号		
	连续式塑料薄膜封口机		DBF-900						
	电子天平								
	饮片	领料量（kg）	包装规格	合格小袋量		废品量	收率≥90%	物料平衡98%~100%	
							%	%	
	包装材料	领用量	物料代码	进厂编号	使用量	损耗量	剩余量	损耗率≤5%	物料平衡100%
								%	%
	计算公式	包装收率=（合格小袋量−包装材料使用量）÷领料量×100%							
		物料平衡率=（合格小袋量−包装材料使用量+废品量）÷领料量×100%							
		包装材料损耗率=损耗量÷（领用量−剩余量）×100%							
		包装材料物料平衡=（使用量+损耗量+剩余量）÷领料量×100%							
偏差	正常□　异常□	包装质量检查、班中清场，允许流入下一工序　QA确认：							
交接	将分装合格小袋交至外包工序								

操作人：　　　　工序负责人：　　　　QA：

备注：

天麻分装记录2

产品名称		规格		产品批号		批量	
操作日期	年 月 日	班次		工艺规程编号			

	检查项目	确认结果
生产前检查与准备	确认中药饮片分装岗位有清场合格证并在有效期内；确认工器具、设备处于“已清洁”，及“待运行”状态	□已确认
	确认岗位相应文件和记录齐全并受控	□已确认
	确认需用仪器、仪表有校验合格证且在有效期内	□已确认
	确认已更换生产状态牌、设备状态牌	□已确认
	确认VPA-905AB全智能小包装机（半自动型）或VPA-928A全智能小包装机完好并且试运行正常	□已确认
	确认需用天平有校验合格证且在有效期内，按《自动天平校验标准操作规程》进行校验	□已确认
	备注：如已确认，请确认人在确认结果项的方框里打“√” 确认人： 复核人：	

按《中药饮片分装岗位标准操作规程》《VPA-905AB全智能小包装机（半自动型）标准操作规程》、《VPA-928A全智能小包装机标准操作规程》操作

设备名称	设备型号	设备编号	操作间编号
全智能小包装机（半自动型）□	VPA-905AB	QCL-025	2-3-019
全智能小包装机□	VPA-928A	QCL-031	2-3-020
电子天平			

操作:1.根据指令核对操作屏中印制内容:品名、规格、产地、净重、产品批号、生产日期、执行标准;2.按《VPA-905AB全智能小包装机（半自动型）标准操作规程》《VPA-928A全智能小包装机标准操作规程》操作；3.废弃物入废弃物桶

饮片分装	印制内容复核	品　名：　规　格：　产　地：　净重： 产品批号：　生产日期：　执行标准：	
	领取物料	中药饮片复合膜数量：________kg　进厂批号： 待分装天麻重量：________kg　批　号：________	确认人：
	操作:按《VPA-905AB全智能小包装机（半自动型）标准操作规程》操作:取下墨盒，安装好色带；按包装规格选择型号安装好下料斗、复合膜，调整色标电眼，设置横封上温度140℃ ±25℃，横封下温度140℃ ±25℃，纵封温度125℃ ±25℃；启动输送带将准确称量的药材置入上料盘中经输送带倾入料斗中，点动设备点动按钮试包装，调试合格方可包装；饮片包装过程中每隔20分钟记录一次装量检查情况		横封上温度：____℃ 横封下温度：____℃ 纵封温度：______℃
	操作：按《VPA-928A全智能小包装机标准操作规程》操作：取下墨盒安装好色带，按包装规格选择型号安装好下料斗，复合膜，调整色标电眼，在显示屏上设置包装打印信息，设置好横封上、横封下、纵封温度，目标重量、上偏差、下偏差等参数，将多头称置零，点动设备点动键试包装，调试合格方可包装，包装过程中每隔20分钟记录一次装量检查情况		横封上温度：____℃　目标重量：____g 横封下温度：____℃　上偏差：____g 纵封温度：______℃　下偏差：____g

饮片	领料量（kg）	包装规格	合格小袋量	废品量	收率≥90%	物料平衡98%~100%
					%	%

包装材料	领料量	物料代码	进厂编号	使用量	损耗量	剩余量	损耗率≤5%	物料平衡100%
							%	%

续表

饮片分装	计算公式	包装收率=(合格小袋量-包装材料使用量)÷领料量×100%
		物料平衡率=(合格小袋量-包装材料使用量+废品量)÷领料量×100%
		包装材料损耗率=损耗量÷(领料量-剩余量)×100%
		包装材料物料平衡=(使用量+损耗量+剩余量)÷领料量×100%
偏差	正常☐ 异常☐	包装质量检查、班中清场,允许流入下工序。 QA确认:
交接	将分装合格小袋交至外包工序。	
操作人:	工序负责人:	QA:
备注:		

天麻装量检测记录

产品名称			规格		产品批号			批 量			
操作日期	年 月 日				班 次			电子天平编号			
设定装量	标示量:根据包装指令设置装量________/袋;根据不同规格设置装量差异,(范围:1.5~6.0g标示量的±7%,6.0g以上标示量的±5%),上限控制:________g/袋;下限控制:________g/袋;称10个空袋重量:________g;平均袋重:________g										
每袋重量	岗位装量控制范围:标示量+平均袋重				上限:________g/袋			下限:________g/袋			
操作标准	检测记录频次:20分/次;装量差异检查方法:每次抽查10袋,用1/100电子天平称量										
空袋											
序号	1	2	3	4	5	6	7	8	9	10	平均袋重
空袋(g)											
序号/时间	1	2	3	4	5	6	7	8	9	10	结果判定
日 时 分											符合☐ 不符合☐
日 时 分											符合☐ 不符合☐
日 时 分											符合☐ 不符合☐
日 时 分											符合☐ 不符合☐
日 时 分											符合☐ 不符合☐
日 时 分											符合☐ 不符合☐
日 时 分											符合☐ 不符合☐
日 时 分											符合☐ 不符合☐
日 时 分											符合☐ 不符合☐
日 时 分											符合☐ 不符合☐
日 时 分											符合☐ 不符合☐
日 时 分											符合☐ 不符合☐
日 时 分											符合☐ 不符合☐
日 时 分											符合☐ 不符合☐
日 时 分											符合☐ 不符合☐
日 时 分											符合☐ 不符合☐
操作人:				复核人:						QA:	

天麻外包装记录

产品名称		产品规格		产品批号		批量	
生产日期	年 月 日			班次		工艺规程编号	

	检查项目	确认结果
生产前检查与准备	确认中药饮片外包装岗位有清场合格证并在有效期内，确认工器具、设备处于“已清洁”，及“待运行”状态	□已确认
	确认岗位相应文件和记录齐全并受控	□已确认
	确认已更换生产状态牌、设备状态牌	□已确认
	确认饮片名称、数量、批号、状态标识齐全	□已确认
	备注：如已确认，请确认人在确认结果项的方框里打“√” 确认人： 复核人：	

外包装

操作：1.按《包装岗位标准操作规程》《DBF–900连续式塑料薄膜封口机标准操作规程》操作；2.包装过程的废弃物入废弃物桶；3.包装结束后，填写“请验单”，入饮片成品库，待检

设备名称	设备型号	设备编号	操作间编号
连续式塑料薄膜封口机	DBF–900		
电子台秤			

领料量	包装规格	入库数量	废品量	收率 ≥95%	物料平衡 98%~100%
（折 袋）				%	%

包装材料	物料名称	物料代码	进厂编号	领料量（个）	使用量（个）	损耗量（个）	剩余量（个）	损耗率 ≤5%	物料平衡 100%
								%	%

计算公式：

收率=入库数量 ÷ 领料量 ×100%

物料平衡率=（入库数量+废品量）÷ 领料量 ×100%

包装材料损耗率=损耗量 ÷（领料量−剩余量）×100%

包装材料物料平衡=（使用量+损耗量+剩余量）÷ 领料量 ×100%

偏差	正常□ 异常□	包装质量检查、班中清场，允许办理入库手续。 QA确认：
入库	将外包合格品交给饮片成品仓库。	

操作人： 工序负责人： QA：

备注：

附表 1-2

陈皮称量记录

产品名称		产品规格		产品批号		批量	
操作日期	年　月　日	班次		工艺规程编号			

	检查项目	确认结果
生产前检查与准备	确认称量配料岗位有清场合格证并在有效期内，确认工器具、设备处于“已清洁”，及“待运行”状态	□已确认
	确认需用衡器有校验合格证且在有效期内	□已确认
	确认岗位相应文件和记录齐全并受控	□已确认
	确认已更换生产状态牌、设备状态牌	□已确认
	复核检查物料标识、物料外观性状	□已确认
	备注：请确认人在确认结果项的方框里打“√”；衡器的确认需要双人复核，其中包括称量的独立复核人 确认人：　　　　复核人：	

按《称量配料岗位标准操作规程》执行

电子秤编号

称 量、复核	操作：根据批生产指令，领取陈皮；一人称量、一人单独复核，确认无误后，注明名称、代码、净重等，运至净选工序，待用						
	药材名称	物料代码	物料批号	单位	批领料量	实际称料量	物料去向

称量人：　　　　复核人：

相对称量误差（≤1%）	计算公式：（最小感量值 ÷ 所称物料最小重量）× 100%			台秤最小感量值		
	相对称量误差	最大值：	偏差	□正常	□异常	
			称量读数	□正常	□异常	

操作人：　　　　工序负责人：　　　　QA：

备注：

陈皮净制记录

产品名称		产品规格		产品批号		批量	
生产日期	年　月　日	班次		工艺规程编号			

	检查项目	确认结果
生产前检查与准备	确认拣选岗位有清场合格证并在有效期内，确认工器具、设备处于“已清洁”，及“待运行”状态	□已确认
	确认需用衡器有校验合格证且在有效期内	□已确认
	确认岗位相应文件和记录齐全并受控	□已确认
	确认已更换生产状态牌、设备状态牌	□已确认
	确认已开启除尘设备	□已确认
	原药材物料状态标识是否齐全	□已确认
	检查原药材外观质量，复核原药材名称、重量、代码	□已确认
	备注：请确认人在确认结果项的方框里打“√”；衡器的确认需要双人复核，其中包括称量的独立复核人。 确认人：　　　　复核人：	

净制操作按《净制岗位标准操作规程》执行（执行□　未执行□）

物料复核	中药材名称	物料代码	批号	数量（kg）	是否与批指令相符	备注
					是□　否□	结果在方框里打“√”

操作间名称：　　　　　　操作间编号：

设备名称	拣选台	拣选台
设备编号	QCL–020　是□　否□	QCL–021　是□　否□
设备运行时间	时　分至　时　分	时　分至　时　分

根据净制设备，设备是否运行在方框里打“√”

工艺要求	净制前重量（kg）		净制标准	净制后重量（kg）	废料重量（kg）
1.开启除尘风机 2.将药材放置在拣选台上，按工艺要求方法，选出药材中的非药用部位，霉变品及杂质 3.净制后合格药材置洁净周转箱内或洁净包装袋内，密闭，做好物料状态标识，注明药材品名、生产批号等内容 4.废弃物入废弃物桶					
	收率范围≥95%		收　率：　% 符合□ 不符合□		
	物料平衡限度 98%~100%		平衡限度：　% 符合□ 不符合□		
	计算方式		收率=净制后陈皮重量÷净制前陈皮重量×100%		
			物料平衡率=（净制后陈皮重量+废品量）÷净制前陈皮重量×100%		
	偏差	正常□ 异常□	净制质量检查、班中清场，允许流入下一工序。 QA确认：		

交接：陈皮重量________kg；共________件；交至________工序。

操作人：　　　　　　工序负责人：　　　　　　QA签字：

备注：

陈皮洗润记录

产品名称		产品规格		产品批号		批量	
生产日期	年　　月　　日	班次		工艺规程编号			

	检查项目	确认结果
生产前检查与准备	确认洗润岗位有清场合格证并在有效期内，确认工器具、设备处于“已清洁”，及“待运行”状态	□已确认
	确认需用衡器有校验合格证且在有效期内	□已确认
	确认岗位相应文件和记录齐全并受控	□已确认
	确认已更换生产状态牌、设备状态牌	□已确认
	确认已开启除尘设备	□已确认
	原药材物料状态标识是否齐全	□已确认
	检查原药材外观质量、复核原药材名称、重量、代码	□已确认
	备注：请确认人在确认结果项的方框里打“√”；衡器的确认需要双人复核，其中包括称量的独立复核人。 确认人：　　　　　　　　复核人：	

洗净操作按《洗润岗位标准操作规程》（执行□　　未执行□）

操作间名称：　　　　　　　　　　操作间编号：

物料复核	中药材名称	物料代码	批号	数量（kg）	是否复核	备注
					是□　　否□	结果在方框里打“√”

	工艺要求	药材名称	物料代码	洗润前数量（kg）
洗润	1.按照工艺要求将待洗涤的中药材放入洗药池中，按规定洗涤方法用流动饮用水喷淋至净 2.喷淋后药材润透，取出，用洁净周转箱盛装，沥水，贴签；及时递交下工序 3.废弃物入废弃物桶			
		洗润方法	喷淋水后润透	
		润药起止时间	时　　分至　　时　　分	
		润后陈皮数量：________件		

偏差	正常□　异常□	洗润质量检查、班中清场，允许流入下一工序。　QA确认：

交接：润后陈皮共________件；交至________工序。

操作人：　　　　　　　　工序负责人：　　　　　　　　QA签字：

备注：

陈皮切制记录

产品名称		产品规格		产品批号		批量	
生产日期	年　月　日	班次		工艺规程编号			

	检查项目	确认结果
生产前检查与准备	确认中药材切制岗位有清场合格证并在有效期内，确认工器具、设备处于“已清洁”，及“待运行”状态	□已确认
	确认岗位相应文件和记录齐全并受控	□已确认
	确认已更换生产状态牌、设备状态	□已确认
	确认已开启除尘设备	□已确认
	确认药材名称、批号、状态标识齐全	□已确认
	备注：如已确认，请确认人在确认结果项的方框里打“√” 确认人：　复核人	
物料复核	原药材物料状态标识是否齐全	齐全□　不齐全□
	检查原药材外观质量，复核原药材名称、数量、代码	外观质量：

按《药材切制岗位标准操作规程》《QY-300高速截断往复式切药机标准操作规程》《ZQY-200转盘式切药机标准操作规程》操作；每1小时对切制情况进行监控记录。

（执行□　未执行□）

操作间名称：　　操作间编号：

设备名称	QY-300高速截断往复式切药机	ZQY-200转盘式切药机	WQY240-2型往复式切药机
设备编号	QCL-010 □	QCL-009 □	QCL-001 □

	工艺要求	药品名称	物料代码	切制标准
切制	1.开启除尘风机 2.按照工艺要求及《药材切制岗位操作规程》操作，将药材切制成相应饮片规格 片：薄片1~2mm　厚片2~4mm　段：短段5~10mm　长段10~15mm 块：8~12mm的方块　丝：细丝2~3mm　宽丝5~10mm 3.切制后合格饮片用洁净周转箱装好，称重，贴签；及时递交下工序 4.废弃物入废弃物桶			
		切制频率	次/分	
		切制时间	日　时　分至 日　时　分	
		操作人		

监控记录							
	检查时间						
	检查记录	□合格 □不合格	□合格 □不合格	□合格 □不合格	□合格 □不合格	□合格 □不合格	□合格 □不合格
	监控人						

偏差	正常□　异常□	切制质量检查、班中清场，允许流入下一工序。　QA确认：

操作人：　　工序负责人：　　QA签字：

交接：切制药材共________件；交至________工序。　交料人：　接料人：

备注：

陈皮干燥记录

产品名称		产品规格		产品批号		批量	
生产日期	年　月　日	班次		工艺规程编号			

生产前检查与准备	检查项目	确认结果
	确认中药材干燥岗位有清场合格证并在有效期内，确认工器具、设备处于“已清洁”，及“待运行”状态	□已确认
	确认岗位相应文件和记录齐全并受控	□已确认
	确认已更换生产状态牌、设备状态	□已确认
	确认已开启除尘设备	□已确认
	备注：如已确认，请确认人在确认结果项的方框里打“√”　确认人：　复核人：	
物料复核	药材物料状态标识是否齐全	齐全□　不齐全□
	检查原药材外观质量，复核原药材名称、数量、代码	外观质量：

按《药材干燥岗位标准操作规程》《HX-4敞开式烘箱标准操作规程》操作，将药材平铺于敞开式烘箱内，根据药材属性确定上料厚度；开启蒸汽阀及风机，根据药材的不同属性确定烘药温度、时间，控制药材水分；干燥时做到不影响颜色、气味，勤翻动（每30分钟翻动一次）

（执行□　未执行□）

操作间名称		设备名称	HX-4敞开式烘箱
操作间编号		设备编号	QCL-012□　QCL-013□

干燥	1.铺料厚度2~5cm；2.控制蒸汽压力，干燥温度控制50~60℃，温度达到50℃时，开始计时，干燥2~3小时；3.药材干燥达到工艺要求后，关闭蒸汽阀，继续送风，放凉；4.干燥后合格药材用洁净周转箱装好，称重，贴签；及时递交下工序；5.废弃物入废弃物桶						
	药材名称						
	设备编号	QCL-012□			QCL-013□		
	锅次	铺料厚度（cm）	干燥温度	干燥时间	铺料厚度（cm）	干燥温度	干燥时间
	1			日　时　分至 日　时　分			日　时　分至 日　时　分
	2			日　时　分至 日　时　分			日　时　分至 日　时　分
	3			日　时　分至 日　时　分			日　时　分至 日　时　分
	4			日　时　分至 日　时　分			日　时　分至 日　时　分
	5			日　时　分至 日　时　分			日　时　分至 日　时　分
偏差	正常□　异常□	干燥质量检查、班中清场，允许流入下一工序。　QA确认：					

交接：干燥后陈皮重量：________kg，共________件；交至________工序。

操作人：　　　　工序负责人：　　　　QA签字：

备注：

陈皮筛选记录

产品名称		产品规格		产品批号		批量	
生产日期	年　月　日	班次		工艺规程编号			

	检查项目	确认结果
生产前检查与准备	确认中药饮片筛选岗位有清场合格证并在有效期内，确认工器具、设备处于“已清洁”，及“待运行”状态	□已确认
	确认岗位相应文件和记录齐全并受控	□已确认
	确认已更换生产状态牌、设备状态牌	□已确认
	确认已开启除尘设施	□已确认
	确认饮片名称、数量、批号、状态标识齐全	□已确认
	备注：如已确认，请确认人在确认结果项的方框里打“√”　确认人：　复核人：	

	饮片名称	物料代码	批号	日期	数量（kg）	是否复核	备注
物料复核						是□　否□	结果在方框里打“√”

筛选	将干燥好的陈皮平铺于不锈钢筛或入CZS–0.7长方筛内：按《筛选岗位标准操作规程》《CZS–0.7长方筛标准操作规程》进行操作，筛去碎屑、灰屑，用编织袋（内衬PE袋）盛装，称量，封口，贴合格证，车间物料员填写请验单，入饮片成品库，待验				
	设备名称	设备型号	设备编号	房间编号	
	长方筛	CZS–0.7			
	不锈钢筛	1、2、4、6、8、10、12、15mm			
	筛选前陈皮重量	筛选后陈皮重量	废品量	收率范围：≥90%	物料平衡98%~100%
	kg	kg	kg	%	%
	计算公式	收率=筛选后陈皮重量 ÷ 筛选前陈皮重量 ×100%			
		物料平衡率=（筛选后陈皮重量+废品量）÷ 筛选前陈皮重量 ×100%			

成品收率	收率范围：≥80%	收率：%	计算公式：收率=筛选后陈皮重量 ÷ 原药材领料量 ×100%
偏差	正常□　异常□	筛选质量检查、班中清场，允许入库。　QA确认：	

交接：陈皮总量：________kg，共________件；交至饮片成品库。

操作人：　　　　　　工序负责人：　　　　　　QA：

备注：

陈皮印制记录

<table>
<tr><td>产品名称</td><td></td><td colspan="2">产品规格</td><td></td><td>产品批号</td><td></td><td>批量</td><td></td></tr>
<tr><td>生产日期</td><td colspan="3">年　月　日</td><td>班次</td><td></td><td>工艺规程编号</td><td colspan="2"></td></tr>
<tr><td rowspan="4">生产前检查与准备</td><td colspan="6">检查项目</td><td colspan="2">确认结果</td></tr>
<tr><td colspan="6">确认中药饮片印制岗位有清场合格证并在有效期内，确认工器具、设备处于“已清洁”及“待运行”状态</td><td colspan="2">□已确认</td></tr>
<tr><td colspan="6">确认岗位相应文件和记录齐全并受控</td><td colspan="2">□已确认</td></tr>
<tr><td colspan="6">确认已更换生产状态牌、设备状态牌</td><td colspan="2">□已确认</td></tr>
<tr><td rowspan="2">生产前检查与准备</td><td colspan="6">确认包装材料名称、数量、状态标识齐全</td><td colspan="2">□已确认</td></tr>
<tr><td colspan="8">备注：如已确认，请确认人在确认结果项的方框里打“√”　　确认人：　　复核人：</td></tr>
</table>

<table>
<tr><td rowspan="9">印制制袋</td><td colspan="9">按《印制岗位标准操作规程》《热转印分页一体机标准操作规程》《VPA-905AB全智能小包装机（半自动型）标准操作规程》操作</td></tr>
<tr><td colspan="3">设备名称</td><td colspan="2">设备型号</td><td colspan="2">设备编号</td><td colspan="2">操作间编号</td></tr>
<tr><td colspan="3">热转印分页一体机□</td><td colspan="2">RYJ-FYJ001</td><td colspan="2">QCL-024</td><td colspan="2">2-3-020</td></tr>
<tr><td colspan="3">全智能小包装机（半自动型）□</td><td colspan="2">VPA-905AB</td><td colspan="2">QCL-025</td><td colspan="2">2-3-019</td></tr>
<tr><td>印制内容</td><td colspan="8">品名：
规格：
产地：
净重：
产品批号：
生产日期：
执行标准：</td></tr>
<tr><td>物料名称</td><td>物料代码</td><td>进厂编号</td><td>领用量</td><td>使用量</td><td>损耗量</td><td>剩余量</td><td>损耗率≤5%</td><td>物料平衡100%</td></tr>
<tr><td></td><td></td><td></td><td></td><td></td><td></td><td></td><td></td><td></td></tr>
<tr><td rowspan="2">计算公式</td><td colspan="8">物料平衡率=（使用量+损耗量+剩余量）÷包装材料领用量×100%</td></tr>
<tr><td colspan="8">包装材料损耗率=损耗量÷（领用量-剩余量）×100%</td></tr>
<tr><td>偏差</td><td colspan="2">正常□　异常□</td><td colspan="7">印制质量检查、班中清场，允许包装材料流入下一工序　　QA确认：</td></tr>
<tr><td>交接</td><td colspan="9">将印制、制袋好的小袋交给分装工序</td></tr>
</table>

操作人：　　　　　　　　工序负责人：　　　　　　　　QA：

备注：

陈皮分装记录1

产品名称		产品规格		产品批号		批量	
生产日期	年　月　日	班次		工艺规程编号			

	检查项目	确认结果
生产前检查与准备	确认中药饮片包装岗位有清场合格证并在有效期内，确认工器具、设备处于“已清洁”，及“待运行”状态	□已确认
	确认岗位相应文件和记录齐全并受控	□已确认
	确认已更换生产状态牌、设备状态牌	□已确认
	确认饮片名称、数量、批号、状态标识齐全	□已确认
	复核领用包装材料印制内容是否清晰、准确、完整	□已确认
	备注：如已确认，请确认人在确认结果项的方框里打“√”　确认人：　复核人：	

分装								
	1. 按《包装岗位标准操作规程》《连续式塑料薄膜封口机标准操作规程》操作，将待包装陈皮按定包装量进行准确称量，封口；2. 包装过程的废弃物入废弃物桶；3. 包装结束后，交至外包工序							
	包装物料	中药饮片复合袋□						
	设备名称		设备型号		设备编号		操作间编号	
	连续式塑料薄膜封口机		DBF-900					
	电子天平							
	饮片	领料量（kg）	包装规格	合格小袋量	废品量	收率≥95%	物料平衡98%~100%	
						%	%	
	包装材料	领用量	物料代码	进厂编号	使用量	损耗量	剩余量	损耗率≤5%	物料平衡100%
								%	%
	计算公式	包装收率=（合格小袋量－包装材料使用量）÷ 领料量 ×100%						
		物料平衡率=（合格小袋量－包装材料使用量+废品量）÷ 领料量 ×100%						
		包装材料损耗率=损耗量 ÷（领用量－剩余量）×100%						
		包装材料物料平衡=（使用量+损耗量+剩余量）÷ 领料量 ×100%						

偏差	正常□　异常□	包装质量检查、班中清场，允许办理入库手续。　QA确认：
交接	将分装合格小袋交至外包工序。	

操作人：　　　　工序负责人：　　　　QA：

备注：

陈皮分装记录2

产品名称		规格		产品批号		批量	
操作日期	年 月 日	班次		工艺规程编号			

	检查项目	确认结果
生产前检查与准备	确认中药饮片分装岗位有清场合格证并在有效期内；确认工器具、设备处于“已清洁”，及“待运行”状态	□已确认
	确认岗位相应文件和记录齐全并受控	□已确认
	确认需用仪器、仪表有校验合格证且在有效期内	□已确认
	确认已更换生产状态牌、设备状态牌	□已确认
	确认 VPA-905AB全智能小包装机（半自动型）或VPA-928A全智能小包装机完好并且试运行正常	□已确认
	确认需用天平有校验合格证且在有效期内，按《自动天平校验标准操作规程》进行校验	□已确认
	备注：如已确认，请确认人在确认结果项的方框里打“√”	确认人： 复核人：

按《中药饮片分装岗位标准操作规程》《VPA-905AB全智能小包装机（半自动型）标准操作规程》《VPA-928A全智能小包装机标准操作规程》操作

设备名称	设备型号	设备编号	操作间编号
全智能小包装机（半自动型）□	VPA-905AB	QCL-025	2-3-019
全智能小包装机□	VPA-928A	QCL-031	2-3-020
电子天平			

操作：1.根据指令核对操作屏中印制内容：品名、规格、产地、净重、产品批号、生产日期、执行标准；2.按《VPA-905AB全智能小包装机（半自动型）标准操作规程》《VPA-928A全智能小包装机标准操作规程》操作；3.废弃物入废弃物桶

饮片分装	印制内容复核	品 名： 规 格： 产 地： 净重： 产品批号： 生产日期： 执行标准：	
	领取物料	中药饮片复合膜数量：________kg 进厂批号： 待分装陈皮重量：________kg 批 号：________	确认人：

饮片分装	操作：按《VPA-905AB全智能小包装机（半自动型）标准操作规程》操作：取下墨盒，安装好色带；按包装规格选择型号安装好下料斗、复合膜，调整色标电眼，设置横封上温度140℃ ±25℃，横封下温度140℃ ±25℃，纵封温度125℃ ±25℃；启动输送带将准确称量的药材置入上料盘中经输送带倾入料斗中，点动设备点动按钮试包装，调试合格方可包装；饮片包装过程中每隔20分钟记录一次装量检查情况	横封上温度：________℃ 横封下温度：________℃ 纵封温度：________℃
	操作：按《VPA-928A全智能小包装机标准操作规程》操作：取下墨盒，安装好色带，按包装规格选择型号安装好下料斗、复合膜，调整色标电眼，在显示屏上设置包装打印信息，设置好横封上、横封下、纵封温度、目标重量、上偏差、下偏差等参数，将多头称置零，点动设备点动按钮试包装，调试合格方可包装，包装过程中每隔20分钟记录一次装量检查情况	横封上温度：___℃ 目标重量：___g 横封下温度：___℃ 上偏差：___g 纵封温度：___℃ 下偏差：___g

饮片	领料量（kg）	包装规格	合格小袋量	废品量	收率≥95%	物料平衡98%~100%
					%	%

包装材料	领料量	物料代码	进厂编号	使用量	损耗量	剩余量	损耗率≤5%	物料平衡100%
							%	%

续表

饮片分装	计算公式	包装收率 =（合格小袋量 - 包装材料使用量）÷ 领料量 × 100%
		物料平衡率 =（合格小袋量 - 包装材料使用量 + 废品量）÷ 领料量 × 100%
		包装材料损耗率 = 损耗量 ÷（领料量 - 剩余量）× 100%
		包装材料物料平衡 =（使用量 + 损耗量 + 剩余量）÷ 领料量 × 100%
偏差	正常□ 异常□	包装质量检查、班中清场，允许流入下一工序。 QA确认：
交接	将分装合格小袋交至外包工序。	
操作人：	工序负责人：	QA：
备注：		

陈皮装量检测记录

产品名称		规格		产品批号		批量	
操作日期	年 月 日			班次		电子天平编号	
设定装量	标示量：根据包装指令设置装量__/袋；根据不同规格设置装量差异，（范围：1.5~6.0g标示量的±7%，6.0g以上标示量的±5%），上限控制：________g/袋；下限控制：________g/袋。称10个空袋重量：________g；平均袋重：________g。						
每袋重量	岗位装量控制范围：标示量+平均袋重			上限：________g/袋		下限：________g/袋	
操作标准	检测记录频次：20分/次；装量差异检查方法：每次抽查10袋，用1/100电子天平称量						

空袋

序号	1	2	3	4	5	6	7	8	9	10	平均袋重
空袋（g）											
时间＼序号	1	2	3	4	5	6	7	8	9	10	结果判定
日 时 分											符合□ 不符合□
日 时 分											符合□ 不符合□
日 时 分											符合□ 不符合□
日 时 分											符合□ 不符合□
日 时 分											符合□ 不符合□
日 时 分											符合□ 不符合□
日 时 分											符合□ 不符合□
日 时 分											符合□ 不符合□
日 时 分											符合□ 不符合□
日 时 分											符合□ 不符合□
日 时 分											符合□ 不符合□
日 时 分											符合□ 不符合□
日 时 分											符合□ 不符合□
日 时 分											符合□ 不符合□
日 时 分											符合□ 不符合□

操作人： 复核人： QA：

陈皮外包装记录

<table>
<tr><td>产品名称</td><td></td><td>产品规格</td><td></td><td>产品批号</td><td></td><td>批量</td><td></td></tr>
<tr><td>生产日期</td><td colspan="2">年　月　日</td><td>班次</td><td></td><td colspan="2">工艺规程编号</td><td></td></tr>
</table>

<table>
<tr><td rowspan="6">生产前检查与准备</td><td>检查项目</td><td>确认结果</td></tr>
<tr><td>确认中药饮片外包装岗位有清场合格证并在有效期内，确认工器具、设备处于“已清洁”，及“待运行”状态</td><td>□已确认</td></tr>
<tr><td>确认岗位相应文件和记录齐全并受控</td><td>□已确认</td></tr>
<tr><td>确认已更换生产状态牌、设备状态牌</td><td>□已确认</td></tr>
<tr><td>确认饮片名称、数量、批号、状态标识齐全</td><td>□已确认</td></tr>
<tr><td colspan="2">备注：如已确认，请确认人在确认结果项的方框里打“√”　　确认人：　　复核人：</td></tr>
</table>

<table>
<tr><td rowspan="14">外包装</td><td colspan="10">操作：1. 按《包装岗位标准操作规程》《DBF–900连续式塑料薄膜封口机标准操作规程》操作；2. 包装过程的废弃物入废弃物桶；3. 包装结束后，填写“请验单”，入饮片成品库，待检</td></tr>
<tr><td colspan="3">设备名称</td><td colspan="3">设备型号</td><td colspan="2">设备编号</td><td colspan="2">操作间编号</td></tr>
<tr><td colspan="3">连续式塑料薄膜封口机</td><td colspan="3">DBF–900</td><td colspan="2"></td><td colspan="2"></td></tr>
<tr><td colspan="3">电子台秤</td><td colspan="3"></td><td colspan="2"></td><td colspan="2"></td></tr>
<tr><td colspan="2">领料量</td><td colspan="2">包装规格</td><td colspan="2">入库数量</td><td>废品量</td><td>收率≥95%</td><td colspan="2">物料平衡
98%~100%</td></tr>
<tr><td colspan="2">（折袋）</td><td colspan="2"></td><td colspan="2"></td><td></td><td>%</td><td colspan="2">%</td></tr>
<tr><td rowspan="2">包装材料</td><td>物料名称</td><td>物料代码</td><td>进厂编号</td><td>领料量（个）</td><td>使用量（个）</td><td>损耗量（个）</td><td>剩余量（个）</td><td>损耗率≤5%</td><td>物料平衡100%</td></tr>
<tr><td></td><td></td><td></td><td></td><td></td><td></td><td></td><td>%</td><td>%</td></tr>
<tr><td rowspan="4">计算公式</td><td colspan="9">收率=入库数量÷领料量×100%</td></tr>
<tr><td colspan="9">物料平衡率=（入库数量+废品量）÷领料量×100%</td></tr>
<tr><td colspan="9">包装材料损耗率=损耗量÷（领料量–剩余量）×100%</td></tr>
<tr><td colspan="9">包装材料物料平衡=（使用量+损耗量+剩余量）÷领料量×100%</td></tr>
</table>

<table>
<tr><td>偏差</td><td>正常□　异常□</td><td>包装质量检查、班中清场，允许办理入库手续。　QA确认：</td></tr>
<tr><td>入库</td><td colspan="2">将外包合格品交给饮片成品仓库。</td></tr>
</table>

操作人：　　　　工序负责人：　　　　QA：

备注：

五、评价反馈

1. 车间主任评价

序号	重点评价内容	评价标准	标准分值	评价得分
1	物料及辅料称取	称量标准操作规程	10	
2	设备准备	准备标准操作规程	10	
3	设备操作	设备运行标准规程操作	20	
4	清场	清场标准操作规程操作	10	
5	工作态度	吃苦耐劳，态度认真，精益求精	10	
6	自主学习	提前预习、资料查阅能力	10	
7	问题探究	分析问题，解决问题，处理问题能力	20	
8	安全	药品质量安全意识，生产安全意识	10	
签名			合计	

2. 学生自我评价

学生姓名：

你是否参与生产实训活动？	
你都完成了哪些具体任务？	
除了完成实训任务，你还做了哪些工作？	
你认为本次生产实训有什么需要改进的问题吗？	
本次课你有什么收获吗？你都学到了什么？	

项目二　清炒法

任务一　炒黄

一、学习目标

1. 掌握炒黄的含义、炮制方法、成品性状、炮制作用及注意事项。
2. 能够独立完成常用药物的炒黄炮制；能准确判断炒黄常用药物的成品性状。
3. 具备尊重生命、热爱炮制岗位的责任感和事业心；树立精益求精的大国工匠精神。

二、任务书

通过查阅《中国药典》（2020年版）一部“麦芽”药材的炒黄炮制方法，结合学习炒黄的基础知识，按照药典炒黄药物的检查标准和“炒麦芽工艺规程”，完成炒麦芽的炮制。

批生产指令单

批生产指令单号：

<table>
<tr><td>产品名称</td><td></td><td>规　格</td><td colspan="2"></td><td>产品批号</td><td colspan="2"></td></tr>
<tr><td>生产周期</td><td colspan="4">年　　月　　日至　　年　　月　　日</td><td>工艺规程编号</td><td colspan="2"></td></tr>
<tr><td>批量</td><td></td><td>依　据</td><td colspan="5"></td></tr>
<tr><td colspan="2">名称</td><td colspan="2">物料代码</td><td>单位</td><td colspan="2">领料量</td><td>备注</td></tr>
<tr><td colspan="2"></td><td colspan="2"></td><td>kg</td><td colspan="2"></td><td></td></tr>
<tr><td colspan="2"></td><td colspan="2"></td><td>kg</td><td colspan="2"></td><td></td></tr>
</table>

制表人：	制表日期：　年　　月　　日
车间主管：	签发日期：　年　　月　　日
质量管理部QA主管：	审核日期：　年　　月　　日

三、获取资讯

（一）炒黄

将待炮炙品，置于已预热好的炒制器具内，用文火或中火加热，并不断翻动，炒至药物表面呈黄色或颜色加深，或发泡鼓起，或爆裂，或爆成白花状，并逸出药物固有气味的方法，亦称为炒黄技术。

（二）炒黄的炮制流程

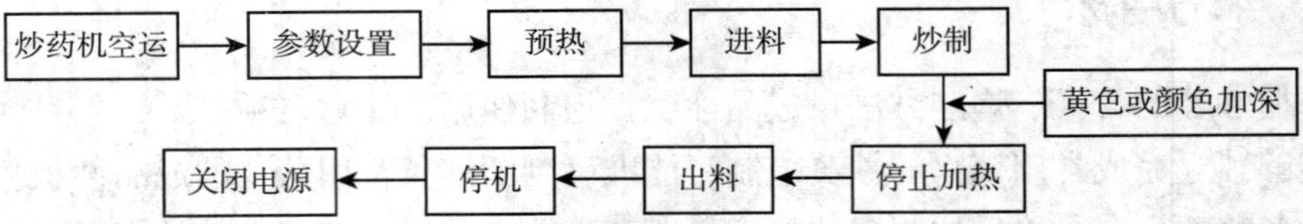

（三）具体示例

麦芽

【来源】本品为禾本科植物大麦*Hordeum vulgare L.*的成熟果实经发芽干燥的炮制加工品。将麦粒用水浸泡后，保持适宜温、湿度，待幼芽长至约5mm时，晒干或低温干燥。

【功能与主治】生麦芽健脾和胃，疏肝行气，用于脾虚食少，乳汁郁积；炒麦芽行气消食回乳，用于食积不消，妇女断乳；焦麦芽消食化滞，用于食积不消，脘腹胀痛。

【产品名称】炒麦芽

【规格】炒制

【制法】取原药材麦芽，净制，炒制，筛选，包装。

【性状】本品形如麦芽，表面呈棕黄色，偶有焦斑。有香气，味微苦。

【质量标准】《中国药典》2020年版。

【具体操作】

1.领料操作 按生产管理部《批生产指令单》要求，车间物料员依据批指令填写《领料单》，领取麦芽。

车间物料员、库管员依据《物料发放管理规程》《物料称量计数管理规程》《车间领用、发放物料管理规程》《物料发放标准操作规程》、

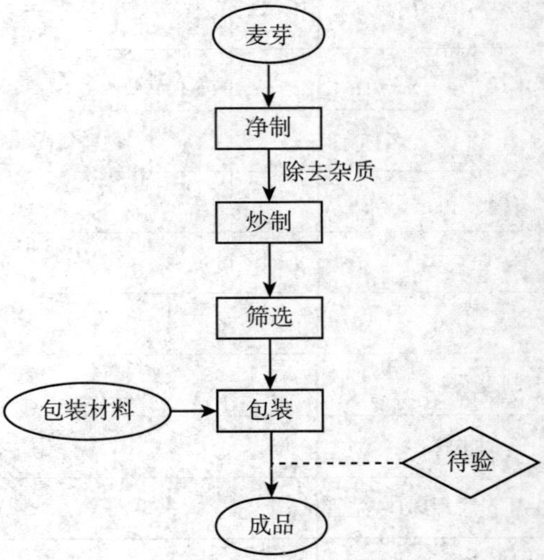

炒麦芽生产工艺流程

《领发料标准操作规程》的规定，称量、复核，领取中药材送至车间中药材暂存区，按种类、批号集中管理，分类码放整齐。

2.称量操作　操作前对操作间、设备设施等检查、确认后，依据《批生产指令单》操作人员逐一称量、复核，称量完毕，贴《物料签》，入中药材暂存区。

3.净制操作　操作前对操作间、设备设施等进行检查、确认后，将麦芽药材置拣选操作台上，人工拣选出霉变品及杂质；净制后的药材装入洁净周转箱，贴《物料签》，交炒制工序。

净制工序主要工艺参数表

项目	参数	备注
净制收率	≥97%	净制收率=净制后麦芽重量÷麦芽领料重量×100%
物料平衡限度	98%~100%	物料平衡限度=（净制后麦芽重量+废品量）÷麦芽领料重量×100%

4.炒制操作　取麦芽按每锅数量（10~120kg）置炒药机内，控制转筒速度，40r/min或0~24（无级可调）转/分，温度（150~180℃）炒至微黄色，取出，摊凉。摊凉的炒麦芽装入洁净周转筐，张贴《物料签》，进入下一工序。

洗润工序主要工艺参数表

项目	参数	备注
每锅数量	10~120kg	—
转筒转速	40r/min或0~24（无级可调）转/分	—
炒制温度	150~180℃	—
收率	≥85%	炒制收率=炒麦芽重量/净制麦芽重量×100%
平衡限度	97%~100%	物料平衡限度=（炒麦芽重量+废品重量）÷净制麦芽重量×100%

5.筛选操作　将炒制好的炒麦芽平铺于不锈钢筛或入CZS-0.7长方筛内，按《筛选岗位标准操作规程》《CZS-0.7长方筛标准操作规程》进行操作，筛去灰屑杂质，用编织袋（内衬PE袋）盛装，称量，贴《物料签》，包装结束后，填写“请验单”，入饮片成品库，待检。

筛选工艺主要参数

项目	参数	备注
筛选收率	≥90%	收率=筛选后炒麦芽重量÷筛选前炒麦芽重量×100%
物料平衡率	98%~100%	物料平衡率=（筛选后炒麦芽重量+废品量）÷筛选前炒麦芽重量×100%
成品收率	≥80%	成品收率=筛选后炒麦芽重量÷原药材领料量×100%

6. 印制、制袋操作

（1）开启热转印分页一体机电源，取下墨盒，安装好色带；在设备处于离线状态时将印制内容（品名、规格、产地、净重、产品批号、生产日期、执行标准）分别录入数据库，根据饮片复合膜袋大小调节好宽度，设置分页速度、喷码速度、打印数量等参数，一人设置，一人复核，确定打印内容准确无误后方可打印。

（2）接通总电源，在操作屏上核对打印内容（品名、规格、产地、净重、产品批号、生产日期、执行标准），取下墨盒，安装好色带，设置横封上温度（140℃ ±25℃）、横封下温度（75℃ ±25℃）、纵封温度（125℃ ±25℃）等参数；开启压缩空气（保持压缩空气在0.4~0.7MPa），按包装规格选择下料斗型号和复合膜规格，先安装好下料斗，再将复合膜按路径穿膜，走膜完毕后，调整好膜距及纵封边距，通过调整各锁紧手柄和螺丝，让纵封器适配复合膜的封边，然后上紧并锁紧手柄和螺丝；调节拉膜松紧锁母让拉膜套适当压紧料筒；将带膜穿越横封器之间；调节色标电眼，主要根据膜宽和观察出带切口位置是否正确，调节色标电眼走膜方向的距离，以达到正确的完整带形并锁紧即可，印制、制袋完毕后将印制或制袋好的中药饮片药用复合袋（或中药饮片复合膜袋）装入洁净容器内，贴《物料签》，入包装工序。

印制、制袋工序主要工艺参数表

项目	参数	备注
损耗率	≤5%	包装材料损耗率=损耗量÷（领用量-剩余量）×100%
物料平衡率	100%	包装材料物料平衡率=（合格量+损耗量+剩余量）÷包装材料领料量×100%

7. 包装、入库操作

（1）根据包装指令在饮片成品库领取物料，将合格的麦芽按包装规格准确称量，用编织袋或编织袋内套PE袋、中药饮片复合袋定额分包装，每袋装0.5kg、每袋装1kg（根据市场需要调整包装规格），分装完毕，封口，贴合格证，车间物料员填写请验单，入饮片成品库。

（2）根据包装指令在饮片成品库领取物料，将合格后的麦芽按包装规格定额准确称量，置入印制好的中药饮片复合袋（或制袋好的中药饮片复合膜袋）内，按《饮片包装岗位标准操作规程》进行分装，分装时根据不同规格装量差异（范围：1.5~6.0g标示量的±7%，6.0g以上标示量的±5%）控制装量上限、下限，分装过程中每20分钟检查一次装量。将分装好的麦芽小袋经连续式塑料薄膜热封机逐一热封封口，将分包装完毕的物料置入PE袋（或塑料周转箱套PE袋）洁净容器内，称量，贴《物料签》入外包装工序。

（3）根据包装指令在饮片成品库领取物料，将合格后的麦芽按《饮片包装岗位标准操作规程》《全智能小包装机（半自动型）标准操作规程》《全智能小包装机标准操作规程》进行分装，开启电源及压缩空气，取下墨盒安装好色带，根据包装规格安装好下料斗、复合膜，调节好中药饮片复合膜的松紧度和色标电眼的位置，设置横封上温度

（140℃ ±25℃）、横封下温度（140℃ ±25℃）、纵封温度（125℃ ±25℃）等参数、复核显示屏打印内容确认准确无误后，启动输送带将合格后的麦芽定额称量置入送料盘内，经输送带倾入料斗，点动设备点动按钮试包装，待包装打印清晰、密封严密、装量准确后方可分装；分装过程中每20分钟检查装量，根据不同规格装量差异（范围：1.5~6.0g标示量的 ±7%，6.0g以上标示量的 ±5%），将包装完毕的物料置入PE袋（或塑料周转箱套PE袋）洁净容器内，贴《物料签》入外包装工序。根据包装指令将分装后的中药饮片合格小袋外包，由车间现场QA抽样，外包完毕由车间物料员填写请验单待验，待验合格后贴合格证，入饮片成品库。

（4）根据包装指令将分装后的中药饮片合格小袋外包，封口，贴合格证，外包完毕由车间物料员填写请验单，入饮片成品库。

分装工序主要工艺参数表见表

项目	参数	备注
分装规格	—	根据需要量定额包装
分装收率	≥95%	分装收率=（合格小袋量－包装材料使用量）÷ 领料量 ×100%
物料平衡率	98%~100%	物料平衡率=（合格小袋量－包装材料使用量+废品量）÷ 领料量 ×100%
分装包装材料损耗率	≤5%	包装材料损耗率=损耗量 ÷（领料量－剩余量）×100%

包装工序主要工艺参数表

项目	参数	备注
包装规格	—	根据需要量定额包装
包装收率	≥95%	包装收率=入库数量 ÷ 领料量 ×100%
物料平衡率	98%~100%	物料平衡率=（入库数量+废品量）÷ 领料量 ×100%
包装材料损耗率	≤5%	包装材料损耗率=损耗量 ÷（领料量－剩余量）×100%
包装材料物料平衡率	100%	包装材料物料平衡率=（使用量+损耗量+剩余量）÷ 领料量 ×100%

紫苏子

【来源】本品为唇形科植物紫苏*Perilla frutescens*（L.）Britt.的干燥成熟果实。

【功能与主治】降气化痰，止咳平喘，润肠通便。用于痰壅气逆，咳嗽气喘，肠燥便秘。

【产品名称】炒紫苏子

【规格】炒制

【制法】取原药材炒紫苏子，净制，洗净，干燥，炒制，筛选，包装。

【性状】本品形如紫苏子，表面灰褐色，有细裂口，有焦香气。

【质量标准】《中国药典》2020年版。

【具体操作】

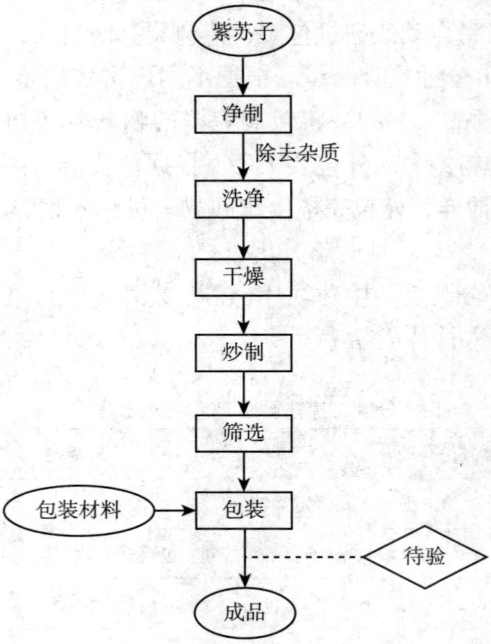

炒紫苏子生产工艺流程

1.领料操作 按生产管理部《批生产指令单》要求，车间物料员依据批指令填写《领料单》，领取炒紫苏子。

车间物料员、库管员依据《物料发放管理规程》《物料称量计数管理规程》《车间领用、发放物料管理规程》《物料发放标准操作规程》《领发料标准操作规程》的规定，称量、复核，领取中药材送至车间中药材暂存区，按种类、批号集中管理，分类码放整齐。

2.称量操作 操作前对操作间、设备设施等进行检查、确认后，依据《批生产指令单》，操作人员逐一称量、复核，称量完毕，贴《物料签》，入中药材暂存区。

3.净制操作 操作前对操作间、设备设施等进行检查、确认后，将紫苏子药材置拣选操作台上，人工拣选出杂质；净制后的药材装入洁净周转箱，贴《物料签》，交制下一工序。

净制工序主要工艺参数表

项目	参数	备注
净制收率	≥97%	净制收率=净制后紫苏子重量÷净制前紫苏子重量×100%
物料平衡限度	98%~100%	物料平衡限度=(净制后紫苏子重量+废品量)÷净制前紫苏子重量×100%

4.洗净操作 将净制的紫苏子置清洗池中，用水快速冲洗至净，沥水。洗净的紫苏子用洁净周转箱盛装，贴《物料签》，交下一工序。

洗润工序主要工艺参数表

项目	参数	备注
清洗	快速冲洗至净	流动水清洗，不回收利用

5.干燥操作 将洗净的紫苏子药材平铺于敞开式烘箱内，铺料厚度1~10cm，控制蒸汽压力，保持干燥温度为60~80℃，温度达到60℃时，开始计时，干燥2~3小时，每30分钟翻动一次，待干燥达到工艺要求后，关闭蒸汽，继续送风，待药材降温至常温后，用洁净周转箱盛装，称量，贴《物料签》，进入下一工序。

干燥工序主要工艺参数表

序号	项目	参数
1	干燥温度	60~80℃
2	干燥时间	2~3小时
3	铺料厚度	1~10cm

6.炒制操作 取净紫苏子按每锅数量（10~120kg）置炒药机内，控制转筒速度40r/min或0~24（无极可调）转/分，温度（150~180℃）炒至有爆裂声，取出，摊凉。摊凉的炒紫苏子装入洁净周转箱，张贴《物料签》，进入下一工序。

炒制工序主要工艺参数表

项目	参数	备注
每锅数量	10~120kg	—
转筒转速	40r/min或0~24（无极可调）转/分	—
炒制温度	150~180℃	—
收率	≥85%	炒制收率=炒紫苏子重量÷干燥后紫苏子重量×100%
平衡限度	90%~100%	物料平衡限度=（炒紫苏子重量+废品重量）÷干燥后紫苏子重量×100%

7.筛选操作 将炒制好的炒紫苏子平铺于不锈钢筛或入CZS-0.7长方筛内，按《筛选岗位标准操作规程》《CZS-0.7长方筛标准操作规程》进行操作，筛去灰屑杂质，用编织袋（内衬PE袋）盛装，称量，贴《物料签》，包装结束后，填写“请验单”，入饮片成品库，待检。

筛选工序主要工艺参数表

项目	参数	备注
筛选收率	≥95%	收率=筛选后炒紫苏子重量÷筛选前炒紫苏子重量×100%
物料平衡率	98%~100%	物料平衡率=（筛选后炒紫苏子重量+废品量）÷筛选前炒紫苏子重量×100%
成品收率	≥80%	成品收率=筛选后炒紫苏子重量÷原药材领料量×100%

8.包装、入库操作 根据包装指令将待包装的炒紫苏子按包装规格准确称量，用包装袋定额包装，每袋装500g、每袋装1kg（根据市场需要调整包装规格），贴合格证，入饮片成品库。

按《饮片包装岗位标准操作规程》《全智能小包装机（半自动型）标准操作规程》《全智能小包装机标准操作规程》进行分装，开启电源及压缩空气，取下墨盒安装好色带，根据包装规格安装好下料斗、复合膜，调节好中药饮片复合膜的松紧度和色标电眼的位置，设置横封上温度（140℃ ±25℃）、横封下温度（140℃ ±25℃）、纵封温度（125℃ ±25℃）等参数，复核显示屏打印内容确认准确无误后，启动输送带将待包装的炒紫苏子定额称量置入送料盘内，经输送带倾入料斗，点动设备点动按钮试包装，待包装打印清晰、密封严密、装量准确后方可分装；分装时根据不同规格装量差异（范围：1.5~6.0g标示量的 ±7%，6.0g以上标示量的 ±5%）控制装量上限、下限，分装过程中每20分钟检查装量。将分装好的炒紫苏子小袋置入PE袋（或塑料周转箱套PE袋）洁净容器内，贴《物料签》入外包装工序。

根据包装指令将分装后的中药饮片合格小袋外包，由车间现场QA抽样，外包完毕由车间物料员填写请验单待验，待验合格后贴合格证，入饮片成品库。

根据《物料接收入库管理规程》，由车间物料员申请入库，车间物料员、仓管员逐件称量、复核；分批集中存放，建卡建账。

分装工序主要工艺参数表

项目	参数	备注
分装规格	—	根据需要量定额包装
分装收率	≥90%	分装收率=（合格小袋量-包装材料使用量）÷领料量×100%
物料平衡率	98%~100%	物料平衡率=（合格小袋量-包装材料使用量+废品量）÷领料量×100%
分装包装材料损耗率	≤5%	包装材料损耗率=损耗量÷（领料量-剩余量）×100%
包装材料物料平衡率	100%	包装材料物料平衡率=（使用量+损耗量+剩余量）÷领料量×100%

包装工序主要工艺参数表

项目	参数	备注
包装规格	—	根据需要量定额包装
包装收率	≥95%	包装收率=入库数量 ÷ 领料量 ×100%
物料平衡率	98%~100%	物料平衡率=(入库数量+废品量)÷ 领料量 ×100%
包装材料损耗率	≤5%	包装材料损耗率=损耗量 ÷(领料量－剩余量)×100%
包装材料物料平衡率	100%	包装材料物料平衡率=(使用量+损耗量+剩余量)÷ 领料量 ×100%

四、任务实施

(一)GCY-900滚筒炒药机标准操作规程

1.GCY-900滚筒炒药机相关参数明确

序号	名称	技术参数
01	型号	GCY-900
02	炒筒直径	900mm
03	炒筒长度	1300mm
04	炒筒转速	0~30r/min
05	台时产量	0~200kg
06	加热功率	40kW
07	电热温度	常温~450℃
08	外形尺寸	2200mm×1400mm×2000mm
09	进出料方式	逆时针旋转进料，顺时针旋转出料

2.开机前准备

(1)GCY-900滚筒炒药机除烟除尘装置与炒药机主体是通过风道连接，因此每班使用前应检查水雾除尘器内水量、水质情况，水量偏低、水质不好时应打开排污阀进行排污(污水通过污水连接管道，排入污水管网)，并重新注入到高水位位置的水量。

(2)设备投入使用前应检查设备外观及主要零部件是否完好，设备固定是否到位。

(3)设备投入使用前应检查炒筒内是否清洁到位，同时应检查炒筒内壁是否有其他物品。

(4)设备投入使用前应检查门操作是否有效，门是否能正常闭合，同时能正常打开。

(5)GCY-900滚筒炒药机空机运转观察。

3.运转

(1)完成检查及相应参数明确后，打开控制柜柜门，合上电控柜主开关(80A)，开启触摸屏电源。

（2）触摸屏电源开启后，进行选择界面，点击“手动”选项，进入手动操作模式，手动操作模式情况下，自动未选。

（3）进入手动操作模式状态下，触摸屏操作面板上会显示“炒筒正转、炒筒反转、加热按钮、废气处理”，此时点击“废气处理”，开启后观察水雾除尘器风机是否动作。

（4）待风机正常运转后，将手动控制状态下的转动频率调整到30Hz，然后点击“炒筒正转”，观察炒药机炒筒是否按照逆时针方向进行转动，同时注意观察设备转动过程中上下跳跃的幅度是否在正常范围内（上下跳跃幅度不超过8mm）。

（5）通过观察炒筒正转情况良好后，点击“炒筒正转”，则设备停止转动，此时根据同样的方式点击“炒筒反转”，观察炒药机反转运行情况是否良好。

（6）完成以上两项转动操作及废气处理试机后，点击“加热按钮”，根据选定的工艺卡号（内置工艺参数编号），查看其设定温度值，通过一定时间后（2分钟左右）观察显示屏上温度是否有所升高，用以判定设备加热输出是否正常。

（7）完成以上操作试机后，确认设备各工况无异的情况下可进入带料炒制过程。

（8）点击“控制”按键，将操作界面由手动模式切换到自动控制界面，根据炒制的物料要求，将已设定好的的工艺号进行选取。如：设定的A类药材，炒制参数设定的工艺号为1，则选取1。

（9）完成工艺号的选取后，设备并不会转动，也不会加热，如果是当天炒制的第一炒筒，则应对炒筒进行预热，在选定工艺号的情况下，点击“手动”，进入手动模式，点击“废气处理、炒筒正转、加热按钮”，将炒筒进行预热。

（10）当触摸屏显示温度达到工艺号设定温度时，点击“加热按钮、炒筒正转、废气处理”炒药机将会停止加热与转动，此时岗位操作人员应开始快速进料，进料时应将炒筒门打开，然后将物料装进炒筒，装载量根据炒制工艺要求进行装载，原则上不得超过150kg。

4. 自动控制

（1）完成物料装载后，将炒筒门关闭，点击“控制”进入自动操作界面，点击“自动控制”，此时炒药机会开始进入自动炒制阶段，并根据工艺号内设定的时间开始计时。

（2）当炒制时间达到工艺号所设定的时间时，炒药机会自动停止加热，但不会停止转动，因此当达到工艺号设定的炒制要求后，岗位操作人员应将炒筒门打开，然后点击“出料”，设备开始进入反转状态，反转情况下炒制的物料将会自动旋出。

完成出料后，点击“出料”，则会停止炒筒反转这一过程，然后点击“自动控制”设备进入停止状态，此时如不更换品种，也不会对设备进行清洁消毒，则可以连续投料炒制。

5. 停机操作

（1）完成炒制后，由于炒筒温度较为偏高，此时应进入手动模式状态，将加热按键关闭，同时将炒筒正转、废气处理开关打开，使设备一直处于运转散热状态，当设备温度降至80℃以内时，则可以进行停机清洗操作。

（2）温度降至80℃后，点击滚筒正转，设备停止转动，此时应观察炒筒内壁物料是否清理干净，如炒筒内壁有残留物，则可以使用铁钩或铜刷将内壁物料清理。

（3）完成停机操作，待设备清洁干净后，打开控制柜门将主电源开关关闭。

6.清洁　按照《GCY-900滚筒炒药机清洁标准操作规程》执行。

（二）CTDC1000型智能电磁炒药机的标准操作规程

1.开机准备

（1）开机操作前，必须检查有否漏电现象，若有漏电现象，严禁操作使用，并通知专业维修人员检查漏电原因。

（2）正式生产前，每班岗位操作人员需要熟悉本设备的触摸屏操作。触摸屏操作程序：打开触摸屏电源开关，当触摸屏上显示标题画面时，按“进入”键进入选择界面，在选择界面，按设备的实际运行方式选择“手动界面”或“自动界面”。

（3）自动界面　点击屏幕左侧“自动界面”按钮，进入自动状态页面，可进行自动炒药操作。点击“配方编号”，进入配方编辑画面，键盘输入配方名称（仅支持英文字母及数字），分别设定各参数，点击“参数下载”“药品菜单”将配方保存于系统中。点击配方选择画面中相应配方编号，重新进入配方编辑画面，点击“参数下载”可将各参数应用于当前操作中。点击“启动”，自动炒药开始运行。当温度升至设定温度后，蜂鸣器鸣响5秒钟，提示操作者可加入待炒制物料，点击“确定”按钮，炒药开始计时。当炒药时间剩余1分钟时，蜂鸣器鸣响提醒操作者准备打开机器下部出料口出料。出料完成后，炒药过程结束。

（4）手动界面　为方便制定合适的工艺参数，可选择手动操作。点击需设置的各参数，可适时修改，炒药与出药不会连续运行。

完成以上步骤后方可正式生产操作。

2.生产操作

（1）完成中准备工作后，即可开始正式生产操作。

（2）在触摸屏操作界面依次点击“启动”“加热”“除尘”按钮，设备开始运行。

（3）待炒药机升温3~10分钟并达到工艺所需温度后，向锅内加入需要炮制的物料。

（4）当物料达到工艺所需的炒制要求后，依次点击触摸屏上的“停止”“出药”按钮，将炒制好的物料倒入事先准备好的物料筐或其他容器，然后进行下一锅物料的炒制。

3.完成操作

（1）当物料炒制任务完成后，清理完设备锅体内的物料，关闭设备电源，开始清洁清场。

附表2-1-1

炒麦芽称量记录

<table>
<tr><td>产品名称</td><td></td><td>产品规格</td><td></td><td>产品批号</td><td></td><td>批量</td><td></td></tr>
<tr><td>操作日期</td><td colspan="2">年　月　日</td><td>班次</td><td></td><td>工艺规程编号</td><td colspan="2"></td></tr>
<tr><td rowspan="7">生产前检查与准备</td><td colspan="4">检查项目</td><td colspan="3">确认结果</td></tr>
<tr><td colspan="4">确认称量配料岗位有清场合格证并在有效期内，确认工器具、设备处于“已清洁”及“待运行”状态</td><td colspan="3">□已确认</td></tr>
<tr><td colspan="4">确认需用衡器有校验合格证且在有效期内</td><td colspan="3">□已确认</td></tr>
<tr><td colspan="4">确认岗位相应文件和记录齐全并受控</td><td colspan="3">□已确认</td></tr>
<tr><td colspan="4">确认已更换生产状态牌、设备状态牌</td><td colspan="3">□已确认</td></tr>
<tr><td colspan="4">复核检查物料标识、物料外观性状</td><td colspan="3">□已确认</td></tr>
<tr><td colspan="7">备注：请确认人在确认结果项的方框里打“√”；衡器的确认需要双人复核，其中包括称量的独立复核人
确认人：　复核人：</td></tr>
<tr><td colspan="8">按《称量配料岗位标准操作规程》执行</td></tr>
<tr><td colspan="8">电子秤编号：</td></tr>
</table>

<table>
<tr><td rowspan="5">称量、复核</td><td colspan="7">操作：根据批生产指令，领取麦芽；一人称量、一人单独复核，确认无误后，注明名称、代码、净重等，运至净制工序，待用</td></tr>
<tr><td>药材名称</td><td>物料代码</td><td>物料批号</td><td>单位</td><td>批领料量</td><td>实际称料量</td><td>物料去向</td></tr>
<tr><td></td><td></td><td></td><td></td><td></td><td></td><td></td></tr>
<tr><td></td><td></td><td></td><td></td><td></td><td></td><td></td></tr>
<tr><td></td><td></td><td></td><td></td><td></td><td></td><td></td></tr>
<tr><td colspan="8">称量人：　复核人：</td></tr>
</table>

<table>
<tr><td rowspan="3">相对称量误差（≤1%）</td><td>计算公式</td><td colspan="2">（最小感量值 ÷ 所称物料最小重量）× 100%</td><td>台秤最小感量值</td><td></td></tr>
<tr><td rowspan="2">相对称量误差</td><td rowspan="2">最大值：</td><td>偏差</td><td colspan="2">□正常　□异常</td></tr>
<tr><td>称量读数</td><td colspan="2">□正常　□异常</td></tr>
<tr><td colspan="6">操作人：　工序负责人：　QA：</td></tr>
<tr><td colspan="6">备注：</td></tr>
</table>

炒麦芽净制记录

产品名称		产品规格		产品批号		批量	
生产日期	年　月　日	班次		工艺规程编号			

	检查项目	确认结果
生产前检查与准备	确认拣选岗位有清场合格证并在有效期内，确认工器具、设备处于“已清洁”及“待运行”状态	□已确认
	确认需用衡器有校验合格证且在有效期内	□已确认
	确认岗位相应文件和记录齐全并受控	□已确认
	确认已更换生产状态牌、设备状态牌	□已确认
	确认已开启除尘设备	□已确认
	原药材物料状态标识是否齐全	□已确认
	检查原药材外观质量、复核原药材名称、重量、代码	□已确认
	备注：如已确认，请确认人在确认结果项的方框里打“√”；衡器的确认需要双人复核，其中包括称量的独立复核人 确认人：　复核人：	

净制操作按《净制岗位标准操作规程》执行（执行□　未执行□）

物料复核	中药材名称	物料代码	批号	数量（kg）	是否与批指令相符	备注
					是□　否□	结果在方框里打“√”

操作间名称：　　操作间编号：

设备名称	拣选台	拣选台
设备编号	QCL-020　是□　否□	QCL-021　是□　否□
设备运行时间	日　时　分至　日　时　分	日　时　分至　日　时　分

根据净选设备，设备是否运行在方框里打“√”

工艺要求	净制前重量（kg）	净制标准	净制后重量（kg）	废品重量（kg）
1.开启除尘风机 2.将药材放置在拣选台上，按工艺要求方法，选出药材中的霉变品及杂质 3.净制后合格药材置洁净周转箱内或洁净包装袋内，密闭，贴物料签，及时递交下工序 4.废弃物入废弃物桶				
	收率范围≥97%	收　率：　%　符合□ 不符合□		
	物料平衡限度98%~100%	平衡限度：　%　符合□ 不符合□		
	计算方式	收率=净制后麦芽重量÷麦芽领料重量×100%		
		物料平衡限度=（净制后麦芽重量+废品量）÷麦芽领料重量×100%		
	偏差	正常□　异常□	净制质量检查、班中清场，允许流入下一工序。 QA确认：	

交接：净制后麦芽重量________kg；共________件；交至________工序。

操作人：　　工序负责人：　　QA签字：

备注：

炒麦芽炒制记录

产品名称		规格		产品批号		批量	
生产日期	年　月　日至　年　月　日			班次		工艺规程编号	

生产前检查与准备	检查项目	确认结果
	确认中药材炒炙岗位有清场合格证并在有效期内，确认工器具、设备处于“已清洁”及“待运行”状态	□已确认
	确认岗位相应文件和记录齐全并受控	□已确认
	确认已更换生产状态牌、设备状态牌	□已确认
	确认已开启除尘设施	□已确认
	确认饮片名称、数量、批号、状态标识齐全	□已确认
	备注：如已确认，请确认人在确认结果项的方框里打“√”　确认人：　复核人：	

操作：根据品种工艺规程要求控制好炒制温度、时间，按《炒炙岗位标准操作规程》《GCY-900炒药机标准操作规程》《CTDC1000电磁炒药机标准操作规程》操作，将净制后的麦芽每锅按10~120kg置入炒药机内，控制炒筒转速40r/min或0~24（无级可调）转/分，炒制火力控制范围为150~180℃，炒至棕黄色，取出，放凉

操作间名称		设备名称	炒药机
操作间编号		设备编号	

锅　次	1	2	3	4	5	6	7	8
麦芽重量（kg）								
炒筒转速（r/min）								
炒制温度（℃）								
炒制时间	时　分 时　分	时　分 时　分	时　分 时　分	时　分 时　分	时　分 时　分	时　分 时　分	时　分 时　分	时　分 时　分

炒制起止时间：　日　时　分至　日　时　分		废料重量：　kg
偏差	正常□　异常□	炒制质量检查、班中清场，允许流入下一工序。　QA确认：
收率范围≥85%	%	收率=炒麦芽重量 ÷ 净制麦芽重量 × 100%
物料平衡限度97%~100%	%	物料平衡限度=（炒麦芽重量+废品重量）÷ 净制麦芽重量 × 100%

交接：炒麦芽重量：________kg，共________件；交至________工序。

操作人：　　　　工序负责人：　　　　QA：

备注：

炒麦芽筛选记录

<table>
<tr><td>产品名称</td><td></td><td>产品规格</td><td></td><td>产品批号</td><td></td><td>批量</td><td></td></tr>
<tr><td>生产日期</td><td colspan="2">年　　月　　日</td><td>班次</td><td></td><td>工艺规程编号</td><td colspan="2"></td></tr>
<tr><td rowspan="7">生产前检查与准备</td><td colspan="4">检查项目</td><td colspan="3">确认结果</td></tr>
<tr><td colspan="4">确认中药饮片筛选岗位有清场合格证并在有效期内，确认工器具、设备处于“已清洁”及“待运行”状态</td><td colspan="3">□已确认</td></tr>
<tr><td colspan="4">确认岗位相应文件和记录齐全并受控</td><td colspan="3">□已确认</td></tr>
<tr><td colspan="4">确认已更换生产状态牌、设备状态牌</td><td colspan="3">□已确认</td></tr>
<tr><td colspan="4">确认已开启除尘设施</td><td colspan="3">□已确认</td></tr>
<tr><td colspan="4">确认饮片名称、数量、批号、状态标识齐全</td><td colspan="3">□已确认</td></tr>
<tr><td colspan="7">备注：如已确认，请确认人在确认结果项的方框里打“√”　　确认人：　　复核人：</td></tr>
<tr><td rowspan="2">物料复核</td><td>饮片名称</td><td>物料代码</td><td>批号</td><td>日期</td><td>数量（kg）</td><td>是否复核</td><td>备注</td></tr>
<tr><td></td><td></td><td></td><td></td><td></td><td>是□ 否□</td><td>结果在方框里打“√”</td></tr>
<tr><td rowspan="9">筛选</td><td colspan="7">将炒麦芽平铺于不锈钢筛或入CZS-0.7长方筛内，按《筛选岗位标准操作规程》《CZS-0.7长方筛标准操作规程》进行操作，筛去碎屑、灰屑，用编织袋（内衬PE袋）盛装，称量，封口，贴合格证，车间物料员填写请验单，入饮片成品库，待验</td></tr>
<tr><td>设备名称</td><td colspan="2">设备型号</td><td colspan="3">设备编号</td><td>房间编号</td></tr>
<tr><td>长方筛</td><td colspan="2">CZS-0.7</td><td colspan="3"></td><td></td></tr>
<tr><td>不锈钢筛</td><td colspan="2">1、2、4、6、8、10、12、15mm</td><td colspan="3"></td><td></td></tr>
<tr><td>筛选前炒麦芽重量</td><td>筛选后炒麦芽重量</td><td>废品量</td><td colspan="2">收率范围：≥90%</td><td colspan="2">物料平衡98%~100%</td></tr>
<tr><td>kg</td><td>kg</td><td>kg</td><td colspan="2">%</td><td colspan="2">%</td></tr>
<tr><td rowspan="2">计算公式</td><td colspan="6">收率=筛选后炒麦芽重量 ÷ 筛选前炒麦芽重量 × 100%</td></tr>
<tr><td colspan="6">物料平衡率=（筛选后炒麦芽重量+废品量）÷ 筛选前炒麦芽重量 × 100%</td></tr>
<tr><td colspan="7"></td></tr>
<tr><td>成品收率</td><td>收率范围：≥80%</td><td>%</td><td>计算公式</td><td colspan="4">收率=筛选后炒麦芽重量 ÷ 原药材领料量 × 100%</td></tr>
<tr><td>偏差</td><td>正常□　异常□</td><td colspan="6">筛选质量检查、班中清场，允许入库　　QA确认：</td></tr>
<tr><td colspan="8">交接：炒麦芽总量:________kg，共________件；交至饮片成品库</td></tr>
<tr><td colspan="8">操作人：　　　　工序负责人：　　　　QA：</td></tr>
<tr><td colspan="8">备注：</td></tr>
</table>

炒麦芽印制记录

<table>
<tr><td colspan="2">产品名称</td><td colspan="2"></td><td>产品规格</td><td></td><td>产品批号</td><td colspan="2"></td><td>批量</td><td></td></tr>
<tr><td colspan="2">生产日期</td><td colspan="4">年　月　日</td><td>班次</td><td></td><td colspan="2">工艺规程编号</td><td></td></tr>
<tr><td rowspan="6">生产前检查与准备</td><td colspan="7">检查项目</td><td colspan="3">确认结果</td></tr>
<tr><td colspan="7">确认中药饮片印制岗位有清场合格证并在有效期内，确认工器具、设备处于“已清洁”及“待运行”状态</td><td colspan="3">□已确认</td></tr>
<tr><td colspan="7">确认岗位相应文件和记录齐全并受控</td><td colspan="3">□已确认</td></tr>
<tr><td colspan="7">确认已更换生产状态牌、设备状态牌</td><td colspan="3">□已确认</td></tr>
<tr><td colspan="7">确认包装材料名称、数量、状态标识齐全</td><td colspan="3">□已确认</td></tr>
<tr><td colspan="10">备注：如已确认，请确认人在确认结果项的方框里打“√”　确认人：　复核人：</td></tr>
<tr><td rowspan="9">印制制袋</td><td colspan="10">按《印制岗位标准操作规程》《热转印分页一体机标准操作规程》《全智能小包装机（半自动型）标准操作规程》操作</td></tr>
<tr><td colspan="4">设备名称</td><td colspan="2">设备型号</td><td colspan="2">设备编号</td><td colspan="2">房间编号</td></tr>
<tr><td colspan="4">热转印分页一体机□</td><td colspan="2">RYJ-FYJ001</td><td colspan="2">QCL-024</td><td colspan="2">2-1-118</td></tr>
<tr><td colspan="4">全智能小包装机（半自动型）□</td><td colspan="2">VPA-905AB</td><td colspan="2">QCL-025</td><td colspan="2">2-3-019</td></tr>
<tr><td>印制内容复核</td><td colspan="9">品名：
规格：
产地：
净重：
产品批号：
生产日期：
执行标准：</td></tr>
<tr><td>物料名称</td><td>物料代码</td><td>进厂编号</td><td>领料量</td><td>使用量</td><td>损耗量</td><td>剩余量</td><td>损耗率≤5%</td><td colspan="2">物料平衡100%</td></tr>
<tr><td></td><td></td><td></td><td></td><td></td><td></td><td></td><td></td><td colspan="2"></td></tr>
<tr><td rowspan="2">计算公式</td><td colspan="9">物料平衡率=（使用量+损耗量+剩余量）÷包装材料领料量×100%</td></tr>
<tr><td colspan="9">损耗率=损耗量÷（领料量-剩余量）×100%</td></tr>
<tr><td>偏差</td><td colspan="2">正常□　异常□</td><td colspan="8">印制质量检查、班中清场，允许包装材料流入下一工序。　QA确认：</td></tr>
<tr><td colspan="11">操作人：　　工序负责人：　　QA：</td></tr>
<tr><td colspan="11">备注：</td></tr>
</table>

炒麦芽分装记录1

产品名称		产品规格		产品批号		批量	
生产日期	年　月　日	班次		工艺规程编号			

	检查项目	确认结果
生产前检查与准备	确认中药饮片包装岗位有清场合格证并在有效期内，确认工器具、设备处于“已清洁”及“待运行”状态	□已确认
	确认岗位相应文件和记录齐全并受控	□已确认
	确认已更换生产状态牌、设备状态牌	□已确认
	确认饮片名称、数量、批号、状态标识齐全	□已确认
	复核领用包装材料印制内容是否清晰准确完整	□已确认
	备注：如已确认，请确认人在确认结果项的方框里打“√”。　确认人：　复核人：	

分装：1. 按《包装岗位标准操作规程》《连续式塑料薄膜封口机标准操作规程》操作，将待包装炒麦芽按定额包装量进行准确称量并封口；2. 包装过程的废弃物入废弃物桶；3. 分装结束后，交外包工序

包装物料	中药饮片复合袋□　复合膜袋□		
设备名称	设备型号	设备编号	操作间编号
连续式塑料薄膜封口机	DBF-900		
电子天平			

饮片	领料量（kg）	包装规格	合格小袋量	废品量	收率≥90%	物料平衡 98%~100%
					%	%

包装材料	领料量	物料代码	进厂编号	使用量	剩余量	损耗量	损耗率≤5%	物料平衡 100%
							%	%

计算公式：

包装收率=（合格小袋量－包装材料使用量）÷ 领料量 ×100%

物料平衡率=（合格小袋量－包装材料使用量+废品量）÷ 领料量 ×100%

包装材料损耗率=损耗量 ÷（领料量－剩余量）×100%

包装材料物料平衡率=（使用量+损耗量+剩余量）÷ 领料量 ×100%

偏差	正常□　异常□	包装质量检查、班中清场，允许办理入库手续。　QA确认：
交接	将分装合格小袋交至外包工序。	

操作人：　　工序负责人：　　QA：

备注：

炒麦芽分装记录2

产品名称		规格		产品批号		批量	
操作日期	年　月　日	班次		工艺规程编号			

	检查项目	确认结果
生产前检查与准备	确认中药饮片分装岗位有清场合格证并在有效期内；确认工器具、设备处于“已清洁”及“待运行”状态	□已确认
	确认岗位相应文件和记录齐全并受控	□已确认
	确认需用仪器、仪表有校验合格证且在有效期内	□已确认
	确认已更换生产状态牌、设备状态牌	□已确认

续表

生产前检查与准备	确认VPA-905AB全智能小包装机（半自动型）或VPA-928A全智能小包装机完好并且试运行正常	□已确认
	确认需用天平有校验合格证且在有效期内，按《自动天平校验标准操作规程》进行校验	□已确认
	备注：如已确认，请确认人在确认结果项的方框里打“√” 确认人： 复核人：	

按《中药饮片分装岗位标准操作规程》《VPA-905AB全智能小包装机（半自动型）标准操作规程》《VPA-928A全智能小包装机标准操作规程》操作

设备名称	设备型号	设备编号	操作间编号
全智能小包装机（半自动型）□	VPA-905AB	QCL-025	2-3-019
全智能小包装机 □	VPA-928A	QCL-031	2-3-020
电子天平			

操作：1.根据指令核对操作屏中印制内容（品名、规格、产地、净重、产品批号、生产日期、执行标准）；2.按《VPA-905AB全智能小包装机（半自动型）标准操作规程》《VPA-928A全智能小包装机标准操作规程》操作；3.废弃物入废弃物桶

饮片分装	印制内容复核	品　名：　规　格：　产　地：　净重： 产品批号：　生产日期：　执行标准：	
	领取物料	中药饮片复合膜数量：______kg　进厂编号： 待分装炒麦芽重量：______kg　批　号：______	确认人：
	按《VPA-905AB全智能小包装机（半自动型）标准操作规程》操作：取下墨盒，安装好色带；按包装规格选择型号安装好下料斗、复合膜，调整色标电眼，设置横封上温度140℃ ±25℃，横封下温度140℃ ±25℃，纵封温度125℃ ±25℃；启动输送带将准确称量的药材置入上料盘中经输送带倾入料斗中，点动设备点动按钮试包装，调试合格方可包装；饮片包装过程中每隔20分钟记录一次装量检查情况		横封上温度：______℃ 横封下温度：______℃ 纵封温度：______℃
	按《VPA-928A全智能小包装机标准操作规程》操作：取下墨盒，安装好色带，按包装规格选择型号安装好下料斗、复合膜，调整色标电眼，在显示屏上设置包装打印信息，设置好横封上、横封下、纵封温度及目标重量、上偏差、下偏差等参数，将多头称置零，点动设备点动键试包装，调试合格方可包装，包装过程中每隔20分钟记录一次装量检查情况		横封上温度：______℃ 目标重量：______g 横封下温度：______℃ 上偏差：______g 纵封温度：______℃ 下偏差：______g

	领料量（kg）	包装规格	合格小袋量	废品量	收率≥90%	物料平衡 98%~100%
饮片					%	%

	领料量	物料代码	进厂编号	使用量	损耗量	剩余量	损耗率≤5%	物料平衡 100%
包装材料							%	%

计算公式	包装收率=（合格小袋量－包装材料使用量）÷ 领料量 ×100%
	物料平衡率=（合格小袋量－包装材料使用量+废品量）÷ 领料量 ×100%
	包装材料损耗率=损耗量 ÷（领料量－剩余量）×100%
	包装材料物料平衡率=（使用量+损耗量+剩余量）÷ 领料量 ×100%

偏差	正常□　异常□	包装质量检查、班中清场，允许流入下一工序。 QA确认：
交接	将分装合格小袋交至外包工序。	

操作人：　　　　工序负责人：　　　　QA：

备注：

炒麦芽装量检测记录

<table>
<tr><td>产品名称</td><td></td><td>规格</td><td></td><td>产品批号</td><td></td><td>批量</td><td></td></tr>
<tr><td>操作日期</td><td colspan="3">年　　月　　日</td><td>班次</td><td></td><td>电子天平编号</td><td></td></tr>
<tr><td>设定装量</td><td colspan="7">标示量：根据包装指令设置装量__/袋；根据不同规格设置装量差异，（范围：1.5~6.0g标示量的±7%，6.0g以上标示量的±5%），上限控制：________g/袋；下限控制：________g/袋。称10个空袋重量：________g，平均袋重：________g</td></tr>
<tr><td>每袋重量</td><td colspan="3">岗位装量控制范围：标示量+平均袋重</td><td colspan="2">上限：________g/袋</td><td colspan="2">下限：________g/袋</td></tr>
<tr><td>操作标准</td><td colspan="7">检测记录频次：20分/次；装量差异检查方法：每次抽查10袋，用1/100电子天平称量</td></tr>
</table>

空袋

序号	1	2	3	4	5	6	7	8	9	10	平均袋重
空袋（g）											
序号 / 时间	1	2	3	4	5	6	7	8	9	10	结果判定
日　时　分											符合□　不符合□
日　时　分											符合□　不符合□
日　时　分											符合□　不符合□
日　时　分											符合□　不符合□
日　时　分											符合□　不符合□
日　时　分											符合□　不符合□
日　时　分											符合□　不符合□
日　时　分											符合□　不符合□
日　时　分											符合□　不符合□
日　时　分											符合□　不符合□
日　时　分											符合□　不符合□
日　时　分											符合□　不符合□
日　时　分											符合□　不符合□
日　时　分											符合□　不符合□
日　时　分											符合□　不符合□

操作人：　　　　　　　　复核人：　　　　　　　　QA：

炒麦芽外包装记录

<table>
<tr><td colspan="2">产品名称</td><td></td><td>产品规格</td><td colspan="2"></td><td>产品批号</td><td colspan="2"></td><td>批量</td><td colspan="2"></td></tr>
<tr><td colspan="2">生产日期</td><td colspan="4">年　月　日</td><td>班次</td><td></td><td colspan="2">工艺规程编号</td><td colspan="2"></td></tr>
<tr><td rowspan="6">生产前检查与准备</td><td colspan="8">检查项目</td><td colspan="3">确认结果</td></tr>
<tr><td colspan="8">确认中药饮片外包装岗位有清场合格证并在有效期内，确认工器具、设备处于“已清洁”及“待运行”状态</td><td colspan="3">□已确认</td></tr>
<tr><td colspan="8">确认岗位相应文件和记录齐全并受控</td><td colspan="3">□已确认</td></tr>
<tr><td colspan="8">确认已更换生产状态牌、设备状态牌</td><td colspan="3">□已确认</td></tr>
<tr><td colspan="8">确认饮片名称、数量、批号、状态标识齐全</td><td colspan="3">□已确认</td></tr>
<tr><td colspan="11">备注：如已确认，请确认人在确认结果项的方框里打“√”　确认人：　复核人：</td></tr>
<tr><td rowspan="16">外包装</td><td colspan="11">操作：1.按《包装岗位标准操作规程》《DBF-900连续式塑料薄膜封口机标准操作规程》操作；2.包装过程的废弃物入废弃物桶；3.包装结束后，填写“请验单”，入饮片成品库，待检</td></tr>
<tr><td colspan="3">设备名称</td><td colspan="3">设备型号</td><td colspan="3">设备编号</td><td colspan="2">操作间编号</td></tr>
<tr><td colspan="3">连续式塑料薄膜封口机</td><td colspan="3">DBF-900</td><td colspan="3"></td><td colspan="2"></td></tr>
<tr><td colspan="3">电子台秤</td><td colspan="3"></td><td colspan="3"></td><td colspan="2"></td></tr>
<tr><td colspan="2">领料量</td><td colspan="2">包装规格</td><td colspan="2">入库数量</td><td>废品量</td><td colspan="2">收率≥95%</td><td colspan="2">物料平衡 98%~100%</td></tr>
<tr><td colspan="2">（折袋）</td><td colspan="2"></td><td colspan="2"></td><td></td><td colspan="2">%</td><td colspan="2">%</td></tr>
<tr><td rowspan="2">包装材料</td><td>物料名称</td><td>物料代码</td><td>进厂编号</td><td>领料量（个）</td><td>使用量（个）</td><td>损耗量（个）</td><td>剩余量（个）</td><td>损耗率≤5%</td><td colspan="2">物料平衡 100%</td></tr>
<tr><td></td><td></td><td></td><td></td><td></td><td></td><td></td><td>%</td><td colspan="2">%</td></tr>
<tr><td rowspan="4">计算公式</td><td colspan="10">收率=入库数量÷领料量×100%</td></tr>
<tr><td colspan="10">物料平衡率=（入库数量+废品量）÷领料量×100%</td></tr>
<tr><td colspan="10">包装材料损耗率=损耗量÷（领料量-剩余量）×100%</td></tr>
<tr><td colspan="10">包装材料物料平衡率=（使用量+损耗量+剩余量）÷领料量×100%</td></tr>
<tr><td>偏差</td><td colspan="2">正常□　异常□</td><td colspan="9">包装质量检查、班中清场，允许办理入库手续。　QA确认：</td></tr>
<tr><td>入库</td><td colspan="11">将外包合格品交给饮片成品仓库。</td></tr>
</table>

操作人：　　　　工序负责人：　　　　QA：

备注：

附表2-1-2

炒紫苏子称量记录

产品名称		产品规格		产品批号		批量	
操作日期	年 月 日	班次		工艺规程编号			

生产前检查与准备	检查项目	确认结果
	确认称量配料岗位有清场合格证并在有效期内，确认工器具、设备处于“已清洁”及“待运行”状态	□已确认
	确认需用衡器有校验合格证且在有效期内	□已确认
	确认岗位相应文件和记录齐全并受控	□已确认
	确认已更换生产状态牌、设备状态牌	□已确认
	复核检查物料标识、物料外观性状	□已确认
	备注：请确认人在确认结果项的方框里打“√”；衡器的确认需要双人复核，其中包括称量的独立复核人 确认人： 复核人：	

按《称量配料岗位标准操作规程》执行

电子秤编号：

称量、复核	操作：根据批生产指令，领取紫苏子；一人称量、一人单独复核，确认无误后，注明名称、代码、净重等，运至净制工序，待用						
	药材名称	物料代码	物料批号	单位	批领料量	实际称料量	物料去向

称量人： 复核人：

相对称量误差（≤1%）	计算公式：（最小感量值 ÷ 所称物料最小重量）× 100%			台秤最小感量值	
	相对称量误差	最大值：	偏差	□正常 □异常	
			称量读数	□正常 □异常	

操作人： 工序负责人： QA：

备注：

炒紫苏子净制记录

产品名称		产品规格		产品批号		批量	
生产日期	年　月　日	班次		工艺规程编号			

	检查项目	确认结果
生产前检查与准备	确认拣选岗位有清场合格证并在有效期内，确认工器具、设备处于“已清洁”及“待运行”状态	□已确认
	确认需用衡器有校验合格证且在有效期内	□已确认
	确认岗位相应文件和记录齐全并受控	□已确认
	确认已更换生产状态牌、设备状态牌	□已确认
	确认已开启除尘设备	□已确认
	原药材物料状态标识是否齐全	□已确认
	检查原药材外观质量、复核原药材名称、重量、代码	□已确认
	备注：如已确认，请确认人在确认结果项的方框里打“√”；衡器的确认需要双人复核，其中包括称量的独立复核人 确认人：　　　　复核人：	

净制操作按《净制岗位标准操作规程》执行（执行□　未执行□）

	中药材名称	物料代码	批号	数量（kg）	是否与批指令相符	备注
物料复核					是□　否□	结果在方框里打“√”

操作间名称：　　　　操作间编号：

设备名称	拣选台	拣选台
设备编号	QCL-020　是□　否□	QCL-021　是□　否□
设备运行时间	日　时　分至　日　时　分	日　时　分至　日　时　分

根据净选设备，设备是否运行在方框里打“√”

工艺要求	净制前重量（kg）	净制标准	净制后重量（kg）	废品重量（kg）
1.开启除尘风机 2.将药材放置在拣选台上，按工艺要求方法，选出药材中的杂质 3.净制后合格药材置洁净周转箱内，密闭，做好物料状态标识，注明药材品名、生产批号等内容 4.废弃物入废弃物桶				
	收率范围≥97%	收　率：　%	符合□ 不符合□	
	物料平衡限度98%~100%	平衡限度：　%	符合□ 不符合□	
	计算方式	收率=净制后紫苏子重量 ÷ 净制前紫苏子重量 ×100%		
		物料平衡限度=（净制后紫苏子重量+废品量）÷ 净制前紫苏子重量 ×100%		
	偏差	正常□ 异常□	净制质量检查、班中清场，允许流入下一工序。 QA确认：	

交接：净制后　紫苏子重量________kg；共________件；交至________工序。

操作人：　　　　工序负责人：　　　　QA签字：

备注：

炒紫苏子洗润记录

产品名称		产品规格		产品批号		批量	
生产日期	年　　月　　日	班次		工艺规程编号			

生产前检查与准备	检查项目	确认结果
	确认中药材洗润岗位有清场合格证并在有效期内，确认工器具处于“已清洁”状态	□已确认
	确认岗位相应文件和记录齐全并受控	□已确认
	确认已更换生产状态牌	□已确认
	备注：如已确认，请确认人在确认结果项的方框里打“√”　　确认人：　　复核人：	

物料复核	原药材物料状态标识是否齐全	齐全□　不齐全□
	检查原药材外观质量、复核原药材名称、数量、代码	外观质量：

洗润操作：根据炒紫苏子工艺规程，按《药材洗润岗位标准操作规程》用流动饮用水将药材表面灰尘、泥沙或其他不洁物洗净。在清洗过程中，注意不要长时间浸泡药材以免有效成分流失，药材润至透心，沥干药材表面水分，用洁净周转箱盛装，运至下一工序（执行□　未执行□）

操作间名称：　　　　　　操作间编号：

	工艺要求	药材名称	物料代码	洗润前数量（kg）
洗制	1.按照工艺要求将净制的紫苏子置清洗池中用流动饮用水快速冲洗至净，取出，沥水 2.将洗净的紫苏子用洁净周转箱盛装，贴签；及时递交下一工序 3.废弃物入废弃物桶			
		洗制方法	快速冲洗至净	
			时　　分至　　时　　分	
		洗涤后紫苏子数量：________件		
偏差	正常□　异常□	洗润质量检查、班中清场，允许流入切制工序。　QA确认：		

交接：洗制后紫苏子共________件；交至________工序。

操作人：　　　　　　工序负责人：　　　　　　QA签字：

备注：

炒紫苏子干燥记录

产品名称		产品规格		产品批号		批量	
生产日期	年　月　日	班次		工艺规程编号			

	检查项目	确认结果
生产前检查与准备	确认中药材干燥岗位有清场合格证并在有效期内，确认工器具、设备处于“已清洁”及“待运行”状态	□已确认
	确认岗位相应文件和记录齐全并受控	□已确认
	确认已更换生产状态牌、设备状态	□已确认
	确认已开启除尘设备	□已确认
	备注：如已确认，请确认人在确认结果项的方框里打“√”　确认人：　复核人：	
物料复核	药材物料状态标识是否齐全　齐全□　不齐全□	
	检查原药材外观质量、复核原药材名称、数量、代码	外观质量：

按《药材干燥岗位标准操作规程》《HX-4敞开式烘箱标准操作规程》操作，将药材平铺于敞开式烘箱内，根据药材属性确定上料厚度；开启蒸汽及风机，根据药材的不同属性确定烘药温度、时间，控制药材水分。干燥时做到不影响颜色、气味，勤翻动（每30分钟翻动一次）（执行□　未执行□）

操作间名称		设备名称	HX-4敞开式烘箱
操作间编号		设备编号	QCL-012□　QCL-013□

干燥：1.铺料厚度1~10cm；2.控制蒸汽压力，干燥温度控制为60~80℃，温度达到60℃时，开始计时，干燥2~3小时；3.药材干燥达到工艺要求后，关闭蒸汽阀，继续送风，降温至常温；4.干燥后合格药材用洁净周转箱装好，称重，贴签，及时递交下一工序；5.废弃物入废弃物桶

药材名称						
设备编号	QCL-012□			QCL-013□		
锅次	铺料厚度（cm）	干燥温度	干燥时间	铺料厚度（cm）	干燥温度	干燥时间
1			日　时　分至 日　时　分			日　时　分至 日　时　分
2			日　时　分至 日　时　分			日　时　分至 日　时　分
3			日　时　分至 日　时　分			日　时　分至 日　时　分
4			日　时　分至 日　时　分			日　时　分至 日　时　分
5			日　时　分至 日　时　分			日　时　分至 日　时　分
6			日　时　分至 日　时　分			日　时　分至 日　时　分

偏差	正常□　异常□	干燥质量检查、班中清场，允许流入下一工序。

交接：干燥后紫苏子重量：________kg，共________件；交至________工序。

操作人：　　　　工序负责人：　　　　QA签字：

备注：

炒紫苏子炒制记录

产品名称		规格		产品批号		批量	
生产日期	年 月 日至 年 月 日			班次		工艺规程编号	

	检查项目	确认结果
生产前检查与准备	确认中药材炒炙岗位有清场合格证并在有效期内，确认工器具、设备处于“已清洁”及“待运行”状态	□已确认
	确认岗位相应文件和记录齐全并受控	□已确认
	确认已更换生产状态牌、设备状态牌	□已确认
	确认已开启除尘设施	□已确认
	确认饮片名称、数量、批号、状态标识齐全	□已确认
	备注：如已确认，请确认人在确认结果项的方框里打“√” 确认人： 复核人：	

操作：根据品种工艺规程要求控制好炒制温度、时间，按《炒炙岗位标准操作规程》《GCY-900炒药机标准操作规程》《CDTC1000智能炒药机标准操作规程》操作，将净紫苏子每锅按（10~120kg）置炒药机内，控制转筒速度，40r/min或0~24（无极可调）r/min，炒制火力控制范围为150~180℃，炒至有爆裂声

操作间名称			设备名称		炒药机			
操作间编号			设备编号					
锅次	1	2	3	4	5	6	7	8
紫苏子重量（kg）								
炒筒转速（r/min）								
炒制温度（℃）								
炒制时间	时 分 时 分	时 分 时 分	时 分 时 分	时 分 时 分	时 分 时 分	时 分 时 分	时 分 时 分	时 分 时 分
炒制起止时间： 日 时 分至 日 时 分					炒紫苏子重量： kg		废料重量： kg	

偏差	正常□ 异常□	炒制质量检查、班中清场，允许流入下一工序 QA确认：

收率范围≥85%	%	收率=炒紫苏子重量 ÷ 干燥后紫苏子重量 ×100%
物料平衡限度90%~100%	%	物料平衡限度=（炒紫苏子重量+废品重量）÷ 干燥后紫苏子重量 ×100%

交接：炒紫苏子重量：________kg，共________件；交至________工序

操作人： 工序负责人： QA：

备注：

炒紫苏子筛选记录

<table>
<tr><td>产品名称</td><td></td><td>产品规格</td><td></td><td>产品批号</td><td></td><td>批量</td><td></td></tr>
<tr><td>生产日期</td><td colspan="2">年　月　日</td><td>班次</td><td></td><td colspan="2">工艺规程编号</td><td></td></tr>
<tr><td rowspan="7">生产前检查与准备</td><td colspan="5">检查项目</td><td colspan="2">确认结果</td></tr>
<tr><td colspan="5">确认中药饮片筛选岗位有清场合格证并在有效期内，确认工器具、设备处于“已清洁”及“待运行”状态</td><td colspan="2">□已确认</td></tr>
<tr><td colspan="5">确认岗位相应文件和记录齐全并受控</td><td colspan="2">□已确认</td></tr>
<tr><td colspan="5">确认已更换生产状态牌、设备状态牌</td><td colspan="2">□已确认</td></tr>
<tr><td colspan="5">确认已开启除尘设施</td><td colspan="2">□已确认</td></tr>
<tr><td colspan="5">确认饮片名称、数量、批号、状态标识齐全</td><td colspan="2">□已确认</td></tr>
<tr><td colspan="7">备注：如已确认，请确认人在确认结果项的方框里打“√”　确认人：　复核人：</td></tr>
<tr><td rowspan="2">物料复核</td><td>饮片名称</td><td>物料代码</td><td>批号</td><td>日期</td><td>数量（kg）</td><td>是否复核</td><td>备注</td></tr>
<tr><td></td><td></td><td></td><td></td><td></td><td>是□　否□</td><td>结果在方框里打“√”</td></tr>
<tr><td rowspan="9">筛选</td><td colspan="7">将炒紫苏子平铺于不锈钢筛或入CZS–0.7长方筛内，按《筛选岗位标准操作规程》《CZS–0.7长方筛标准操作规程》进行操作，筛去碎屑、灰屑，用编织袋（内衬PE袋）盛装，称量，封口，贴合格证，车间物料员填写请验单，入饮片成品库，待验</td></tr>
<tr><td>设备名称</td><td colspan="2">设备型号</td><td colspan="3">设备编号</td><td>房间编号</td></tr>
<tr><td>长方筛</td><td colspan="2">CZS–0.7</td><td colspan="3"></td><td></td></tr>
<tr><td>不锈钢筛</td><td colspan="2">1、2、4、6、8、10、12、15mm</td><td colspan="3"></td><td></td></tr>
<tr><td colspan="2">筛选前炒紫苏子重量</td><td>筛选后炒紫苏子重量</td><td>废品量</td><td>收率范围：≥95%</td><td colspan="2">物料平衡98%~100%</td></tr>
<tr><td colspan="2">kg</td><td>kg</td><td>kg</td><td>%</td><td colspan="2">%</td></tr>
<tr><td colspan="2" rowspan="2">计算公式</td><td colspan="5">收率=筛选后炒紫苏子重量÷筛选前炒紫苏子重量×100%</td></tr>
<tr><td colspan="5">物料平衡率=（筛选后炒紫苏子重量+废品量）÷筛选前炒紫苏子重量×100%</td></tr>
<tr><td colspan="7"></td></tr>
<tr><td>成品收率</td><td>收率范围：≥80%</td><td>%</td><td colspan="5">收率=筛选后炒紫苏子重量÷原药材领料量×100%</td></tr>
<tr><td>偏差</td><td>正常□　异常□</td><td colspan="6">筛选质量检查、班中清场，允许入库。　QA确认：</td></tr>
</table>

交接：炒紫苏子总量：______kg，共__________件；交至饮片成品库。

操作人：　　　　工序负责人：　　　　QA：

备注：

炒紫苏子分装记录

产品名称		规格		产品批号		批量	
操作日期	年 月 日	班次		工艺规程编号			

	检查项目	确认结果
生产前检查与准备	确认中药饮片分装岗位有清场合格证并在有效期内；确认工器具、设备处于“已清洁”及“待运行”状态	□已确认
	确认岗位相应文件和记录齐全并受控	□已确认
	确认需用仪器、仪表有校验合格证且在有效期内	□已确认
	确认已更换生产状态牌、设备状态牌	□已确认
	确认VPA-905AB全智能小包装机（半自动型）或VPA-928A全智能小包装机完好并且试运行正常	□已确认
	确认需用天平有校验合格证且在有效期内，按《自动天平校验标准操作规程》进行校验	□已确认
	备注：如已确认，请确认人在确认结果项的方框里打“√” 确认人： 复核人：	

按《中药饮片分装岗位标准操作规程》《VPA-905AB全智能小包装机（半自动型）标准操作规程》《VPA-928A全智能小包装机标准操作规程》操作

设备名称	设备型号	设备编号	操作间编号
全智能小包装机（半自动型）□	VPA-905AB	QCL-025	2-3-019
全智能小包装机□	VPA-928A	QCL-031	2-3-020
电子天平			

操作：1.根据指令核对操作屏中印制内容（品名、规格、产地、净重、产品批号、生产日期、执行标准）；2.按《VPA-905AB全智能小包装机（半自动型）标准操作规程》《VPA-928A全智能小包装机标准操作规程》操作；3.废弃物入废弃物桶

饮片分装	印制内容复核	品 名： 规 格： 产 地： 净重： 产品批号： 生产日期： 执行标准：	
	领取物料	中药饮片复合膜数量：________kg 进厂编号： 待分装炒紫苏子重量：________kg 批 号：________	确认人：
	按《VPA-905AB全智能小包装机（半自动型）标准操作规程》操作：取下墨盒，安装好色带；按包装规格选择型号安装好下料斗、复合膜，调整色标电眼，设置横封上温度140℃ ±25℃，横封下温度140℃ ±25℃，纵封温度125℃ ±25℃；启动输送带将准确称量的药材置入上料盘中经输送带倾入料斗中，点动设备点动按钮试包装，调试合格方可包装；饮片包装过程中每隔20分钟记录一次装量检查情况		横封上温度：________℃ 横封下温度：________℃ 纵封温度：________℃
	按《VPA-928A全智能小包装机标准操作规程》操作：取下墨盒，安装好色带，按包装规格选择型号安装好下料斗、复合膜，调整色标电眼，在显示屏上设置包装打印信息，设置好横封上、横封下、纵封温度及目标重量、上偏差、下偏差等参数，将多头称置零，点动设备点动键试包装，调试合格方可包装，包装过程中每隔20分钟记录一次装量检查情况		横封上温度：________℃ 目标重量：________g 横封下温度：________℃ 上偏差：________g 纵封温度：________℃ 下偏差：________g

	领料量（kg）	包装规格	合格小袋量	废品量	收率≥90%	物料平衡98%~100%
饮片					%	%

	领料量	物料代码	进厂编号	使用量	损耗量	剩余量	损耗率≤5%	物料平衡100%
包装材料							%	%

续表

饮片分装	计算公式	包装收率=（合格小袋量－包装材料使用量）÷领料量×100%
		物料平衡率=（合格小袋量－包装材料使用量+废品量）÷领料量×100%
		包装材料损耗率=损耗量÷（领料量－剩余量）×100%
		包装材料物料平衡率=（使用量+损耗量+剩余量）÷领料量×100%
偏差	正常□　异常□	包装质量检查、班中清场，允许流入下一工序。　QA确认：
交接	将分装合格小袋交至外包工序。	
操作人：	工序负责人：	QA：
备注：		

炒紫苏子装量检测记录

产品名称		规格		产品批号		批量	
操作日期	年　月　日			班次		电子天平编号	
设定装量	标示量：根据包装指令设置装量__/袋；根据不同规格设置装量差异，（范围：1.5~6.0g标示量的±7%，6.0g以上标示量的±5%），上限控制：________g/袋；下限控制：________g/袋。称10个空袋重量：________g，平均袋重：________g						
每袋重量	岗位装量控制范围：标示量+平均袋重			上限：__g/袋		下限：__g/袋	
操作标准	检测记录频次：20分/次；装量差异检查方法：每次抽查10袋，用1/100电子天平称量						

空袋

序　号	1	2	3	4	5	6	7	8	9	10	平均袋重
空袋（g）											
序号／时间	1	2	3	4	5	6	7	8	9	10	结果判定
日　时　分											符合□　不符合□
日　时　分											符合□　不符合□
日　时　分											符合□　不符合□
日　时　分											符合□　不符合□
日　时　分											符合□　不符合□
日　时　分											符合□　不符合□
日　时　分											符合□　不符合□
日　时　分											符合□　不符合□
日　时　分											符合□　不符合□
日　时　分											符合□　不符合□
日　时　分											符合□　不符合□
日　时　分											符合□　不符合□
日　时　分											符合□　不符合□
日　时　分											符合□　不符合□
日　时　分											符合□　不符合□

操作人：　　　　复核人：　　　　QA：

炒紫苏子外包装记录

<table>
<tr><td>产品名称</td><td colspan="2"></td><td>产品规格</td><td></td><td>产品批号</td><td colspan="2"></td><td>批量</td><td colspan="2"></td></tr>
<tr><td>生产日期</td><td colspan="3">年　　月　　日</td><td>班次</td><td colspan="2"></td><td colspan="2">工艺规程编号</td><td colspan="2"></td></tr>
<tr><td rowspan="7">生产前检查与准备</td><td colspan="6">检查项目</td><td colspan="5">确认结果</td></tr>
<tr><td colspan="6">确认中药饮片外包装岗位有清场合格证并在有效期内，确认工器具、设备处于“已清洁”及“待运行”状态</td><td colspan="5">□已确认</td></tr>
<tr><td colspan="6">确认岗位相应文件和记录齐全并受控</td><td colspan="5">□已确认</td></tr>
<tr><td colspan="6">确认已更换生产状态牌、设备状态牌</td><td colspan="5">□已确认</td></tr>
<tr><td colspan="6">确认饮片名称、数量、批号、状态标识齐全</td><td colspan="5">□已确认</td></tr>
<tr><td colspan="11">备注：如已确认，请确认人在确认结果项的方框里打“√”　　确认人：　　复核人：</td></tr>
<tr><td colspan="11"></td></tr>
<tr><td rowspan="16">外包装</td><td colspan="11">操作：1.按《包装岗位标准操作规程》《DBF-900连续式塑料薄膜封口机标准操作规程》操作；2.包装过程的废弃物入废弃物桶；3.包装结束后，填写“请验单”，入饮片成品库，待检</td></tr>
<tr><td colspan="3">设备名称</td><td colspan="3">设备型号</td><td colspan="3">设备编号</td><td colspan="2">操作间编号</td></tr>
<tr><td colspan="3">连续式塑料薄膜封口机</td><td colspan="3">DBF-900</td><td colspan="3"></td><td colspan="2"></td></tr>
<tr><td colspan="3">电子台秤</td><td colspan="3"></td><td colspan="3"></td><td colspan="2"></td></tr>
<tr><td colspan="2">领料量</td><td colspan="2">包装规格</td><td>入库数量</td><td>废品量</td><td colspan="3">收率≥95%</td><td colspan="2">物料平衡 98%~100%</td></tr>
<tr><td colspan="2">（折袋）</td><td colspan="2"></td><td></td><td></td><td colspan="3">%</td><td colspan="2">%</td></tr>
<tr><td rowspan="2">包装材料</td><td>物料名称</td><td>物料代码</td><td>进厂编号</td><td>领料量（个）</td><td>使用量（个）</td><td>损耗量（个）</td><td>剩余量（个）</td><td>损耗率≤5%</td><td colspan="2">物料平衡100%</td></tr>
<tr><td></td><td></td><td></td><td></td><td></td><td></td><td></td><td>%</td><td colspan="2">%</td></tr>
<tr><td rowspan="4">计算公式</td><td colspan="10">收率=入库数量 ÷ 领料量 ×100%</td></tr>
<tr><td colspan="10">物料平衡率=（入库数量+废品量）÷ 领料量 ×100%</td></tr>
<tr><td colspan="10">包装材料损耗率=损耗量 ÷（领料量-剩余量）×100%</td></tr>
<tr><td colspan="10">包装材料物料平衡率=（使用量+损耗量+剩余量）÷ 领料量 ×100%</td></tr>
<tr><td>偏差</td><td colspan="2">正常□　异常□</td><td colspan="9">包装质量检查、班中清场，允许办理入库手续。　QA确认：</td></tr>
<tr><td>入库</td><td colspan="11">将外包合格品交给饮片成品仓库。</td></tr>
<tr><td colspan="12">操作人：　　　　　　工序负责人：　　　　　　QA：</td></tr>
<tr><td colspan="12">备注：</td></tr>
</table>

五、评价反馈

1. 车间主任评价

序号	重点评价内容	评价标准	标准分值	评价得分
1	物料及辅料称取	称量标准操作规程	10	
2	设备准备	准备标准操作规程	10	
3	设备操作	设备运行标准规程	20	
4	清场	清场标准操作规程	10	
5	工作态度	吃苦耐劳，态度认真，精益求精	10	
6	自主学习	提前预习、查阅资料能力	10	
7	问题探究	分析问题，解决问题，处理问题能力	20	
8	安全	药品质量安全意识，生产安全意识	10	
签名			合计	

2. 学生自我评价

学生姓名：	
你是否参与生产实训活动？	
你都完成了哪些具体任务？	
除了完成实训任务，你还做了哪些工作？	
你认为本次生产实训有什么需要改进的问题吗？	
本次课你有什么收获吗？你都学到了什么？	

任务二　炒焦

一、学习目标

1. 掌握炒焦的含义、炮制方法、成品性状、炮制作用及注意事项。
2. 能够独立完成常用药物的炒焦炮制；能准确判断炒焦常用药物的成品性状。
3. 具备尊重生命、热爱炮制岗位的责任感和事业心；树立精益求精的大国工匠精神。

二、任务书

通过查阅《中国药典》(2020年版)一部“山楂”药材的炒焦炮制方法，结合学习炒焦的基础知识，按照药典炒焦药物的检查标准和“焦山楂工艺规程”，完成焦山楂的炮制。

批生产指令单

批生产指令单号：

<table>
<tr><td>产品名称</td><td></td><td>规格</td><td colspan="2"></td><td>产品批号</td><td colspan="2"></td></tr>
<tr><td>生产周期</td><td colspan="4">年　月　日至　年　月　日</td><td>工艺规程编号</td><td colspan="2"></td></tr>
<tr><td>批量</td><td></td><td>依据</td><td colspan="5"></td></tr>
<tr><td colspan="2">名称</td><td colspan="2">物料代码</td><td>单位</td><td colspan="2">领料量</td><td>备注</td></tr>
<tr><td colspan="2"></td><td colspan="2"></td><td>kg</td><td colspan="2"></td><td></td></tr>
<tr><td colspan="2"></td><td colspan="2"></td><td>kg</td><td colspan="2"></td><td></td></tr>
</table>

制表人：	制表日期：　年　月　日
车间主管：	签发日期：　年　月　日
质量管理部QA主管：	审核日期：　年　月　日

三、获取资讯

（一）炒焦

将待炮炙品，置于已预热至适宜温度的炒制容器内，用中火或武火加热，炒至药物表面呈焦黄或焦褐色，内部颜色加深，并具有焦香气味的操作方法，称为炒焦，亦称炒焦技术。

（二）炮制流程

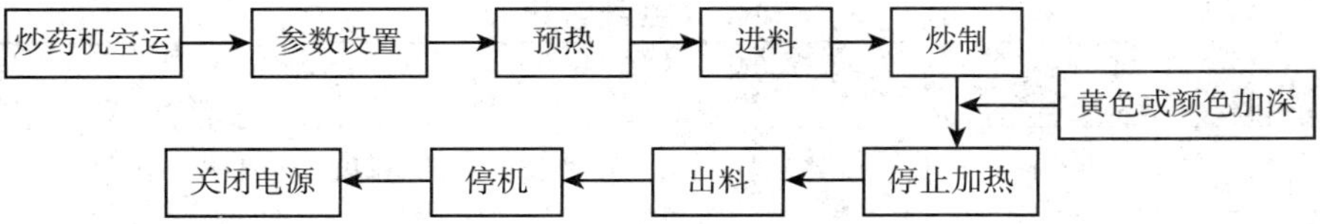

（三）具体示例

山楂

【来源】 本品为蔷薇科植物山里红 *Crataegus pinnatifida* Bge. var. *major* N.E.Br. 或山楂 *Crataegus pinnatifida* Bge. 的干燥成熟果实。秋季果实成熟时采收，切片，干燥。

【功能与主治】消食健胃，行气散瘀，化浊降脂。用于肉食积滞，胃脘胀满，泻痢腹痛，瘀血经闭，产后瘀阻，心腹刺痛，胸痹心痛，疝气疼痛，高脂血症。焦山楂消食导滞作用增强，用于肉食积滞，泻痢不爽。

【产品名称】焦山楂

【规格】炒制

【制法】取原药材山楂，除去杂质，炒制，筛选，包装。

【性状】本品形如山楂片，炒至外表焦褐色，内部黄褐色。味酸，微涩。

【质量标准】《中国药典》2020年版。

【具体操作】

1.领料操作　按生产管理部《批生产指令单》要求，车间物料员依据批指令填写《领料单》，领取山楂。

车间物料员、库管员依据《物料发放管理规程》《物料称量计数管理规程》《车间领用、发放物料管理规程》《物料发放标准操作规程》《领发料标准操作规程》的规定，称量、复核，领取中药材送至车间中药材暂存区，按种类、批号集中管理，分类码放整齐。

2.称量操作　操作前对操作间、设备设施等检查、确认后，依据《批生产指令单》操作人员逐一称量、复核，称量完毕，贴《物料签》，入中药材暂存区。

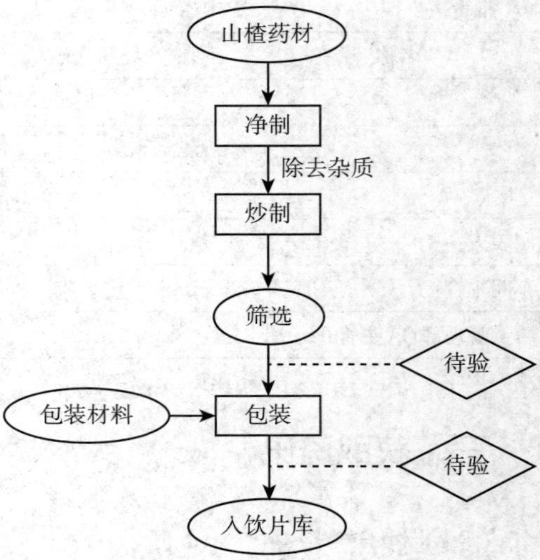

焦山楂生产工艺流程

3.净制操作　操作前对操作间、设备设施等检查、确认后，将山楂置拣选操作台上，拣选出杂质及脱落的核；净制后的药材装入洁净周转箱，贴《物料签》，交炒制工序。

净制工艺主要参数

项目	参数	备注
净制收率	≥95%	净制收率=净制后山楂重量÷净制前山楂重量×100%
物料平衡限度	98%~100%	物料平衡限度=(净制后山楂重量+废品量)÷净制前山楂重量×100%

4.炒制　设置炒药机温度150~180℃，控制转筒速度40r/min或0~24（无级可调）转/分，将净山楂按每锅数量（25~120kg）置炒药机内，炒15~20分钟，炒至外表焦褐色，内部呈黄褐色，取出，摊凉。装入洁净周转箱，贴《物料签》，入筛选工序。

炒制工艺主要参数

项目	参数	备注
每锅数量	25~120kg	
炒制温度	150–180℃	
转筒速度	40r/min或0–24（无级可调）转/分	—
炒制时间	15–20min	炒至颜色变深，果肉黄褐色，或偶见焦斑
收率	≥85%	收率=炒制后炒山楂重量 ÷ 炒制前山楂重量 ×100%
物料平衡	95%~100%	物料平衡率=（炒制后炒山楂重量+废品量）÷ 炒制前山楂重量 ×100%

5.筛选操作　将炒炙后的焦山楂平铺于不锈钢筛或入CZS–0.7长方筛内，按《筛选岗位标准操作规程》《CZS–0.7长方筛标准操作规程》进行操作，筛去碎屑、灰屑，用编织袋（内衬PE袋）盛装，称量，封口，贴合格证，由车间物料员填写请验单，入饮片成品库，待验。

筛选工艺主要参数

项目	参数	备注
筛选收率	≥90%	收率=筛选后炒山楂重量 ÷ 筛选前炒山楂重量 ×100%
物料平衡率	98%~100%	物料平衡率=（筛选后炒山楂重量+废品量）÷ 筛选前炒山楂重量 ×100%
成品收率	≥80%	收率=筛选后炒山楂重量 ÷ 原药材领料量 ×100%

6.印制、制袋操作

（1）开启热转印分页一体机电源，取下墨盒，安装好色带；在设备处于离线状态时将印制内容（品名、规格、产地、净重、产品批号、生产日期、执行标准）分别录入数据库，根据饮片复合膜袋大小调节好宽度，设置分页速度、喷码速度、打印数量等参数，一人设置、一人复核，确定打印内容准确无误后方可打印。

（2）接通总电源，在操作屏上核对打印内容（品名、规格、产地、净重、产品批号、生产日期、执行标准），取下墨盒，安装好色带，设置横封上温度（140℃ ±25℃）、横封下温度（75℃ ±25℃）、纵封温度（125℃ ±25℃）等参数；开启压缩空气（保持压缩空气在0.4~0.7MPa），按包装规格选择下料斗型号和复合膜规格，先安装好下料斗，再将复合膜按路径穿膜，走膜完毕后，调整好膜距及纵封边距，通过调整各锁紧手柄和螺丝，让纵封器适配复合膜的封边，然后上紧并锁紧手柄和螺丝；调节拉膜松紧锁母让拉膜套适当压紧料筒；将带膜穿越横封器之间；调节色标电眼，主要根据膜宽和观察出带切口位置是否正确，调节色标电眼走膜方向的距离，以达到正确的完整带形并锁紧即可，印制、制袋完毕后将印制或制袋好的中药饮片药用复合袋（或中药饮片复合膜袋）装入洁净容器内，贴《物料签》，入包装工序。

印制、制袋工序主要工艺参数表

项目	参数	备注
损耗率	≤5%	包装材料损耗率=损耗量÷（领料量-剩余量）×100%
物料平衡率	100%	包装材料物料平衡率=（使用量+损耗量+剩余量）÷包装材料领料量×100%

7.包装、入库操作

（1）根据包装指令在饮片成品库领取物料，将合格的饮片按包装规格准确称量，用编织袋或编织袋内套PE袋、中药饮片复合袋定额分包装，每袋装0.5kg、每袋装1kg（根据市场需要调整包装规格），分装完毕，封口，贴合格证，车间物料员填写请验单，入饮片成品库。

（2）根据包装指令在饮片成品库领取物料，将合格后的饮片按包装规格定额准确称量，置入印制好的中药饮片复合袋（或制袋好的中药饮片复合膜袋）内，按《饮片包装岗位标准操作规程》进行分装，分装时根据不同规格装量差异，（范围：1.5~6.0g标示量的±7%，6.0g以上标示量的±5%）控制装量上限、下限，分装过程中每20分钟检查一次装量。将分装好的饮片小袋经连续式塑料薄膜热封机逐一热封封口，将分包装完毕的物料置入PE袋（或塑料周转箱套PE袋）洁净容器内，称量，贴《物料签》入外包装工序。

（3）根据包装指令在饮片成品库领取物料，将合格后的饮片按《饮片包装岗位标准操作规程》《全智能小包装机（半自动型）标准操作规程》《全智能小包装机标准操作规程》进行分装，开启电源及压缩空气，取下墨盒安装好色带，根据包装规格安装好下料斗、复合膜，调节好中药饮片复合膜的松紧度和色标电眼的位置，设置横封上温度（140℃ ±25℃）、横封下温度（140℃ ±25℃）、纵封温度（125℃ ±25℃）等参数、复核显示屏打印内容确认准确无误后，启动输送带将合格后的百部定额称量置入送料盘内，经输送带倾入料斗，点动设备点动按钮试包装，待包装打印清晰、密封严密、装量准确后方可分装；分装过程中每20分钟检查装量，根据不同规格装量差异（范围：1.5~6.0g标示量的±7%，6.0g以上标示量的±5%），将包装完毕的物料置入PE袋（或塑料周转箱套PE袋）洁净容器内，贴《物料签》入外包装工序。根据包装指令将分装后的中药饮片合格小袋外包，由车间现场QA抽样，外包完毕由车间物料员填写请验单待验，待验合格后贴合格证，入饮片成品库。

（4）根据包装指令将分装后的中药饮片合格小袋外包，封口，贴合格证，外包完毕由车间物料员填写请验单，入饮片成品库。

分装工序主要工艺参数表

项目	参数	备注
包装规格	—	根据需要量定额包装
分装收率	≥95%	包装收率=（合格小袋量-包装材料使用量）÷领料量×100%
物料平衡率	98%~100%	物料平衡率=（合格小袋量-包装材料使用量+废品量）÷领料量×100%
包装材料损耗率	≤5%	包装材料损耗率=损耗量÷（领料量-剩余量）×100%
包装材料物料平衡率	100%	包装材料物料平衡率=（使用量+损耗量+剩余量）÷领料量×100%

外包工序主要工艺参数表

项目	参数	备注
包装规格	—	根据需要量定额包装
包装收率	≥95%	收率=（入库数量+取样量）÷领用量×100%
物料平衡率	98%~100%	物料平衡率=（入库数量+取样量+废品量）÷领用量×100%
包装材料损耗率	≤5%	包装材料损耗率=损耗量÷（领料量－剩余量）×100%
包装材料物料平衡率	100%	包装材料物料平衡率=（使用量+损耗量+剩余量）÷领料量×100%

栀　子

【来源】本品为茜草科植物栀子*Gardenia jasminoides* Ellis的干燥成熟果实。9~11月间果实成熟呈红黄色时采收，除去果梗和杂质，蒸至上汽或置沸水中略烫，取出，干燥。

【功能与主治】泻火除烦，清热利湿，凉血解毒；外用消肿止痛。用于热病心烦，湿热黄疸，淋证涩痛，血热吐衄，目赤肿痛，火毒疮疡；外治扭挫伤痛。

【产品名称】焦栀子

【规格】炒焦

【制法】取原药材栀子，除去杂质，炒制，破碎，包装。

【性状】本品形如栀子碎块，表面呈焦褐色或焦黑色，果皮内表面和种子表面为黄棕色或棕褐色，取出，放凉。

【质量标准】《中国药典》2020年版。

【具体操作】

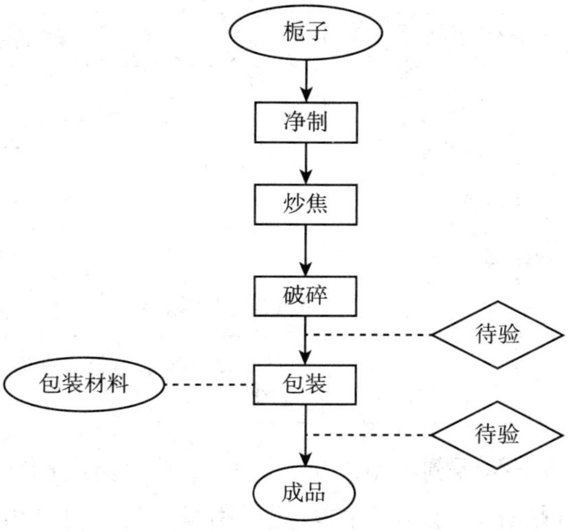

焦栀子生产工艺流程

1.领料操作　按生产管理部《批生产指令单》要求，车间物料员依据批指令填写《领料单》，领取栀子。

车间物料员、库管员依据《物料发放管理规程》《物料称量计数管理规程》《车间领用、发放物料管理规程》《物料发放标准操作规程》《领发料标准操作规程》的规定，称量、复核，领取中药材送至车间中药材暂存区，按种类、批号集中管理，分类码放整齐。

2.称量操作 操作前对操作间、设备设施等进行检查、确认后，依据《批生产指令单》操作人员逐一称量、复核，称量完毕，贴《物料签》，入中药材暂存区。

3.净制操作 操作前对操作间、设备设施等进行检查、确认后，将栀子药材置拣选操作台上，人工拣选出非药用部位、霉变品及杂质；净制后的药材装入洁净周转箱，贴《物料签》交炒制工序。

净制工艺主要参数

项目	参数	备注
净制收率	≥95	净制收率=净制后栀子重量 ÷ 净制前栀子重量 ×100%
物料平衡限度	98%~100%	物料平衡限度=（净制后栀子重量+废品量）÷ 净制前栀子重量 ×100%

4.炒焦操作 取栀子按每锅数量（10~120kg）置炒药机内，控制转筒速度40r/min或0~24（无级可调）转/分，炒制温度（120~150℃），炒制1~1.5小时，炒至表面焦褐色或焦黑色，果皮内表面和种子表面为黄棕色或棕褐色，取出，放凉。摊凉的炒栀子装入洁净周转箱，张贴《物料签》，进入下一工序。

炒焦工艺主要参数

项目	参数	备注
每锅数量	10~120kg	—
转筒转速	40r/min或0~24（无级可调）转/分	—
炒制温度	120~150℃	—
炒制时间	1~1.5h	—
炒制收率	≥90%	收率=炒制后栀子重量 ÷ 炒制前栀子重量 ×100%
物料平衡	95%~100%	物料平衡=（炒制后栀子重量+废品量）÷ 炒制前栀子重量 ×100%

5.破碎操作 将炒栀子缓缓倒入粗碎机内，按《破碎岗位标准操作规程》《CSJ-400粗碎机标准操作规程》进行操作，破碎后的炒栀子用编织袋（内衬PE袋）盛装，称量，封口贴合格证，由车间物料员填写请验单，入饮片成品库，待验。

破碎工艺主要参数

项目	参数	备注
破碎收率	≥90%	收率=破碎后炒栀子重量÷破碎前炒栀子重量×100%
物料平衡率	98~100%	物料平衡率=(破碎后炒栀子重量+废品量)÷破碎前后炒栀子重量×100%
成品收率	≥80%	成品收率=破碎后炒栀子重量÷原药材领料量×100%

6.包装、入库操作

（1）根据包装指令在饮片成品库领取物料，将合格的栀子按包装规格准确称量，用编织袋或编织袋内套PE袋、中药饮片复合袋定额分包装，每袋装0.5kg、每袋装1kg（根据市场需要调整包装规格），分装完毕，封口，贴合格证，车间物料员填写请验单，入饮片成品库。

（2）根据包装指令在饮片成品库领取物料，将合格后的栀子按包装规格定额准确称量，置入印制好的中药饮片复合袋（或制袋好的中药饮片复合膜袋）内，按《饮片包装岗位标准操作规程》进行分装，分装时根据不同规格装量差异，（范围：1.5~6.0g标示量的±7%，6.0g以上标示量的±5%）控制装量上限、下限，分装过程中每20分钟检查一次装量。将分装好的栀子小袋经连续式塑料薄膜热封机逐一热封封口，将分包装完毕的物料置入PE袋（或塑料周转箱套PE袋）洁净容器内，称量，贴《物料签》入外包装工序。

（3）根据包装指令在饮片成品库领取物料，将合格后的栀子按《饮片包装岗位标准操作规程》《全智能小包装机（半自动型）标准操作规程》、《全智能小包装机标准操作规程》进行分装，开启电源及压缩空气，取下墨盒安装好色带，根据包装规格安装好下料斗、复合膜，调节好中药饮片复合膜的松紧度和色标电眼的位置，设置横封上温度（140℃ ±25℃）、横封下温度（140℃ ±25℃）、纵封温度（125℃ ±25℃）等参数、复核显示屏打印内容确认准确无误后，启动输送带将合格后的栀子定额称量置入送料盘内，经输送带倾入料斗，点动设备点动按钮试包装，待包装打印清晰、密封严密、装量准确后方可分装；分装过程中每20分钟检查装量，根据不同规格装量差异（范围：1.5~6.0g标示量的±7%，6.0g以上标示量的±5%），将包装完毕的物料置入PE袋（或塑料周转箱套PE袋）洁净容器内，贴《物料签》入外包装工序。根据包装指令将分装后的中药饮片合格小袋外包，由车间现场QA抽样，外包完毕由车间物料员填写请验单待验，待验合格后贴合格证，入饮片成品库。

（4）根据包装指令将分装后的中药饮片合格小袋外包，封口，贴合格证，外包完毕由车间物料员填写请验单，入饮片成品库。

分装工序主要工艺参数表见表

项目	参数	备注
分装规格	—	根据需要量定额包装
分装收率	≥95%	分装收率=(合格小袋量-包装材料使用量)÷领料量×100%
物料平衡率	98%~100%	物料平衡率=(合格小袋量-包装材料使用量+废品量)÷领料量×100%
分装包装材料损耗率	≤5%	包装材料损耗率=损耗量÷(领料量-剩余量)×100%

包装工序主要工艺参数表

项目	参数	备注
包装规格	—	根据需要量定额包装
包装收率	≥95%	包装收率=入库数量÷领料量×100%
物料平衡率	98%~100%	物料平衡率=(入库数量+废品量)÷领料量×100%
包装材料损耗率	≤5%	包装材料损耗率=损耗量÷(领料量-剩余量)×100%
包装材料物料平衡率	100%	包装材料物料平衡率=(使用量+损耗量+剩余量)÷领料量×100%

四、任务实施

(一)CSJ-400粗碎机的标准操作规程

1.开机前准备工作

(1)每班使用前应检查粉碎机组相应的清洁卫生是否到位，是否悬挂有清洁合格标识。

(2)每班使用前应将粉碎间内可能影响到操作的其他物品转移，以免对粉碎过程中的操作流畅性存在影响。

(3)每班使用前应对设备进行用前检查，查看各个部件是否紧固到位，是否存在松动现象；并对需要润滑的部位进行润滑检查。

(4)检查主机防护罩是否牢固，检查机架、主机仓门锁定螺丝、旋风收集器；连接法兰、排料桶锁定螺丝、各电机底脚固定螺丝等是否牢固。

(5)每班使用前应用手搬动主机皮带轮，观察主传动系统是否转动灵活、无阻碍，如有明显卡滞，应检查完毕后进行重新手动检查。

(6)完成以上检查后，更换设备状态标识。

2.开机运行

(1)按下启动按钮，粉碎机组15秒后自动完成星角转换。

(2)进行投料喂送。

(3)经粉碎室粉碎合格的物料，在气流的作用下经出料软连接处进行如合格物料盛放装置内，当被粉碎制品收集量接近盛放装置的2/3时，准备更换盛放装置。

(4)进行正常投料粉碎。

3.操作结束停机

(1)完成粉碎后，按下停止按钮，粉碎机组将会缓慢停止运转。

(2)完成设备停机及冷却后，将设备电源开关关闭，进行设备清洁保养。

4.注意事项

(1)粉碎机组在运行过程中，操作人员禁止与设备传动部分接触，避免造成伤人事件。

(2)粉碎机组在使用前，须进行试车，不得直接通电使用，以防止机组因卡死造成电机烧毁。

（3）机组清洁及布袋积尘处理必须是在断电的情况下进行，不得在电源开关未关闭的情况下进行机组的清洁。

附表 2-2-1

焦山楂称量记录

产品名称		产品规格		产品批号		批量	
操作日期	年 月 日	班次		工艺规程编号			

	检查项目	确认结果
生产前检查与准备	确认称量配料岗位有清场合格证并在有效期内，确认工器具、设备处于“已清洁”及“待运行”状态	□已确认
	确认需用衡器有校验合格证且在有效期内	□已确认
	确认岗位相应文件和记录齐全并受控	□已确认
	确认已更换生产状态牌、设备状态牌	□已确认
	复核检查物料标识、物料外观性状	□已确认
	备注：如已确认，请确认人在确认结果项的方框里打“√”；衡器的确认需要双人复核，其中包括称量的独立复核人 确认人： 复核人：	

按《称量配料岗位标准操作规程》执行
电子秤编号：

称量、复核	操作：根据焦山楂批生产指令，领取山楂；一人称量、一人单独复核，确认无误后，注明名称、代码、净重等，运至净制工序，待用						
	物料名称	物料代码	物料批号	单位	批领料量	实际称料量	物料去向

称量人： 复核人： QA签字：

相对称量误差（≤1%）	计算公式：（最小感量值 ÷ 所称物料最小重量）× 100%		台秤最小感量值	
	相对称量误差	最大值：	偏差	□正常 □异常
			称量读数	□正常 □异常

操作人： 复核人： QA：

备注：

焦山楂净制记录

产品名称		产品规格		产品批号		批量	
生产日期	年　月　日	班次		工艺规程编号			

	检查项目	确认结果
生产前检查与准备	确认净制岗位有清场合格证并在有效期内，确认工器具、设备处于“已清洁”及“待运行”状态	□已确认
	确认需用衡器有校验合格证且在有效期内	□已确认
	确认岗位相应文件和记录齐全并受控	□已确认
	确认已更换生产状态牌、设备状态牌	□已确认
	确认已开启除尘设备	□已确认
	原药材物料状态标识是否齐全	□已确认
	检查原药材外观质量、复核原药材名称、重量、代码	□已确认
	备注：如已确认，请确认人在确认结果项的方框里打“√”；衡器的确认需要双人复核，其中包括称量的独立复核人 确认人：　　复核人：	

净制操作按《净制岗位标准操作规程》执行（执行□　未执行□）

物料复核	中药材名称	物料代码	批号	数量（kg）	是否与批指令相符	备注
					是□　否□	结果在方框里打“√”

操作间名称：　　操作间编号：

设备名称	拣选台	拣选台
设备编号	QCL-020　是□　否□	QCL-021　是□　否□
设备运行时间	时　分至　时　分	时　分至　时　分

根据净选设备，设备是否运行在方框里打“√”

工艺要求	净制前重量（kg）		净制标准	净制后重量（kg）	废品重量（kg）
1.开启除尘风机 2.将山楂药材置拣选操作台上，人工拣选出杂质及脱落的核 3.净制后合格山楂置洁净周转箱内，做好物料状态标识，注明药材品名、生产批号等内容 4.废弃物入废弃物桶					
	收率范围≥95%		收　率：　%　符合□　不符合□		
	物料平衡限度98%~100%		平衡限度：　%　符合□　不符合□		
	计算方式	收率=净制后山楂重量÷净制前山楂重量×100%			
		物料平衡限度=（净制后山楂重量+废品量）÷净制前山楂重量×100%			
	偏差	正常□ 异常□	净制质量检查、班中清场，允许流入下一工序。 QA确认：		

交接：净制后山楂重量________kg；共________件；交至________工序。

操作人：　　工序负责人：　　QA签字：

备注：

焦山楂炒制记录

产品名称		规 格		产品批号		批量	
生产日期	年 月 日至 年 月 日	班次		工艺规程编号			

生产前检查与准备	检查项目	确认结果	设备名称	炒药机
	确认中药材炒炙岗位有清场合格证并在有效期内，确认工器具、设备处于“已清洁”及“待运行”状态	□已确认	设备型号	
	确认岗位相应文件和记录齐全并受控	□已确认	设备编号	
	确认已更换生产状态牌、设备状态牌	□已确认	操作间编号	
	确认已开启除尘设施	□已确认	备注：如已确认，请确认人在确认结果项的方框里打“√” 确认人： 复核人：	
	确认药材名称、批号、状态标识齐全	□已确认		

操作：根据焦山楂工艺规程要求控制好炒制温度、时间，按《炒炙岗位标准操作规程》《GCY–900炒药机标准操作规程》《CTDC1000电磁炒药机标准操作规程》操作

炒炙标准：焦山楂（温度控制150~180℃，炒15~20分钟，炒至外表焦褐色，内部黄褐色，取出，摊凉

药材名称	净药材数量（kg）	备注

锅次	1	2	3	4	5	6	7	8
药材量（kg）								
炒筒转速（r/min）								
炒制温度（℃）								
炒制时间（分钟）	时 分 时 分	时 分 时 分	时 分 时 分	时 分 时 分	时 分 时 分	时 分 时 分	时 分 时 分	时 分 时 分

炒炙起止时间： 日 时 分至 日 时 分	焦山楂重量： kg	废品量： kg

收率	收率范围≥85%	%	计算公式	收率=炒制后焦山楂重量÷炒制前山楂重量×100%
物料平衡	物料平衡范围95%~100%	%		物料平衡率=（炒制后焦山楂重量+废品量）÷炒制前山楂重量×100%
偏差	正常□ 异常□	炒制质量检查、班中清场，允许流入筛选工序。 QA确认：		

交接：焦山楂总量：________kg，共________件；交至________工序。

操作人： 工序负责人： QA：

备注：

焦山楂筛选记录

<table>
<tr><td>产品名称</td><td colspan="2"></td><td colspan="2">产品规格</td><td></td><td colspan="2">产品批号</td><td></td><td>批量</td><td></td></tr>
<tr><td>生产日期</td><td colspan="4">年 月 日</td><td>班次</td><td colspan="3"></td><td>工艺规程
编号</td><td></td></tr>
<tr><td rowspan="7">生产前检查与准备</td><td colspan="8">检查项目</td><td colspan="2">确认结果</td></tr>
<tr><td colspan="8">确认中药饮片筛选岗位有清场合格证并在有效期内，确认工器具、设备处于“已清洁”及“待运行”状态</td><td colspan="2">□已确认</td></tr>
<tr><td colspan="8">确认岗位相应文件和记录齐全并受控</td><td colspan="2">□已确认</td></tr>
<tr><td colspan="8">确认已更换生产状态牌、设备状态牌</td><td colspan="2">□已确认</td></tr>
<tr><td colspan="8">确认已开启除尘设施</td><td colspan="2">□已确认</td></tr>
<tr><td colspan="8">确认饮片名称、数量、批号、状态标识齐全</td><td colspan="2">□已确认</td></tr>
<tr><td colspan="10">备注：如已确认，请确认人在确认结果项的方框里打“√”　确认人：　复核人：</td></tr>
<tr><td rowspan="2">物料复核</td><td>饮片名称</td><td colspan="2">物料代码</td><td>批号</td><td>日期</td><td colspan="2">数量kg</td><td>是否复核</td><td colspan="2">备注</td></tr>
<tr><td></td><td colspan="2"></td><td></td><td></td><td colspan="2"></td><td>是□
否□</td><td colspan="2">结果在方框里打“√”</td></tr>
<tr><td rowspan="9">筛选</td><td colspan="10">将炒制后的山楂平铺于不锈钢筛或入CZS-0.7长方筛内，按《筛选岗位标准操作规程》《CZS-0.7长方筛标准操作规程》进行操作，筛去碎屑、灰屑，用编织袋（内衬PE袋）盛装，称量，封口，贴合格证，由车间物料员填写请验单，入饮片成品库，待验</td></tr>
<tr><td colspan="2">设备名称</td><td colspan="3">设备型号</td><td colspan="4">设备编号</td><td>操作间编号</td></tr>
<tr><td colspan="2">长方筛</td><td colspan="3">CZS-0.7</td><td colspan="4"></td><td></td></tr>
<tr><td colspan="2">不锈钢筛</td><td colspan="3">1、2、4、6、8、10、12、15mm</td><td colspan="4"></td><td></td></tr>
<tr><td colspan="2">筛选前山楂重量</td><td colspan="2">筛选后焦山楂重量</td><td>废品量</td><td colspan="3">收率范围：≥90%</td><td colspan="2">物料平衡率98%~100%</td></tr>
<tr><td colspan="2">kg</td><td colspan="2">kg</td><td>kg</td><td colspan="3">%</td><td colspan="2">%</td></tr>
<tr><td colspan="2" rowspan="2">计算公式</td><td colspan="8">收率=筛选后焦山楂重量 ÷ 筛选前焦山楂重量 ×100%</td></tr>
<tr><td colspan="8">物料平衡率=（筛选后焦山楂重量+废品量）÷ 筛选前焦山楂重量 ×100%</td></tr>
<tr><td colspan="10"></td></tr>
<tr><td>成品收率</td><td colspan="3">收率范围：≥80%</td><td>%</td><td colspan="6">成品收率=筛选后焦山楂重量 ÷ 原药材领料量 ×100%</td></tr>
<tr><td>偏差</td><td colspan="4">正常□　异常□</td><td colspan="6">筛选质量检查、班中清场，允许入饮片成品库。</td></tr>
<tr><td colspan="11">交接：焦山楂重量：________kg，共________件；交饮片成品库。</td></tr>
<tr><td colspan="11">操作人：　　　　工序负责人：　　　　QA：</td></tr>
<tr><td colspan="11">备注：</td></tr>
</table>

焦山楂印制记录

<table>
<tr><td>产品名称</td><td colspan="2"></td><td colspan="2">产品规格</td><td></td><td>产品批号</td><td></td><td>批量</td><td></td></tr>
<tr><td>生产日期</td><td colspan="4">年　月　日</td><td>班次</td><td></td><td colspan="2">工艺规程编号</td><td></td></tr>
<tr><td rowspan="6">生产前检查与准备</td><td colspan="6">检查项目</td><td colspan="3">确认结果</td></tr>
<tr><td colspan="6">确认中药饮片印制岗位有清场合格证并在有效期内，确认工器具、设备处于“已清洁”及“待运行”状态</td><td colspan="3">□已确认</td></tr>
<tr><td colspan="6">确认岗位相应文件和记录齐全并受控</td><td colspan="3">□已确认</td></tr>
<tr><td colspan="6">确认已更换生产状态牌、设备状态牌</td><td colspan="3">□已确认</td></tr>
<tr><td colspan="6">确认包装材料名称、数量、状态标识齐全</td><td colspan="3">□已确认</td></tr>
<tr><td colspan="9">备注：如已确认，请确认人在确认结果项的方框里打“√”　　确认人：　　复核人：</td></tr>
<tr><td rowspan="9">印制制袋</td><td colspan="9">按《印制岗位标准操作规程》《热转印分页一体机标准操作规程》《全智能小包装机（半自动型）标准操作规程》操作</td></tr>
<tr><td colspan="2">设备名称</td><td colspan="3">设备型号</td><td colspan="2">设备编号</td><td colspan="2">房间编号</td></tr>
<tr><td colspan="2">热转印分页一体机□</td><td colspan="3">RYJ–FYJ001</td><td colspan="2">QCL–024</td><td colspan="2">2–1–118</td></tr>
<tr><td colspan="2">全智能小包装机（半自动型）□</td><td colspan="3">VPA–905AB</td><td colspan="2">QCL–025</td><td colspan="2">2–3–019</td></tr>
<tr><td>印制内容复核</td><td colspan="8">品名：
规格：
产地：
净重：
产品批号：
生产日期：
执行标准：</td></tr>
<tr><td>物料名称</td><td>物料代码</td><td>进厂编号</td><td>领用量</td><td>使用量</td><td>损耗量</td><td>剩余量</td><td>损耗率≤5%</td><td>物料平衡100%</td></tr>
<tr><td></td><td></td><td></td><td></td><td></td><td></td><td></td><td></td><td></td></tr>
<tr><td rowspan="2" colspan="2">计算公式</td><td colspan="7">物料平衡率=（使用量+损耗量+剩余量）÷ 包装材料领料量 ×100%</td></tr>
<tr><td colspan="7">损耗率=损耗量 ÷（领料量–剩余量）×100%</td></tr>
<tr><td>偏差</td><td colspan="2">正常□　异常□</td><td colspan="7">印制质量检查、班中清场，允许包装材料流入下一工序。　QA确认：</td></tr>
</table>

操作人：　　　　工序负责人：　　　　QA：

备注：

焦山楂分装记录1

<table>
<tr><td>产品名称</td><td colspan="2"></td><td colspan="2">产品规格</td><td colspan="2"></td><td colspan="2">产品批号</td><td></td><td>批量</td><td></td></tr>
<tr><td>生产日期</td><td colspan="6">年　月　日至　年　月　日</td><td>班次</td><td></td><td colspan="2">工艺规程编号</td><td></td></tr>
<tr><td rowspan="7">生产前检查与准备</td><td colspan="8">检查项目</td><td colspan="3">确认结果</td></tr>
<tr><td colspan="8">确认中药饮片分装岗位有清场合格证并在有效期内，确认工器具、设备处于“已清洁”及“待运行”状态</td><td colspan="3">□已确认</td></tr>
<tr><td colspan="8">确认岗位相应文件和记录齐全并受控</td><td colspan="3">□已确认</td></tr>
<tr><td colspan="8">确认已更换生产状态牌、设备状态牌</td><td colspan="3">□已确认</td></tr>
<tr><td colspan="8">确认饮片名称、数量、批号、状态标识齐全</td><td colspan="3">□已确认</td></tr>
<tr><td colspan="8">复核领用包装材料印制内容是否清晰准确完整</td><td colspan="3">□已确认</td></tr>
<tr><td colspan="11">备注：如已确认，请确认人在确认结果项的方框里打“√”　　确认人：　　复核人：</td></tr>
<tr><td rowspan="17">分装</td><td colspan="11">1. 按《包装岗位标准操作规程》《连续式塑料薄膜封口机标准操作规程》操作，将待包装焦山楂按定包装量进行准确称量并封口；2. 包装过程的废弃物入废弃物桶；3. 分装结束后，交外包工序</td></tr>
<tr><td colspan="2">包装物料</td><td colspan="9">中药饮片复合袋□　复合膜袋□</td></tr>
<tr><td colspan="3">设备名称</td><td colspan="2">设备型号</td><td colspan="5">设备编号</td><td>操作间编号</td></tr>
<tr><td colspan="3">连续式塑料薄膜封口机</td><td colspan="2">DBF-900</td><td colspan="5"></td><td></td></tr>
<tr><td colspan="3">电子天平</td><td colspan="2"></td><td colspan="5"></td><td></td></tr>
<tr><td rowspan="2">饮片</td><td>领料量（kg）</td><td colspan="2">包装规格</td><td colspan="2">合格小袋量</td><td>废品量</td><td colspan="2">收率≥95%</td><td colspan="2">物料平衡 98%~100%</td></tr>
<tr><td></td><td colspan="2"></td><td colspan="2"></td><td></td><td colspan="2">%</td><td colspan="2">%</td></tr>
<tr><td rowspan="2">包装材料</td><td>领料量</td><td>物料代码</td><td>进厂编号</td><td>使用量</td><td>损耗量</td><td>剩余量</td><td colspan="2">损耗率≤5%</td><td colspan="2">物料平衡 100%</td></tr>
<tr><td></td><td></td><td></td><td></td><td></td><td></td><td colspan="2">%</td><td colspan="2">%</td></tr>
<tr><td rowspan="4">计算公式</td><td colspan="10">包装收率=（合格小袋量-包装材料使用量）÷ 领料量 × 100%</td></tr>
<tr><td colspan="10">物料平衡率=（合格小袋量-包装材料使用量+废品量）÷ 领料量 × 100%</td></tr>
<tr><td colspan="10">包装材料损耗率=损耗量 ÷（领料量-剩余量）× 100%</td></tr>
<tr><td colspan="10">包装材料物料平衡率=（使用量+损耗量+剩余量）÷ 领料量 × 100%</td></tr>
<tr><td>偏差</td><td colspan="3">正常□　异常□</td><td colspan="8">分装质量检查、班中清场，允许流入下一工序。　QA确认：</td></tr>
<tr><td>交接</td><td colspan="11">将分装合格小袋交至外包工序。</td></tr>
</table>

操作人：　　　　工序负责人：　　　　QA：

备注：

焦山楂分装记录2

产品名称		规格		产品批号		批量	
操作日期	年 月 日	班次		工艺规程编号			

生产前检查与准备	检查项目	确认结果
	确认中药饮片分装岗位有清场合格证并在有效期内；确认工器具、设备处于“已清洁”及“待运行”状态	□已确认
	确认岗位相应文件和记录齐全并受控	□已确认
	确认需用仪器、仪表有校验合格证且在有效期内	□已确认
	确认已更换生产状态牌、设备状态牌	□已确认
	确认VPA-905AB全智能小包装机（半自动型）或VPA-928A全智能小包装机完好并且试运行正常	□已确认
	确认需用天平有校验合格证且在有效期内，按《自动天平校验标准操作规程》进行校验	□已确认
	备注：如已确认，请确认人在确认结果项的方框里打“√”	确认人： 复核人：

按《中药饮片分装岗位标准操作规程》《VPA-905AB全智能小包装机（半自动型）标准操作规程》《VPA-928A全智能小包装机标准操作规程》操作

设备名称	设备型号	设备编号	操作间编号
全智能小包装机（半自动型）□	VPA-905AB	QCL-025	2-3-019
全智能小包装机□	VPA-928A	031	2-3-020
电子天平			

操作：1.根据指令核对操作屏中印制内容（品名、规格、产地、净重、产品批号、生产日期、执行标准）；2.按《VPA-905AB全智能小包装机（半自动型）标准操作规程》《VPA-928A全智能小包装机标准操作规程》操作；3.废弃物入废弃物桶

饮片分装			
	印制内容复核	品 名： 规 格： 产 地： 净重： 产品批号： 生产日期： 执行标准：	
	领取物料	中药饮片复合膜数量：________kg 进厂批号： 待分装焦山楂重量：________kg 批号：	确认人：
	按《VPA-905AB全智能小包装机（半自动型）标准操作规程》操作：取下墨盒，安装好色带；按包装规格选择型号安装好下料斗、复合膜，调整色标电眼，设置横封上温度140℃ ±25℃，横封下温度140℃ ±25℃，纵封温度125℃ ±25℃；启动输送带将准确称量的药材置入上料盘中经输送带倾入料斗中，点动设备点动按钮试包装，调试合格方可包装；饮片包装过程中每隔20分钟记录一次装量检查情况		横封上温度：________℃ 横封下温度：________℃ 纵封温度：________℃
	按《VPA-928A全智能小包装机标准操作规程》操作：取下墨盒，安装好色带，按包装规格选择型号安装好下料斗、复合膜，调整色标电眼，在显示屏上设置包装打印信息，设置好横封上、横封下、纵封温度及目标重量、上偏差、下偏差等参数，将多头称置零，点动设备点动键试包装，调试合格方可包装，包装过程中每隔20分钟记录一次装量检查情况		横封上温度：________℃ 目标重量：________g 横封下温度：________℃ 上偏差：________g 纵封温度：________℃ 下偏差：________g

饮片	领料量（kg）	包装规格	合格小袋量	废品量	收率≥95%	物料平衡98%~100%
					%	%

包装材料	领料量	物料代码	进厂编号	使用量	损耗量	剩余量	损耗率≤5%	物料平衡100%
							%	%

续表

饮片分装	计算公式	包装收率=（合格小袋量－包装材料使用量）÷ 领料量 ×100%
		物料平衡率=（合格小袋量－包装材料使用量+废品量）÷ 领料量 ×100%
		包装材料损耗率=损耗量 ÷（领料量－剩余量）×100%
		包装材料物料平衡率=（使用量+损耗量+剩余量）÷ 领料量 ×100%
偏差	正常□ 异常□	包装质量检查、班中清场，允许流入下一工序。 QA确认：
交接	将分装合格小袋交至外包工序。	

操作人： 工序负责人： QA：

备注：

焦山楂装量检测记录

产品名称		规格		产品批号		批量	
操作日期	年 月 日			班次		电子天平型号	
设定装量	标示量：根据包装指令设置装量__/袋；根据不同规格设置装量差异（范围：1.5~6.0g标示量的 ±7%，6.0g以上标示量的 ±5%），上限控制：________g/袋；下限控制：________g/袋。称10个空袋重量：________g，平均袋重：________g						
每袋重量	岗位装量控制范围：标示量+平均袋重			上限：________g/袋		下限：________g/袋	
操作标准	检测记录频次：20分/次；装量差异检查方法：每次抽查10袋，用1/100电子天平称量						

空袋

序号	1	2	3	4	5	6	7	8	9	10	平均袋重
空袋（g）											
序号／时间	1	2	3	4	5	6	7	8	9	10	结果判定
日 时 分											符合□ 不符合□
日 时 分											符合□ 不符合□
日 时 分											符合□ 不符合□
日 时 分											符合□ 不符合□
日 时 分											符合□ 不符合□
日 时 分											符合□ 不符合□
日 时 分											符合□ 不符合□
日 时 分											符合□ 不符合□
日 时 分											符合□ 不符合□
日 时 分											符合□ 不符合□
日 时 分											符合□ 不符合□
日 时 分											符合□ 不符合□
日 时 分											符合□ 不符合□
日 时 分											符合□ 不符合□

操作人： 复核人： QA：

焦山楂外包装记录

产品名称		产品规格		产品批号		批量	
生产日期	年　月　日			班次		工艺规程编号	

	检查项目	确认结果
生产前检查与准备	确认中药饮片外包装岗位有清场合格证并在有效期内，确认工器具、设备处于“已清洁”及“待运行”状态	□已确认
	确认岗位相应文件和记录齐全并受控	□已确认
	确认已更换生产状态牌、设备状态牌	□已确认
	确认饮片名称、数量、批号、状态标识齐全	□已确认
	备注：如已确认，请确认人在确认结果项的方框里打“√”　确认人：　复核人：	

外包装

操作：1.按《包装岗位标准操作规程》《DBF-900连续式塑料薄膜封口机标准操作规程》操作；2.包装过程的废弃物入废弃物桶；3.包装结束后，填写“请验单”，入饮片成品库

设备名称	设备型号	设备编号	操作间编号
连续式塑料薄膜封口机	DBF-900		
电子台秤			

领料量	包装规格	入库数量	废品量	收率≥95%	物料平衡 98%~100%
（折袋）				%	%

包装材料	物料名称	物料代码	进厂编号	领料量（个）	使用量（个）	损耗量（个）	剩余量（个）	损耗率≤5%	物料平衡100%
								%	%

计算公式	
	收率=入库数量÷领料量×100%
	物料平衡率=（入库数量+废品量）÷领料量×100%
	包装材料损耗率=损耗量÷（领料量-剩余量）×100%
	包装材料物料平衡率=（使用量+损耗量+剩余量）÷领料量×100%

偏差	正常□　异常□	包装质量检查、班中清场，允许办理入库手续。　QA确认：
入库	将外包合格品交给饮片成品仓库。	

操作人：　　　　工序负责人：　　　　QA：

备注：

附表2-2-2

炒栀子称量记录

<table>
<tr><td>产品名称</td><td></td><td>产品规格</td><td></td><td>产品批号</td><td></td><td>批量</td><td></td></tr>
<tr><td>操作日期</td><td colspan="2">年 月 日</td><td>班次</td><td></td><td>工艺规程编号</td><td colspan="2"></td></tr>
</table>

<table>
<tr><td rowspan="7">生产前检查与准备</td><td>检查项目</td><td>确认结果</td></tr>
<tr><td>确认称量配料岗位有清场合格证并在有效期内，确认工器具、设备处于“已清洁”及“待运行”状态</td><td>□已确认</td></tr>
<tr><td>确认需用衡器有校验合格证且在有效期内</td><td>□已确认</td></tr>
<tr><td>确认岗位相应文件和记录齐全并受控</td><td>□已确认</td></tr>
<tr><td>确认已更换生产状态牌、设备状态牌</td><td>□已确认</td></tr>
<tr><td>复核检查物料标识、物料外观性状</td><td>□已确认</td></tr>
<tr><td colspan="2">备注：请确认人在确认结果项的方框里打“√”；衡器的确认需要双人复核，其中包括称量的独立复核人
确认人： 复核人：</td></tr>
<tr><td colspan="3">按《称量配料岗位标准操作规程》执行</td></tr>
<tr><td colspan="3">电子秤编号：</td></tr>
</table>

<table>
<tr><td rowspan="5">称 量、复核</td><td colspan="7">操作：根据批生产指令，领取栀子；一人称量、一人单独复核，确认无误后，注明名称、代码、净重等，运至净选工序，待用</td></tr>
<tr><td>药材名称</td><td>物料代码</td><td>物料批号</td><td>单位</td><td>批领料量</td><td>实际称料量</td><td>物料去向</td></tr>
<tr><td></td><td></td><td></td><td></td><td></td><td></td><td></td></tr>
<tr><td></td><td></td><td></td><td></td><td></td><td></td><td></td></tr>
<tr><td></td><td></td><td></td><td></td><td></td><td></td><td></td></tr>
<tr><td colspan="8">称量人： 复核人：</td></tr>
</table>

<table>
<tr><td rowspan="3">相对称量误差
（≤1%）</td><td colspan="3">计算公式：（最小感量值 ÷ 所称物料最小重量）× 100%</td><td>台秤最小感量值</td><td></td></tr>
<tr><td rowspan="2">相对称量误差</td><td rowspan="2">最大值：</td><td>偏差</td><td colspan="2">□正常 □异常</td></tr>
<tr><td>称量读数</td><td colspan="2">□正常 □异常</td></tr>
<tr><td colspan="6">操作人： 工序负责人： QA：</td></tr>
<tr><td colspan="6">备注：</td></tr>
</table>

炒栀子净制记录

产品名称		产品规格		产品批号		批量	
生产日期	年　月　日	班 次		工艺规程编号			

	检查项目	确认结果
生产前检查与准备	确认拣选岗位有清场合格证并在有效期内，确认工器具、设备处于“已清洁”及“待运行”状态	□已确认
	确认需用衡器有校验合格证且在有效期内	□已确认
	确认岗位相应文件和记录齐全并受控	□已确认
	确认已更换生产状态牌、设备状态牌	□已确认
	确认已开启除尘设备	□已确认
	原药材物料状态标识是否齐全	□已确认
	检查原药材外观质量、复核原药材名称、重量、代码	□已确认
	备注：如已确认，请确认人在确认结果项的方框里打“√”；衡器的确认需要双人复核，其中包括称量的独立复核人　确认人：　复核人：	

净制操作按《净制岗位标准操作规程》执行（执行□　未执行□）

物料复核	中药材名称	物料代码	批号	数量（kg）	是否与批指令相符	备注
					是□　否□	结果在方框里打“√”

操作间名称：　　　　操作间编号：

设备名称	拣选台	拣选台
设备编号	QCL-020　是□　否□	QCL-021　是□　否□
设备运行时间	时　分至　时　分	时　分至　时　分

根据净选设备，设备是否运行在方框里打“√”

<table>
<tr><td>工艺要求</td><td>净制前重量（kg）</td><td colspan="2">净制标准</td><td>净制后重量（kg）</td><td>废品重量（kg）</td></tr>
<tr><td rowspan="6">1. 开启除尘风机
2. 将药材放置在拣选台上，按工艺要求方法，选出药材中的霉变品及杂质药材
3. 净制后合格药材置洁净周转箱内或洁净包装袋内，密闭，做好物料状态标识，注明药材品名、生产批号等内容
4. 废弃物入废弃物桶</td><td></td><td colspan="2"></td><td></td><td></td></tr>
<tr><td colspan="2">收率范围≥95%</td><td colspan="3">收　率：　%　符合□ 不符合□</td></tr>
<tr><td colspan="2">物料平衡限度98%~100%</td><td colspan="3">平衡限度：　%　符合□ 不符合□</td></tr>
<tr><td rowspan="2">计算方式</td><td colspan="4">收率＝净制后栀子重量 ÷ 净制前栀子重量 × 100%</td></tr>
<tr><td colspan="4">物料平衡限度＝(净制后栀子重量＋废品量) ÷ 净制前栀子重量 × 100%</td></tr>
<tr><td>偏差</td><td>正常□　异常□</td><td colspan="3">净制质量检查、班中清场，允许流入下一工序。
QA确认：</td></tr>
</table>

交接：净制后栀子重量________kg；共________件；交至________工序。

操作人：　　　　工序负责人：　　　　QA签字：

备注：

炒栀子炒制记录

产品名称		规　格		产品批号		批量	
生产日期	年　月　日至　年　月　日			班次		工艺规程编号	

	检查项目	确认结果
生产前检查与准备	确认中药材炒炙岗位有清场合格证并在有效期内，确认工器具、设备处于“已清洁”及“待运行”状态	□已确认
	确认岗位相应文件和记录齐全并受控	□已确认
	确认已更换生产状态牌、设备状态牌	□已确认
	确认已开启除尘设施	□已确认
	确认饮片名称、数量、批号、状态标识齐全	□已确认
	备注：如已确认，请确认人在确认结果项的方框里打“√”　确认人：　复核人：	

操作：根据品种工艺规程要求控制好炒制温度、时间，按《炒炙岗位标准操作规程》《GCY-900炒药机标准操作规程》《CTDC1000电磁炒药机标准操作规程》操作。炒制火力控制范围为120~150℃，炒制1~1.5小时，炒至颜色较深，果壳外表黄褐色，偶见略鼓起细小点状焦斑，种子团棕黄色，取出，摊凉

操作间名称		设备名称	设备型号	设备编号
操作间编号		炒药机		

锅　次	1	2	3	4	5	6	7	8
栀子重量（kg）								
炒筒转速（r/min）								
炒制温度（℃）								
炒制时间	时　分 时　分	时　分 时　分	时　分 时　分	时　分 时　分	时　分 时　分	时　分 时　分	时　分 时　分	时　分 时　分

炒制起止时间：　日　时　分至　日　时　分			炒制后栀子重量：　kg，废品量：　kg
收率	收率范围：≥90%	%	收率=炒制后栀子重量÷炒制前栀子重量×100%
物料平衡	物料平衡范：95%~100%	%	物料平衡=（炒制后栀子重量+废品量）÷炒制前栀子重量×100%
偏差	正常□　异常□	炒制质量检查、班中清场，允许流入下工序。　QA确认：	

交接：炒栀子总量________kg，共________件；交至________工序。

操作人：　　　　工序负责人：　　　　QA：

备注：

炒栀子破碎记录

产品名称		产品规格		产品批号		批量	
生产日期	年 月 日	班次		工艺规程编号			

	检查项目	确认结果
生产前检查与准备	确认中药饮片破碎岗位有清场合格证并在有效期内，确认工器具、设备处于“已清洁”及“待运行”状态	□已确认
	确认岗位相应文件和记录齐全并受控	□已确认
	确认已更换生产状态牌、设备状态牌	□已确认
	确认已开启除尘设施	□已确认
	确认饮片名称、数量、批号、状态标识齐全	□已确认
	备注：如已确认，请确认人在确认结果项的方框里打“√” 确认人： 复核人：	

物料复核	饮片名称	物料代码	批号	日期	数量kg	是否复核	备注
						是□ 否□	结果在方框里打“√”

破碎					
	操作：将炒制好的炒栀子缓缓倒入粗碎机内，按《粗碎机岗位标准操作规程》《粗碎机标准操作规程》进行操作，破碎后的炒栀子用编织袋（内衬PE袋）盛装，称量，封口，贴合格证，车间物料员填写请验单，入饮片成品库，待验				
	设备名称	设备型号	设备编号	操作间编号	
	破碎前重量（kg）	破碎后重量（kg）	废品量（kg）	收率范围（≥90%）	物料平衡（98%~100%）
	破碎起止时间： 日 时 分至 日 时 分				
	计算公式	收率=破碎后炒栀子重量÷破碎前炒栀子重量×100%			
		物料平衡率=（破碎后炒栀子重量+废品量）÷破碎前炒栀子重量×100%			

成品收率	收率范围：≥80%	%	收率=破碎后炒栀子重量÷原药材领料量×100%
偏差	正常□ 异常□	破碎质量检查、班中清场，允许流入库。 QA确认：	

交接：炒栀子重量：________kg，共________件；交至饮片成品库。

操作人： 工序负责人： QA：

备注：

炒栀子分装记录2

产品名称		规格		产品批号		批量	
操作日期	年 月 日	班次		工艺规程编号			

	检查项目	确认结果
生产前检查与准备	确认中药饮片分装岗位有清场合格证并在有效期内；确认工器具、设备处于“已清洁”及“待运行”状态	□已确认
	确认岗位相应文件和记录齐全并受控	□已确认
	确认需用仪器、仪表有校验合格证且在有效期内	□已确认
	确认已更换生产状态牌、设备状态牌	□已确认
	确认 VPA-905AB 全智能小包装机（半自动型）或 VPA-928A 全智能小包装机完好并且试运行正常	□已确认
	确认需用天平有校验合格证且在有效期内，按《自动天平校验标准操作规程》进行校验	□已确认
	备注：如已确认，请确认人在确认结果项的方框里打“√”	确认人： 复核人：

按《中药饮片分装岗位标准操作规程》《VPA-905AB 全智能小包装机（半自动型）标准操作规程》《VPA-928A 全智能小包装机标准操作规程》操作

设备名称	设备型号	设备编号	操作间编号
全智能小包装机（半自动型）□	VPA-905AB	QCL-025	2-3-019
全智能小包装机□	VPA-928A	QCL-031	2-3-020
电子天平			

操作：1.根据指令核对操作屏中印制内容（品名、规格、产地、净重、产品批号、生产日期、执行标准）；2.按《VPA-905AB 全智能小包装机（半自动型）标准操作规程》《VPA-928A 全智能小包装机标准操作规程》操作；3.废弃物入废弃物桶

印制内容复核	品　名：　　规　格：　　产　地：　　净重： 产品批号：　　生产日期：　　执行标准：		
领取物料	中药饮片复合膜数量：________kg　进厂批号： 待分装炒栀子重量：________kg　批　号：________	确认人：	
饮片分装	按《VPA-905AB 全智能小包装机（半自动型）标准操作规程》操作：取下墨盒，安装好色带；按包装规格选择型号安装好下料斗、复合膜，调整色标电眼，设置横封上温度 140℃ ±25℃，横封下温度 140℃ ±25℃，纵封温度 125℃ ±25℃；启动输送带将准确称量的药材置入上料盘中经输送带倾入料斗中，点动设备点动按钮试包装，调试合格方可包装；饮片包装过程中每隔 20 分钟记录一次装量检查情况	横封上温度：______℃ 横封下温度：______℃ 纵封温度：______℃	
	按《VPA-928A 全智能小包装机标准操作规程》操作：取下墨盒，安装好色带，按包装规格选择型号安装好下料斗、复合膜，调整色标电眼，在显示屏上设置包装打印信息，设置好横封上、横封下、纵封温度，目标重量、上偏差、下偏差等参数，将多头称置零，点动设备点动键试包装，调试合格方可包装，包装过程中每隔 20 分钟记录一次装量检查情况	横封上温度：______℃ 目标重量：______g 横封下温度：______℃ 上偏差：______g 纵封温度：______℃ 下偏差：______g	

饮片	领料量(kg)	包装规格	合格小袋量	废品量	收率≥95%	物料平衡 98%~100%
					%	%

包装材料	领料量	物料代码	进厂编号	使用量	损耗量	剩余量	损耗率≤5%	物料平衡 100%
							%	%

续表

饮片分装	计算公式	包装收率=（合格小袋量－包装材料使用量）÷ 领料量 × 100%
		物料平衡率 =（合格小袋量－包装材料使用量＋废品量）÷ 领料量 × 100%
		包装材料损耗率＝损耗量 ÷（领料量－剩余量）× 100%
		包装材料物料平衡率＝（使用量＋损耗量＋剩余量）÷ 领料量 × 100%
偏差	正常□ 异常□	包装质量检查、班中清场，允许流入下一工序。 QA确认：
交接	将分装合格小袋交至外包工序。	
操作人：	工序负责人：	QA：
备注：		

炒栀子装量检测记录

产品名称		规格		产品批号		批量	
操作日期	年 月 日			班次		电子天平编号	
设定装量	标示量：根据包装指令设置装量________/袋；根据不同规格设置装量差异（范围：1.5~6.0g标示量的 ± 7%，6.0g以上标示量的 ± 5%），上限控制：________g/袋；下限控制：________g/袋。称10个空袋重量：________g，平均袋重：________g						
每袋重量	岗位装量控制范围：标示量＋平均袋重			上限：________g/袋		下限：________g/袋	
操作标准	检测记录频次：20分/次；装量差异检查方法：每次抽查10袋，用1/100电子天平称量						

空袋

序号	1	2	3	4	5	6	7	8	9	10	平均袋重
空袋（g）											
时间 \ 序号	1	2	3	4	5	6	7	8	9	10	结果判定
日 时 分											符合□ 不符合□
日 时 分											符合□ 不符合□
日 时 分											符合□ 不符合□
日 时 分											符合□ 不符合□
日 时 分											符合□ 不符合□
日 时 分											符合□ 不符合□
日 时 分											符合□ 不符合□
日 时 分											符合□ 不符合□
日 时 分											符合□ 不符合□
日 时 分											符合□ 不符合□
日 时 分											符合□ 不符合□
日 时 分											符合□ 不符合□
日 时 分											符合□ 不符合□
日 时 分											符合□ 不符合□
日 时 分											符合□ 不符合□

操作人： 复核人： QA：

炒栀子外包装记录

产品名称		产品规格		产品批号		批量	
生产日期	年　月　日	班次		工艺规程编号			

	检查项目	确认结果
生产前检查与准备	确认中药饮片外包装岗位有清场合格证并在有效期内，确认工器具、设备处于“已清洁”及“待运行”状态	□已确认
	确认岗位相应文件和记录齐全并受控	□已确认
	确认已更换生产状态牌、设备状态牌	□已确认
	确认饮片名称、数量、批号、状态标识齐全	□已确认
	备注：如已确认，请确认人在确认结果项的方框里打“√”　确认人：　复核人：	

外包装

操作：1.按《包装岗位标准操作规程》《DBF-900连续式塑料薄膜封口机标准操作规程》操作；2.包装过程的废弃物入废弃物桶；3.包装结束后，填写“请验单”，入饮片成品库，待检。

设备名称	设备型号	设备编号	操作间编号
连续式塑料薄膜封口机	DBF-900		
电子台秤			

领料量	包装规格	入库数量	废品量	收率 ≥95%	物料平衡 98%~100%
（折袋）				%	%

包装材料	物料名称	物料代码	进厂编号	领料量（个）	使用量（个）	损耗量（个）	剩余量（个）	损耗率 ≤5%	物料平衡 100%
								%	%

计算公式	
	收率=入库数量÷领料量×100%
	物料平衡率=（入库数量+废品量）÷领料量×100%
	包装材料损耗率=损耗量÷（领料量-剩余量）×100%
	包装材料物料平衡=（使用量+损耗量+剩余量）÷领料量×100%

偏差	正常□　异常□	包装质量检查、班中清场，允许办理入库手续。　QA确认：
入库	将外包合格品交给饮片成品仓库。	

操作人：　　工序负责人：　　QA：

备注：

五、评价反馈

1. 车间主任评价

序号	重点评价内容	评价标准	标准分值	评价得分
1	物料及辅料称取	称量标准操作规程	10	
2	设备准备	准备标准操作规程	10	
3	设备操作	设备运行标准规程操作	20	
4	清场	清场标准操作规程操作	10	
5	工作态度	吃苦耐劳，态度认真，精益求精	10	
6	自主学习	提前预习、查阅资料能力	10	
7	问题探究	分析问题、解决问题、处理问题能力	20	
8	安全	药品质量安全意识，生产安全意识	10	
签名			合计	

2. 学生自我评价

学生姓名：	
你是否参与生产实训活动？	
你都完成了哪些具体任务？	
除了完成实训任务，你还做了哪些工作？	
你认为本次生产实训有什么需要改进的问题吗？	
本次课你有什么收获吗？你都学到了什么？	

项目三　加固体辅料炒

任务一　麸炒

一、学习目标

1. 掌握麸炒的含义、炮制方法、成品性状、炮制作用及注意事项。
2. 能够独立完成常用药物的麸炒操作；能准确判断麸炒常用药物的成品性状。
3. 具备尊重生命、热爱炮制岗位的责任感和事业心；树立精益求精的大国工匠精神。

二、任务书

通过查阅《中国药典》（2020年版）一部“枳壳”药材的麸炒炮制方法，结合学习麸炒的基础知识，按照药典麸炒药物的检查标准和“麸炒枳壳工艺规程”，完成麸炒枳壳的炮制。

批生产指令单

批生产指令单号：

<table>
<tr><td>产品名称</td><td></td><td>规格</td><td colspan="2"></td><td>产品批号</td><td colspan="2"></td></tr>
<tr><td>生产周期</td><td colspan="5">年　月　日至　年　月　日</td><td>工艺规程编号</td><td colspan="2"></td></tr>
<tr><td>批量</td><td></td><td colspan="2">依据</td><td colspan="4"></td></tr>
<tr><td colspan="2">名称</td><td colspan="2">物料代码</td><td>单位</td><td colspan="2">领料量</td><td>备注</td></tr>
<tr><td colspan="2"></td><td colspan="2"></td><td>kg</td><td colspan="2"></td><td></td></tr>
<tr><td colspan="2"></td><td colspan="2"></td><td>kg</td><td colspan="2"></td><td></td></tr>
</table>

制表人：	制表日期：　年　月　日
车间主管：	签发日期：　年　月　日
质量管理部QA主管：	审核日期：　年　月　日

三、获取资讯

（一）麸炒

是将净制或切制后的药物用麸皮熏炒的炮制方法，又称麸皮炒制技术或麦麸炒制技术。麸炒时所用麸皮为未制者称净麸炒或清麸炒，若用蜂蜜或红糖制过的麸皮熏炒药物，则称为蜜麸炒或糖麸炒。

（二）麸炒炮制流程

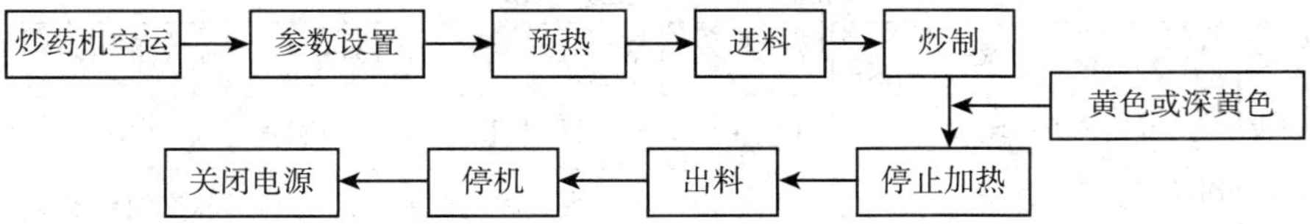

除另有规定外，一般每100kg净药物，用麸皮10~15kg。

（三）具体示例

枳　壳

【来源】 本品为芸香科植物酸橙 *Citrus aurantium L.* 及其栽培变种的干燥未成熟果实。7月果皮尚绿时采收，自中部横切为两半，晒干或低温干燥。

【功能与主治】 理气宽中，行滞消胀。用于胸胁气滞，胀满疼痛，食积不化，痰饮内停，脏器下垂。

【产品名称】 麸炒枳壳

【规格】 麸炒

【制法】 取原药材枳壳，净制，洗润，切制，干燥，麸炒，筛选，包装。

【性状】 本品形如枳壳片，色较深，偶有焦斑。

【质量标准】《中国药典》2020年版。

【具体操作】

1. 领料操作　按生产管理部《批生产指令单》要求，车间物料员依据批指令填写《领料单》，领取枳壳、麸皮。

车间物料员、库管员依据《物料发放管理

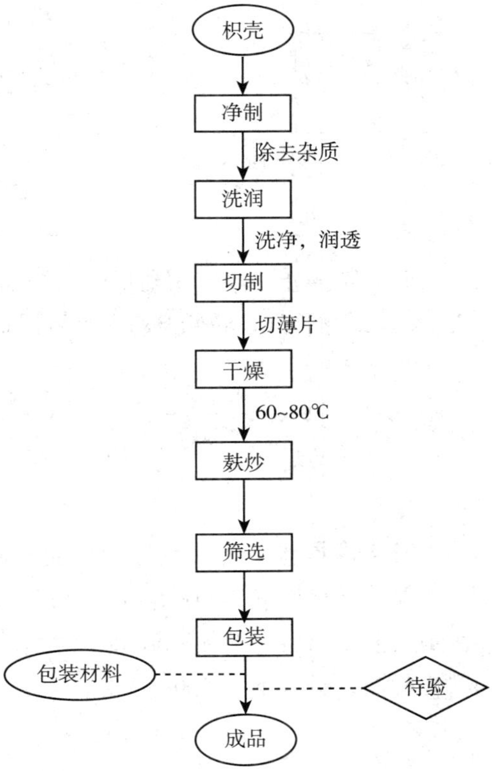

麸炒枳壳生产工艺流程

规程》《物料称量计数管理规程》《车间领用、发放物料管理规程》、《物料发放标准操作规程》《领发料标准操作规程》的规定，称量、复核，领取中药材送至车间中药材暂存区，按种类、批号集中管理，分类码放整齐。

2.称量操作 操作前对操作间、设备设施等检查、确认后，依据《批生产指令单》操作人员逐一称量、复核，称量完毕，贴《物料签》，入中药材暂存区。

3.净制操作 操作前对操作间、设备设施等检查、确认后，将枳壳药材置拣选操作台上，人工拣选出非药用部位、霉变品及杂质；净制后的药材装入洁净周转筐，贴《物料签》，交洗润工序。

净制工序主要工艺参数表

项目	参数	备注
净制收率	≥97%	净制收率=净制后枳壳重量 ÷ 枳壳领料重量 ×100%
物料平衡限度	98%~100%	物料平衡限度=（净制枳壳重量+废品量）÷ 枳壳领料重量 ×100%

4.洗润操作 将净制的枳壳置清洗池中，用水快速淘洗至净，沥水。洗净的枳壳入润药池加饮用水至刚好没过药材，稍泡10~20分钟。将浸泡好的药材用湿布盖好，闷润3~5小时润至透心，捞出，用洁净周转箱盛装，贴《物料签》，交切制工序。

洗润工序主要工艺参数表

项目	参数	备注
清洗	用水淘洗至净	流动水清洗，不回收利用
稍泡时间	10~20分钟	—
闷润时间	3~5小时	—

5.切制操作 调整切药机裁切厚度为1~2mm，取洗润好的枳壳，平铺于切药机的送料履带，切片；将切制好的枳壳用洁净周转筐盛装，贴《物料签》，入干燥工序。

切制工序主要工艺参数表

项目	参数
切片厚度	薄片1~2mm

6.干燥操作 将切制好的枳壳平铺于敞开式烘箱内，铺料厚度1~8cm，控制蒸汽压力，保持干燥温度为50~60℃，温度达到50℃时，开始计时，干燥2.0~3.0小时；待干燥达到工艺要求后，关闭蒸汽阀，继续送风，降温至常温后，用洁净周转箱盛装，称量，贴《物料签》，进入下一工序。

干燥工序主要工艺参数表

项目	参数
干燥温度	50~60℃
干燥时间	2.0~3.0小时
铺料厚度	1~8cm

7.麸炒操作　按每100kg枳壳用麸皮10~15kg称量麸皮，备用。设置炒药机温度120~150℃，待炒药机达到温度后将称量好的麸皮撒入炒药机即刻起烟时随即投入枳壳药材，迅速翻动，按每锅数量（10~120kg）置炒药机内，控制转筒速度，40r/min或0~24（无级可调）转/分，炒至色变深，取出，摊凉。摊凉的麸炒枳壳装入洁净周转筐，张贴《物料签》，进入下一工序。

麸炒工序主要工艺参数表

项目	参数	备注
每锅数量	10~120kg	—
辅料用量	每100kg枳壳用10~15kg麸皮	—
转筒转速	40r/min或0~24（无级可调）r/min	—
炒炙温度	120~150℃	—
收率	≥75%	麸炒收率=麸炒枳壳重量÷干燥后枳壳重量×100%
平衡限度	95%~100%	物料平衡限度=（麸炒枳壳重量+废料重量）÷（干燥后枳壳重量+麸皮数量）×100%

8.筛选操作　将炒炙好的麸炒枳壳平铺于不锈钢筛或入CZS-0.7长方筛内：按《筛选岗位标准操作规程》《CZS-0.7长方筛标准操作规程》进行操作，筛去灰屑杂质，用编织袋（内衬PE袋）盛装，称量，贴《物料签》，包装结束后，填写“请验单”，入饮片成品库，待检。

筛选工序主要工艺参数表

项目	参数	备注
筛选收率	≥90%	收率=筛选后麸炒枳壳重量÷筛选前麸炒枳壳重量×100%
物料平衡率	98%~100%	物料平衡率=（筛选后麸炒枳壳重量+废品量）÷筛选前麸炒枳壳重量×100%
成品收率	≥70%	成品收率=筛选后麸炒枳壳重量÷原药材领料量×100%

9.印制、制袋操作

（1）开启热转印分页一体机电源，取下墨盒，安装好色带；在设备处于离线状态时将印制内容（品名、规格、产地、净重、产品批号、生产日期、执行标准）分别录入数据库，根据饮片复合膜袋大小调节好宽度，设置分页速度、喷码速度、打印数量等参数，一人设置，一人复核，确定打印内容准确无误后方可打印。

（2）接通总电源，在操作屏上核对打印内容，如品名、规格、产地、净重、产品批号、生产日期、执行标准，取下墨盒，安装好色带，设置横封上温度（140℃ ±25℃）、横封下温度（75℃ ±25℃）、纵封温度（125℃ ±25℃）等参数；开启压缩空气（保持压缩空气在0.4~0.7MPa），按包装规格选择下料斗型号和复合膜规格，先安装好下料斗，再将复合膜按路径穿膜，走膜完毕后，调整好膜距及纵封边距，通过调整各锁紧手柄，螺丝，让纵封器适配复合膜的封边，然后上紧并锁紧手柄和螺丝；调节拉膜松紧锁母让拉膜套适当压紧料筒；将带膜穿越横封器之间；调节色标电眼，主要根据膜宽和观察出带切口位置是否正确，调节色标电眼走膜方向的距离，以达到正确的完整带形并锁紧即可，印制、制袋完毕后将印制或制袋好的中药饮片药用复合袋（或中药饮片复合膜袋）装入洁净容器内，贴《物料签》，入包装工序。

印制、制袋工序主要工艺参数表

项目	参数	备注
损耗率	≤5%	包装材料损耗率=损耗量 ÷（领料量－剩余量）×100%
物料平衡率	100%	包装材料物料平衡率=（使用量+损耗量+剩余量）÷ 包装材料领料量 ×100%

10. 包装、入库操作

（1）根据包装指令在饮片成品库领取物料，将合格的枳壳按包装规格准确称量，用编织袋或编织袋内套PE袋、中药饮片复合袋定额分包装，每袋装0.5kg，每袋装1kg（根据市场需要调整包装规格），分装完毕，封口，贴合格证，车间物料员填写请验单，入饮片成品库。

（2）根据包装指令在饮片成品库领取物料，将合格后的枳壳按包装规格定额准确称量，置入印制好的中药饮片复合袋（或制袋好的中药饮片复合膜袋）内，按《饮片包装岗位标准操作规程》进行分装，分装时根据不同规格装量差异，（范围：1.5~6.0g标示量的±7%，6.0g以上标示量的±5%）控制装量上限、下限，分装过程中每20分钟检查一次装量。将分装好的枳壳小袋经连续式塑料薄膜热封机逐一热封封口，将分包装完毕的物料置入PE袋（或塑料周转箱套PE袋）洁净容器内，称量，贴《物料签》入外包装工序。

（3）根据包装指令在饮片成品库领取物料，将合格后的枳壳按《饮片包装岗位标准操作规程》《全智能小包装机（半自动型）标准操作规程》《全智能小包装机标准操作规程》进行分装，开启电源及压缩空气，取下墨盒安装好色带，根据包装规格安装好下料斗、复合膜，调节好中药饮片复合膜的松紧度和色标电眼的位置，设置横封上温度（140℃ ±25℃）、横封下温度（140℃ ±25℃）、纵封温度（125℃ ±25℃）等参数、复核显示屏打印内容确认准确无误后，启动输送带将合格后的枳壳定额称量置入送料盘内，经输送带倾入料斗，点动设备点动按钮试包装，待包装打印清晰、密封严密、装量准确后方可分装；分装过程中每20分钟检查装量，根据不同规格装量差异（范围：1.5~6.0g标示量的±7%，6.0g以上标示量的±5%），将包装完毕的物料置入PE袋（或塑料周转箱套PE袋）洁净容器内，贴《物料签》入外包装工序。根据包装指令将分装后的中药饮片合格小袋外包，由车间现场QA抽样，外包完毕由车间物料员填写请验单待验，待验合格后贴合格证，入饮片成品库。

（4）根据包装指令将分装后的中药饮片合格小袋外包，封口，贴合格证，外包完毕由车间物料员填写请验单，入饮片成品库。

分装工序主要工艺参数表

项目	参数	备注
分装规格	—	根据需要量定额包装
分装收率	≥95%	分装收率=（合格小袋量－包装材料使用量）÷领料量×100%
物料平衡率	98%~100%	物料平衡率=（合格小袋量－包装材料使用量+废品量）÷领料量×100%
分装包装材料损耗率	≤5%	包装材料损耗率=损耗量÷（领料量－剩余量）×100%

包装工序主要工艺参数表

项目	参数	备注
包装规格	—	根据需要量定额包装。
包装收率	≥95%	包装收率=入库数量÷领料量×100%
物料平衡率	98%~100%	物料平衡率=（入库数量+废品量）÷领料量×100%
包装材料损耗率	≤5%	包装材料损耗率=损耗量÷（领料量－剩余量）×100%
包装材料物料平衡	100%	包装材料物料平衡=（使用量+损耗量+剩余量）÷领料量×100%

薏苡仁

【来源】本品为禾本科植物薏苡 *Coix lacryma-jobi L.var.ma-yue*（*Roman.*）Stapf的干燥成熟种仁。

【功能与主治】利水渗湿，健脾止泻，除痹，排脓，解毒散结。用于水肿，脚气，小便不利，脾虚泄泻，湿痹拘挛，肺痈，肠痈，赘疣，癌肿。

【产品名称】麸炒薏苡仁

【规格】麸炒

【制法】取原药材薏苡仁，净制，麸炒，筛选，包装。

【性状】本品形如薏苡仁，微鼓起，表面微黄色。

【质量标准】《中国药典》2020年版。

【具体操作】

1.领料操作　按生产管理部《批生产指令单》要求，车间物料员依据批指令填写《领料

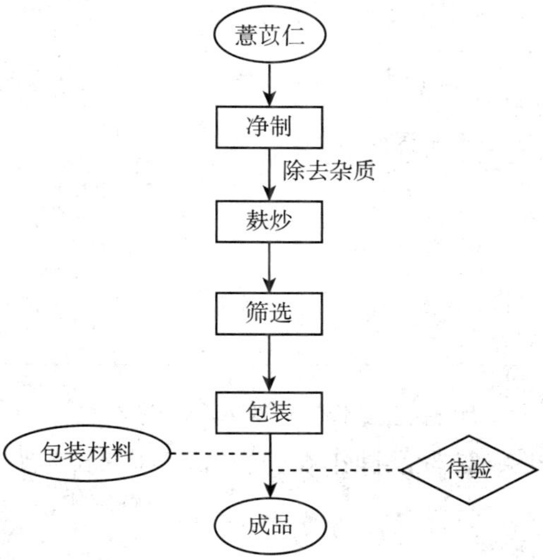

麸炒薏苡仁生产工艺流程

单》，领取薏苡仁、麸皮。

车间物料员、库管员依据《物料发放管理规程》《物料称量计数管理规程》《车间领用、发放物料管理规程》《物料发放标准操作规程》《领发料标准操作规程》的规定，称量、复核，领取中药材送至车间中药材暂存区，按种类、批号集中管理，分类码放整齐。

2.称量操作 操作前对操作间、设备设施等检查、确认后，依据《批生产指令单》操作人员逐一称量、复核，称量完毕，贴《物料签》，入中药材暂存区。

3.净制操作 操作前对操作间、设备设施等检查、确认后，将薏苡仁药材置拣选操作台上，人工拣选出非药用部位、霉变品及杂质；净制后的药材装入洁净周转筐，贴《物料签》，交麸炒工序。

净制工序主要工艺参数表

项目	参数	备注
净制收率	≥97%	净制收率=净制后薏苡仁重量÷薏苡仁领料重量×100%
物料平衡限度	98%~100%	物料平衡限度=（净制薏苡仁重量+废品量）÷薏苡仁领料重量×100%

4.麸炒操作 按每100kg薏苡仁用麸皮10~15kg称量麸皮，备用。设置炒药机温度用温度180~220℃，待炒药机达到温度后将称量好的麸皮撒入炒药机即刻起烟时随即投入薏苡仁药材，迅速翻动，按每锅数量（10~120kg）置炒药机内，控制转筒速度40r/min或0~24（无级可调）转/分，炒至微黄色，取出，摊凉。摊凉的麸炒薏苡仁装入洁净周转筐，张贴《物料签》，进入下一工序。

麸炒工序主要工艺参数表

项目	参数	备注
每锅数量	10~120kg	—
辅料用量	每100kg薏苡仁用10~15kg麸皮	—
转筒转速	40r/min或0~24（无级可调）r/min	—
炒炙温度	180~220℃	—
收率	≥85%	麸炒收率=麸炒薏苡仁重量÷净制薏苡仁重量×100%
平衡限度	90%~100%	物料平衡限度=（麸炒薏苡仁重量+废料重量）÷（净制薏苡仁重量+麸皮重量）×100%

5.筛选操作 将炒炙好的麸炒薏苡仁平铺于不锈钢筛或入CZS-0.7长方筛内：按《筛选岗位标准操作规程》《CZS-0.7长方筛标准操作规程》进行操作，筛去灰屑杂质，用编织袋（内衬PE袋）盛装，称量，贴《物料签》，包装结束后，填写“请验单”，入饮片成品库，待检。

筛选工序主要工艺参数表

序　号	项目	参数	备注
1	筛选收率	≥90%	收率=筛选后麸炒薏苡仁重量÷筛选前麸炒薏苡仁重量×100%
2	物料平衡率	98%~100%	物料平衡率=(筛选后麸炒薏苡仁重量+废品量)÷筛选前麸炒薏苡仁重量×100%
3	成品收率	≥80%	成品收率=筛选后麸炒薏苡仁重量÷原药材领料量×100%

6.印制、制袋操作

（1）开启热转印分页一体机电源，取下墨盒，安装好色带；在设备处于离线状态时将印制内容（品名、规格、产地、净重、产品批号、生产日期、执行标准）分别录入数据库，根据饮片复合膜袋大小调节好宽度，设置分页速度，喷码速度，打印数量等参数，一人设置，一人复核，确定打印内容准确无误后方可打印。

（2）接通总电源，在操作屏上核对打印内容（品名、规格、产地、净重、产品批号、生产日期、执行标准），取下墨盒，安装好色带，设置横封上温度（140℃ ±25℃）、横封下温度（75℃ ±25℃）、纵封温度（125℃ ±25℃）等参数；开启压缩空气（保持压缩空气在0.4~0.7MPa），按包装规格选择下料斗型号和复合膜规格，先安装好下料斗，再将复合膜按路径穿膜，走膜完毕后，调整好膜距及纵封边距，通过调整各锁紧手柄、螺丝，让纵封器适配复合膜的封边，然后上紧并锁紧手柄和螺丝；调节拉膜松紧锁母让拉膜套适当压紧料筒；将带膜穿越横封器之间；调节色标电眼，主要根据膜宽和观察出带切口位置是否正确，调节色标电眼走膜方向的距离，以达到正确的完整带形并锁紧即可，印制、制袋完毕后将印制或制袋好的中药饮片药用复合袋（或中药饮片复合膜袋）装入洁净容器内，贴《物料签》，入包装工序。

印制、制袋工序主要工艺参数表

项目	参数	备注
损耗率	≤5%	包装材料损耗率=损耗量÷(领料量-剩余量)×100%
物料平衡率	100%	包装材料物料平衡率=(使用量+损耗量+剩余量)÷包装材料领料量×100%

7.包装、入库操作

（1）根据包装指令在饮片成品库领取物料，将合格的薏苡仁按包装规格准确称量，用编织袋或编织袋内套PE袋、中药饮片复合袋定额分包装，每袋装0.5kg、每袋装1kg（根据市场需要调整包装规格），分装完毕，封口，贴合格证，车间物料员填写请验单，入饮片成品库。

（2）根据包装指令在饮片成品库领取物料，将合格后的薏苡仁按包装规格定额准确称量，置入印制好的中药饮片复合袋（或制袋好的中药饮片复合膜袋）内，按《饮片包装岗位标准操作规程》进行分装，分装时根据不同规格装量差异，（范围：1.5~6.0g标示

量的 ±7%，6.0g以上标示量的 ±5%）控制装量上限、下限，分装过程中每20分钟检查一次装量。将分装好的薏苡仁小袋经连续式塑料薄膜热封机逐一热封封口，将分包装完毕的物料置入PE袋（或塑料周转箱套PE袋）洁净容器内，称量，贴《物料签》入外包装工序。

（3）根据包装指令在饮片成品库领取物料，将合格后的薏苡仁按《饮片包装岗位标准操作规程》《全智能小包装机（半自动型）标准操作规程》《全智能小包装机标准操作规程》进行分装，开启电源及压缩空气，取下墨盒安装好色带，根据包装规格安装好下料斗、复合膜，调节好中药饮片复合膜的松紧度和色标电眼的位置，设置横封上温度（140℃ ±25℃）、横封下温度（140℃ ±25℃）、纵封温度（125℃ ±25℃）等参数、复核显示屏打印内容确认准确无误后，启动输送带将合格后的薏苡仁定额称量置入送料盘内，经输送带倾入料斗，点动设备点动按钮试包装，待包装打印清晰、密封严密、装量准确后方可分装；分装过程中每20分钟检查装量，根据不同规格装量差异（范围：1.5~6.0g标示量的 ±7%，6.0g以上标示量的 ±5%），将包装完毕的物料置入PE袋（或塑料周转箱套PE袋）洁净容器内，贴《物料签》入外包装工序。根据包装指令将分装后的中药饮片合格小袋外包，由车间现场QA抽样，外包完毕由车间物料员填写请验单待验，待验合格后贴合格证，入饮片成品库。

（4）根据包装指令将分装后的中药饮片合格小袋外包，封口，贴合格证，外包完毕由车间物料员填写请验单，入饮片成品库。

分装工序主要工艺参数表

项目	参数	备注
分装规格	—	根据需要量定额包装
分装收率	≥95%	分装收率=（合格小袋量-包装材料使用量）÷ 领料量 ×100%
物料平衡率	98%~100%	物料平衡率=（合格小袋量-包装材料使用量+废品量）÷ 领料量 ×100%
分装包装材料损耗率	≤5%	包装材料损耗率=损耗量 ÷（领料量-剩余量）×100%

包装工序主要工艺参数表

项目	参数	备注
包装规格	—	根据需要量定额包装
包装收率	≥95%	包装收率=入库数量 ÷ 领料量 ×100%
物料平衡率	98%~100%	物料平衡率=（入库数量+废品量）÷ 领料量 ×100%
包装材料损耗率	≤5%	包装材料损耗率=损耗量 ÷（领料量-剩余量）×100%
包装材料物料平衡	100%	包装材料物料平衡=（使用量+损耗量+剩余量）÷ 领料量 ×100%

四、任务实施

附表 3-1-1

麸炒枳壳称量记录

<table>
<tr><td>产品名称</td><td></td><td>产品规格</td><td></td><td>产品批号</td><td></td><td>批量</td><td></td></tr>
<tr><td>操作日期</td><td>年 月 日</td><td>班次</td><td></td><td>工艺规程编号</td><td colspan="3"></td></tr>
</table>

<table>
<tr><td rowspan="7">生产前检查与准备</td><td>检查项目</td><td>确认结果</td></tr>
<tr><td>确认称量配料岗位有清场合格证并在有效期内，确认工器具、设备处于“已清洁”及“待运行”状态</td><td>□已确认</td></tr>
<tr><td>确认需用衡器有校验合格证且在有效期内</td><td>□已确认</td></tr>
<tr><td>确认岗位相应文件和记录齐全并受控</td><td>□已确认</td></tr>
<tr><td>确认已更换生产状态牌、设备状态牌</td><td>□已确认</td></tr>
<tr><td>复核检查物料标识、物料外观性状</td><td>□已确认</td></tr>
<tr><td colspan="2">备注：请确认人在确认结果项的方框里打“√”；衡器的确认需要双人复核，其中包括称量的独立复核人
确认人： 复核人：</td></tr>
<tr><td colspan="3">按《称量配料岗位标准操作规程》执行</td></tr>
<tr><td colspan="3">电子秤编号：</td></tr>
</table>

<table>
<tr><td rowspan="5">称量、复核</td><td colspan="7">操作：根据批生产指令，领取枳壳；一人称量、一人单独复核，确认无误后，注明名称、代码、净重等，运至净制工序，待用</td></tr>
<tr><td>药材名称</td><td>物料代码</td><td>物料批号</td><td>单位</td><td>批领料量</td><td>实际称料量</td><td>物料去向</td></tr>
<tr><td></td><td></td><td></td><td></td><td></td><td></td><td></td></tr>
<tr><td></td><td></td><td></td><td></td><td></td><td></td><td></td></tr>
<tr><td></td><td></td><td></td><td></td><td></td><td></td><td></td></tr>
<tr><td colspan="8">称量人： 复核人：</td></tr>
</table>

<table>
<tr><td rowspan="3">相对称量误差（≤1%）</td><td colspan="3">计算公式：（最小感量值 ÷ 所称物料最小重量）× 100%</td><td>台秤最小感量值</td><td></td></tr>
<tr><td rowspan="2">相对称量误差</td><td rowspan="2">最大值：</td><td>偏差</td><td colspan="2">□正常 □异常</td></tr>
<tr><td>称量读数</td><td colspan="2">□正常 □异常</td></tr>
<tr><td colspan="6">操作人： 工序负责人： QA：</td></tr>
<tr><td colspan="6">备注：</td></tr>
</table>

麸炒枳壳净制记录

产品名称		产品规格		产品批号		批量	
生产日期	年　月　日		班次		工艺规程编号	TS-09-159	

	检查项目	确认结果
生产前检查与准备	确认拣选岗位有清场合格证并在有效期内，确认工器具、设备处于“已清洁”，及“待运行”状态	□已确认
	确认需用衡器有校验合格证且在有效期内	□已确认
	确认岗位相应文件和记录齐全并受控	□已确认
	确认已更换生产状态牌、设备状态牌	□已确认
	确认已开启除尘设备	□已确认
	原药材物料状态标识是否齐全	□已确认
	检查原药材外观质量、复核原药材名称、重量、代码	□已确认
	备注：如已确认，请确认人在确认结果项的方框里打“√”；衡器的确认需要双人复核，其中包括称量的独立复核人 确认人：　　复核人：	

净制操作按《净制岗位标准操作规程》执行（执行□　未执行□）

物料复核	中药材名称	物料代码	批号	数量（kg）	是否与批指令相符	备注
					是□　否□	结果在方框里打“√”

操作间名称：　　操作间编号：

设备名称	拣选台	拣选台
设备编号	QCL-020　是□　否□	QCL-021　是□　否□
设备运行时间	时　分至　时　分	时　分至　时　分

根据净选设备，设备是否运行在方框里打“√”

<table>
<tr><td>工艺要求</td><td colspan="2">净制前重量（kg）</td><td>净制标准</td><td>净制后重量（kg）</td><td>废品重量（kg）</td></tr>
<tr><td rowspan="6">1.开启除尘风机
2.将药材放置在拣选台上或风选机中，按工艺要求方法，挑选出药材中的泥沙、杂质及霉变药材；并剪除或剔除非药用部位
3.净制后合格药材置洁净周转筐内或洁净包装袋内，密闭，做好物料状态标识，注明药材品名、生产批号等内容
4.废弃物入废弃物桶</td><td colspan="2"></td><td></td><td></td><td></td></tr>
<tr><td colspan="2">收率范围≥97%</td><td colspan="3">收　率：　%　符合□　不符合□</td></tr>
<tr><td colspan="2">物料平衡限度98%~100%</td><td colspan="3">平衡限度：　%　符合□　不符合□</td></tr>
<tr><td rowspan="2">计算方式</td><td colspan="4">收率=净制后枳壳重量 ÷ 枳壳领料重量 × 100%</td></tr>
<tr><td colspan="4">物料平衡限度=（净制枳壳重量+废品量）÷ 枳壳领料重量 × 100%</td></tr>
<tr><td>偏差</td><td colspan="2">正常□　异常□</td><td colspan="2">净制质量检查、班中清场，允许流入下一工序。
QA确认：</td></tr>
</table>

交接：净制后枳壳重量________kg；共________件；交至________工序。

操作人：　　工序负责人：　　QA签字：

备注：

麸炒枳壳切制记录

产品名称		产品规格		产品批号		批量	
生产日期	年　月　日	班次		工艺规程编号			

	检查项目	确认结果
生产前检查与准备	确认中药材切制岗位有清场合格证并在有效期内，确认工器具、设备处于“已清洁”，及“待运行”状态	□已确认
	确认岗位相应文件和记录齐全并受控	□已确认
	确认已更换生产状态牌、设备状态	□已确认
	确认已开启除尘设备	□已确认
	确认药材名称、批号、状态标识齐全	□已确认
	备注：如已确认，请确认人在确认结果项的方框里打“√”　确认人：　复核人：	
物料复核	药材物料状态标识是否齐全	齐全□　不齐全□
	检查原药材外观质量、复核原药材名称、数量、代码	外观质量：

按《药材切制岗位标准操作规程》《QY-300高速截断往复式切药机标准操作规程》、《WQY-240-Ⅱ往复式切药机标准操作规程》操作；每隔25~30分钟检查一次，对切制情况进行检查并记录（执行□　未执行□）

工艺要求	1.开启除尘风机 2.按照工艺要求及《药材切制岗位操作规程》切制，将药材切制成薄片1~2mm 3.切制后合格枳壳用洁净周转箱装好，贴签；及时递交下一工序 4.废弃物入废弃物桶	操作间名称	操作间编号
		设备名称：QY-300高速截断往复式切药机	QCL-010□
		设备名称：WQY-240-Ⅱ往复式切药机	QCL-032□
		切制规格	
		切制时间	时　分至　时　分
		切制后枳壳数量：________件	

检查记录								
	时间							
	长度	mm	mm	mm	mm	mm	mm	mm
	时间							
	长度	mm	mm	mm	mm	mm	mm	mm

偏差	正常□　异常□	切制质量检查、班中清场，允许流入下一工序。　QA确认：

交接：切制后枳壳共________件；交至________工序。

操作人：　　　　　　　　工序负责人：　　　　　　　　QA签字：

麸炒枳壳干燥记录

产品名称		产品规格		产品批号		批量	
生产日期	年 月 日	班次			工艺规程编号		

	检查项目	确认结果
生产前检查与准备	确认中药材干燥岗位有清场合格证并在有效期内，确认工器具、设备处于“已清洁”，及“待运行”状态	□已确认
	确认岗位相应文件和记录齐全并受控	□已确认
	确认已更换生产状态牌、设备状态	□已确认
	确认已开启除尘设备	□已确认
	备注：如已确认，请确认人在确认结果项的方框里打“√” 确认人：	复核人：
物料复核	药材物料状态标识是否齐全	齐全□ 不齐全□
	检查原药材外观质量、复核原药材名称、数量、代码	外观质量：

按《药材干燥岗位标准操作规程》《HX-4敞开式烘箱标准操作规程》操作，将药材平铺于敞开式烘箱内，根据药材属性确定上料厚度；开启蒸汽阀及风机，根据药材的不同属性确定烘药温度、时间，控制药材水分。干燥时做到不影响颜色、气味，勤翻动（每30分钟翻动一次）（执行□ 未执行□）

操作间名称		设备名称	HX-4敞开式烘箱	
操作间编号		设备编号	QCL-012□	QCL-013□

干燥

1. 铺料厚度1~8cm；2. 控制蒸汽压力，干燥温度控制：50~60℃，温度达到50℃时，开始计时，干燥2.0~3.0小时；3. 药材干燥达到工艺要求后，关闭蒸汽阀，继续送风，放凉；4. 干燥后合格药材用洁净周转箱装好，称重，贴签；及时递交下一工序；5. 废弃物入废弃物桶

药材名称						
设备编号	QCL-012□			QCL-013□		
锅次	铺料厚度（cm）	干燥温度	干燥时间	铺料厚度（cm）	干燥温度	干燥时间
1			日 时 分至 日 时 分			日 时 分至 日 时 分
2			日 时 分至 日 时 分			日 时 分至 日 时 分
3			日 时 分至 日 时 分			日 时 分至 日 时 分
4			日 时 分至 日 时 分			日 时 分至 日 时 分
5			日 时 分至 日 时 分			日 时 分至 日 时 分
6			日 时 分至 日 时 分			日 时 分至 日 时 分

偏差	正常□ 异常□	干燥质量检查、班中清场，允许流入下一工序。 QA确认：

交接：干燥后枳壳重量：________kg，共________件；交至________工序。

操作人： 工序负责人： QA签字：

备注：

麸炒枳壳麸炒记录

产品名称		规格		产品批号		批量	
生产日期	年 月 日至 年 月 日			班次		工艺规程编号	

	检查项目	确认结果
生产前检查与准备	确认中药材炒炙岗位有清场合格证并在有效期内，确认工器具、设备处于“已清洁”，及“待运行”状态	□已确认
	确认岗位相应文件和记录齐全并受控	□已确认
	确认已更换生产状态牌、设备状态牌	□已确认
	确认已开启除尘设施	□已确认
	确认饮片名称、数量、批号、状态标识齐全	□已确认
	备注：如已确认，请确认人在确认结果项的方框里打“√” 确认人： 复核人：	

操作：根据麸炒枳壳工艺规程控制好炒炙温度、时间，按《炒炙岗位标准操作规程》《GCY-900炒药机标准操作规程》《CTDC1000电磁炒药机标准操作规程》操作

麸炒：设置炒药机温度（120~150℃，按每100kg净药材用麸皮10~15kg称量麸皮，待炒药机达到温度后将称量好的麸皮撒入炒药机即刻起烟时随即投入枳壳药材，迅速翻动，按每锅数量（10~120kg）置炒药机内，控制转筒速度40r/min或0~24（无级可调）转/分，炒至色变深，取出，筛去麸皮，放凉

操作间名称		设备名称	炒药机
操作间编号		设备编号	

锅次	1	2	3	4	5	6	7	8
枳壳重量（kg）								
辅料量（kg）								
炒筒转速（r/min）								
炒炙温度（℃）								
炒炙时间	时 分 时 分	时 分 时 分	时 分 时 分	时 分 时 分	时 分 时 分	时 分 时 分	时 分 时 分	时 分 时 分

炒炙起止时间： 日 时 分至 日 时 分			废料重量： kg
偏差	正常□ 异常□	炒炙质量检查、班中清场，允许流入下一工序。 QA确认：	
收率范围≥75%	%	收率=麸炒枳壳重量 ÷ 干燥后枳壳重量 × 100%	
物料平衡限度 95%~100%	%	物料平衡限度=（麸炒枳壳重量+废料重量）÷（干燥后枳壳重量+麸皮数量）× 100%	

交接：麸炒枳壳重量：________kg，共________件；交至________工序。

操作人： 工序负责人： QA：

备注：

麸炒枳壳筛选记录

产品名称		产品规格		产品批号		批量	
生产日期	年　月　日	班次		工艺规程编号			

	检查项目	确认结果
生产前检查与准备	确认中药饮片筛选岗位有清场合格证并在有效期内，确认工器具、设备处于“已清洁”及“待运行”状态	□已确认
	确认岗位相应文件和记录齐全并受控	□已确认
	确认已更换生产状态牌、设备状态牌	□已确认
	确认已开启除尘设施	□已确认
	确认饮片名称、数量、批号、状态标识齐全	□已确认
	备注：如已确认，请确认人在确认结果项的方框里打“√”　确认人：　复核人：	

物料复核	饮片名称	物料代码	批号	日期	数量（kg）	是否复核	备注
						是□　否□	结果在方框里打“√”

筛选

将麸炒枳壳平铺于不锈钢筛或入CZS–0.7长方筛内：按《筛选岗位标准操作规程》《CZS–0.7长方筛标准操作规程》进行操作，筛去碎屑、灰屑，用编织袋（内衬PE袋）盛装，称量，封口，贴合格证，车间物料员填写请验单，入饮片成品库，待验

设备名称	设备型号	设备编号	房间编号
长方筛	CZS–0.7		
不锈钢筛	1、2、4、6、8、10、12、15mm		

筛选前麸炒枳壳重量	筛选后麸炒枳壳重量	废品量	收率范围：≥90%	物料平衡98%~100%
kg	kg	kg	%	%

计算公式	
	收率=筛选后麸炒枳壳重量 ÷ 筛选前麸炒枳壳重量 ×100%
	物料平衡率=（筛选后麸炒枳壳重量+废品量）÷ 筛选前麸炒枳壳重量 ×100%

成品收率	收率范围：≥70%	%	计算公式：收率=筛选后麸炒枳壳重量 ÷ 原药材领料量 ×100%
偏差	正常□　异常□	筛选质量检查、班中清场，允许入库。　QA确认：	

交接：麸炒枳壳总量：________kg，共________件；交至饮片成品库。

操作人：　　　　工序负责人：　　　　QA：

备注：

麸炒枳壳印制记录

产品名称		产品规格		产品批号		批量	
生产日期	年　月　日			班次		工艺规程编号	

	检查项目	确认结果
生产前检查与准备	确认中药饮片印制岗位有清场合格证并在有效期内，确认工器具、设备处于“已清洁”及“待运行”状态	□已确认
	确认岗位相应文件和记录齐全并受控	□已确认
	确认已更换生产状态牌、设备状态牌	□已确认
	确认包装材料名称、数量、状态标识齐全	□已确认
	备注：如已确认，请确认人在确认结果项的方框里打“√”　确认人：　复核人：	

印制制袋

按《印制岗位标准操作规程》《热转印分页一体机标准操作规程》《全智能小包装机（半自动型）标准操作规程》操作

设备名称	设备型号	设备编号	房间编号
热转印分页一体机□	RYJ-FYJ001	QCL-024	2-1-118
全智能小包装机（半自动型）□	VPA-905AB	QCL-025	2-3-019

印制内容复核	
	品名： 规格： 产地： 净重： 产品批号： 生产日期： 执行标准：

物料名称	物料代码	进厂编号	领料量	使用量	损耗量	剩余量	损耗率≤5%	物料平衡100%

物料平衡率 =（使用量 + 损耗量 + 剩余量）÷ 包装材料领料量 × 100%

损耗率 = 损耗量 ÷（领料量 − 剩余量）× 100%

偏差	正常□　异常□	印制质量检查、班中清场，允许包装材料流入下一工序。　QA 确认：

操作人：　　　　工序负责人：　　　　QA：

备注：

麸炒枳壳分装记录1

产品名称		产品规格		产品批号		批量	
生产日期	年 月 日			班次		工艺规程编号	

	检查项目	确认结果
生产前检查与准备	确认中药饮片包装岗位有清场合格证并在有效期内，确认工器具、设备处于“已清洁”，及“待运行”状态	□已确认
	确认岗位相应文件和记录齐全并受控	□已确认
	确认已更换生产状态牌、设备状态牌	□已确认
	确认饮片名称、数量、批号、状态标识齐全	□已确认
	复核领用包装材料印制内容是否清晰、准确、完整	□已确认
	备注：如已确认，请确认人在确认结果项的方框里打“√” 确认人： 复核人：	

分装

1.按《包装岗位标准操作规程》《连续式塑料薄膜封口机标准操作规程》操作，将待包装麸炒枳壳按定额包装进行准确称量并封口；2.包装过程的废弃物入废弃物桶；3.分装结束后，交外包工序

包装物料	中药饮片复合袋□ 复合膜袋□		
设备名称	设备型号	设备编号	操作间编号
连续式塑料薄膜封口机	DBF-900		
电子天平			

饮片	领料量（kg）	包装规格	合格小袋量	废品量	收率≥95%	物料平衡 98%~100%
					%	%

包装材料	领料量	物料代码	进厂编号	使用量	剩余量	损耗量	损耗率≤5%	物料平衡 100%
							%	%

计算公式	
	包装收率=（合格小袋量-包装材料使用量）÷ 领料量 ×100%
	物料平衡率 =（合格小袋量-包装材料使用量+废品量）÷ 领料量 ×100%
	包装材料损耗率=损耗量 ÷（领料量-剩余量）×100%
	包装材料物料平衡=（使用量+损耗量+剩余量）÷ 领料量 ×100%

偏差	正常□ 异常□	包装质量检查、班中清场，允许办理入库手续。 QA确认：
交接	将分装合格小袋交至外包工序。	

操作人： 工序负责人： QA：

备注：

麸炒枳壳分装记录2

产品名称		规格		产品批号		批量	
操作日期	年 月 日	班次		工艺规程编号			

	检查项目	确认结果
生产前检查与准备	确认中药饮片分装岗位有清场合格证并在有效期内；确认工器具、设备处于“已清洁”，及“待运行”状态	□已确认
	确认岗位相应文件和记录齐全并受控	□已确认
	确认需用仪器、仪表有校验合格证且在有效期内	□已确认
	确认已更换生产状态牌、设备状态牌	□已确认
	确认 VPA-905AB 全智能小包装机（半自动型）或 VPA-928A 全智能小包装机完好并且试运行正常	□已确认
	确认需用天平有校验合格证且在有效期内，按《自动天平校验标准操作规程》进行校验	□已确认
	备注：如已确认，请确认人在确认结果项的方框里打“√”	确认人： 复核人：

按《中药饮片分装岗位标准操作规程》《VPA-905AB 全智能小包装机（半自动型）标准操作规程》《VPA-928A 全智能小包装机标准操作规程》操作

设备名称	设备型号	设备编号	操作间编号
全智能小包装机（半自动型）□	VPA-905AB	QCL-025	2-3-019
全智能小包装机□	VPA-928A	QCL-031	2-3-020
电子天平			

操作：1.根据指令核对操作屏中印制内容（品名、规格、产地、净重、产品批号、生产日期、执行标准）；2.按《VPA-905AB 全智能小包装机（半自动型）标准操作规程》《VPA-928A 全智能小包装机标准操作规程》操作；3.废弃物入废弃物桶

饮片分装	印制内容复核	品 名： 规 格： 产 地： 净重： 产品批号： 生产日期： 执行标准：	
	领取物料	中药饮片复合膜数量：________ kg 进厂批号： 待分装麸炒枳壳重量：________ kg 批号：	确认人：
	操作：按《VPA-905AB 全智能小包装机（半自动型）标准操作规程》操作：.取下墨盒，安装好色带；按包装规格选择型号安装好下料斗、复合膜，调整色标电眼，设置横封上温度 140℃ ±25℃，横封下温度 140℃ ±25℃，纵封温度 125℃ ±25℃；启动输送带将准确称量的药材置入上料盘中经输送带倾入料斗中，点动设备点动按钮试包装，调试合格方可包装；饮片包装过程中每隔 20 分钟记录一次装量检查情况		横封上温度：________℃ 横封下温度：________℃ 纵封温度：________℃
	操作：按《VPA-928A 全智能小包装机标准操作规程》操作：取下墨盒安装好色带，按包装规格选择型号安装好下料斗、复合膜，调整色标电眼，在显示屏上设置包装打印信息，设置好横封上、横封下、纵封温度，目标重量、上偏差、下偏差等参数，将多头称置零，点动设备点动键试包装，调试合格方可包装，包装过程中每隔 20 分钟记录一次装量检查情况		横封上温度：________℃ 目标重量：________g 横封下温度：________℃ 上偏差：________g 纵封温度：________℃ 下偏差：________g

		领料量(kg)	包装规格	合格小袋量	废品量	收率≥95%	物料平衡 98%~100%
饮片分装	饮片					%	%

		领料量	物料代码	进厂编号	使用量	损耗量	剩余量	损耗率 ≤5%	物料平衡 100%
饮片分装	包装材料							%	%

续表

饮片分装	计算公式	包装收率 =（合格小袋量 – 包装材料使用量）÷ 领料量 × 100%
		物料平衡率 =（合格小袋量 – 包装材料使用量 + 废品量）÷ 领料量 × 100%
		包装材料损耗率 = 损耗量 ÷（领料量 – 剩余量）× 100%
		包装材料物料平衡 =（使用量 + 损耗量 + 剩余量）÷ 领料量 × 100%
偏差	正常□　异常□	包装质量检查、班中清场，允许流入下一工序。　QA 确认：
交接	将分装合格小袋交至外包工序。	
操作人：	工序负责人：	QA：
备注：		

麸炒枳壳装量检测记录

产品名称		规格		产品批号		批量	
操作日期	年　月　日			班次		电子天平编号	
设定装量	标示量：根据包装指令设置装量________/袋；根据不同规格设置装量差异，（范围：1.5~6.0g 标示量的 ±7%，6.0g 以上标示量的 ±5%），上限控制：________g/袋；下限控制：________g/袋；称 10 个空袋重量：________g；平均袋重：________g						
每袋重量	岗位装量控制范围：标示量 + 平均袋重			上限：　g/袋		下限：　g/袋	
操作标准	检测记录频次：20 分钟 / 次；装量差异检查方法：每次抽查 10 袋，用 1/100 电子天平称量						

空袋

序号	1	2	3	4	5	6	7	8	9	10	平均袋重
空袋（g）											
时间 \ 序号	1	2	3	4	5	6	7	8	9	10	结果判定
日　时　分											符合□　不符合□
日　时　分											符合□　不符合□
日　时　分											符合□　不符合□
日　时　分											符合□　不符合□
日　时　分											符合□　不符合□
日　时　分											符合□　不符合□
日　时　分											符合□　不符合□
日　时　分											符合□　不符合□
日　时　分											符合□　不符合□
日　时　分											符合□　不符合□
日　时　分											符合□　不符合□
日　时　分											符合□　不符合□
日　时　分											符合□　不符合□
日　时　分											符合□　不符合□
日　时　分											符合□　不符合□

操作人：　　　　　　　　复核人：　　　　　　　　QA：

麸炒枳壳外包装记录

<table>
<tr><td colspan="2">产品名称</td><td colspan="2"></td><td colspan="2">产品规格</td><td colspan="2"></td><td colspan="2">产品批号</td><td colspan="2"></td><td>批量</td><td></td></tr>
<tr><td colspan="2">生产日期</td><td colspan="6">年　　月　　日</td><td colspan="2">班次</td><td colspan="2"></td><td>工艺规程编号</td><td></td></tr>
<tr><td rowspan="6">生产前检查与准备</td><td colspan="11">检查项目</td><td colspan="2">确认结果</td></tr>
<tr><td colspan="11">确认中药饮片外包装岗位有清场合格证并在有效期内，确认工器具、设备处于“已清洁”及“待运行”状态</td><td colspan="2">□已确认</td></tr>
<tr><td colspan="11">确认岗位相应文件和记录齐全并受控</td><td colspan="2">□已确认</td></tr>
<tr><td colspan="11">确认已更换生产状态牌、设备状态牌</td><td colspan="2">□已确认</td></tr>
<tr><td colspan="11">确认饮片名称、数量、批号、状态标识齐全</td><td colspan="2">□已确认</td></tr>
<tr><td colspan="13">备注：如已确认，请确认人在确认结果项的方框里打“√”　　确认人：　　复核人：</td></tr>
<tr><td rowspan="15">外包装</td><td colspan="13">操作：1. 按《包装岗位标准操作规程》《DBF-900连续式塑料薄膜封口机标准操作规程》操作；2. 包装过程的废弃物入废弃物桶；3. 包装结束后，填写“请验单”，入饮片成品库，待检</td></tr>
<tr><td colspan="3">设备名称</td><td colspan="4">设备型号</td><td colspan="3">设备编号</td><td colspan="3">操作间编号</td></tr>
<tr><td colspan="3">连续式塑料薄膜封口机</td><td colspan="4">DBF-900</td><td colspan="3"></td><td colspan="3"></td></tr>
<tr><td colspan="3">电子台秤</td><td colspan="4"></td><td colspan="3"></td><td colspan="3"></td></tr>
<tr><td colspan="2">领料量</td><td colspan="3">包装规格</td><td colspan="2">入库数量</td><td>废品量</td><td colspan="2">收率
≥95%</td><td colspan="3">物料平衡
98%~100%</td></tr>
<tr><td colspan="2">（折袋）</td><td colspan="3"></td><td colspan="2"></td><td></td><td colspan="2">%</td><td colspan="3">%</td></tr>
<tr><td rowspan="2">包装材料</td><td>物料名称</td><td colspan="2">物料代码</td><td>进厂编号</td><td>领料量（个）</td><td>使用量（个）</td><td>损耗量（个）</td><td colspan="2">剩余量（个）</td><td colspan="2">损耗率≤5%</td><td>物料平衡100%</td></tr>
<tr><td></td><td colspan="2"></td><td></td><td></td><td></td><td></td><td colspan="2"></td><td colspan="2">%</td><td>%</td></tr>
<tr><td colspan="2" rowspan="4">计算公式</td><td colspan="11">收率 = 入库数量 ÷ 领料量 × 100%</td></tr>
<tr><td colspan="11">物料平衡率 =（入库数量 + 废品量）÷ 领料量 × 100%</td></tr>
<tr><td colspan="11">包装材料损耗率 = 损耗量 ÷（领料量 − 剩余量）× 100%</td></tr>
<tr><td colspan="11">包装材料物料平衡 =（使用量 + 损耗量 + 剩余量）÷ 领料量 × 100%</td></tr>
<tr><td colspan="14"></td></tr>
<tr><td colspan="14"></td></tr>
<tr><td colspan="14"></td></tr>
<tr><td>偏差</td><td colspan="3">正常□　异常□</td><td colspan="10">包装质量检查、班中清场，允许办理入库手续　QA确认：</td></tr>
<tr><td>入库</td><td colspan="13">将外包合格品交给饮片成品仓库</td></tr>
<tr><td colspan="14">操作人：　　　　　　工序负责人：　　　　　　QA：</td></tr>
<tr><td colspan="14">备注：</td></tr>
</table>

附表 3-1-2

麸炒薏苡仁称量记录

产品名称		产品规格		产品批号		批量	
操作日期	年 月 日	班次		工艺规程编号			

	检查项目	确认结果
生产前检查与准备	确认称量配料岗位有清场合格证并在有效期内，确认工器具、设备处于“已清洁”及“待运行”状态	□已确认
	确认需用衡器有校验合格证且在有效期内	□已确认
	确认岗位相应文件和记录齐全并受控	□已确认
	确认已更换生产状态牌、设备状态牌	□已确认
	复核检查物料标识、物料外观性状	□已确认
	备注：请确认人在确认结果项的方框里打“√”；衡器的确认需要双人复核，其中包括称量的独立复核人 确认人： 复核人：	

按《称量配料岗位标准操作规程》执行

电子秤编号：

	操作：根据批生产指令，领取薏苡仁；一人称量、一人单独复核，确认无误后，注明名称、代码、净重等，运至净制工序，待用						
称量、复核	药材名称	物料代码	物料批号	单位	批领料量	实际称料量	物料去向

称量人： 复核人：

相对称量误差（≤1%）	计算公式：（最小感量值 ÷ 所称物料最小重量）× 100%			台秤最小感量值	
	相对称量误差	最大值：	偏差	□正常 □异常	
			称量读数	□正常 □异常	

操作人： 工序负责人： QA：

备注：

麸炒薏苡仁净制记录

产品名称		产品规格		产品批号		批量	
生产日期	年　月　日	班次		工艺规程编号			

	检查项目	确认结果
生产前检查与准备	确认拣选岗位有清场合格证并在有效期内，确认工器具、设备处于“已清洁”，及“待运行”状态	□已确认
	确认需用衡器有校验合格证且在有效期内	□已确认
	确认岗位相应文件和记录齐全并受控	□已确认
	确认已更换生产状态牌、设备状态牌	□已确认
	确认已开启除尘设备	□已确认
	原药材物料状态标识是否齐全	□已确认
	检查原药材外观质量、复核原药材名称、重量、代码	□已确认
	备注：如已确认，请确认人在确认结果项的方框里打“√”；衡器的确认需要双人复核，其中包括称量的独立复核人　确认人：　复核人：	

净制操作按《净制岗位标准操作规程》执行（执行□　未执行□）

物料复核	中药材名称	物料代码	批号	数量（kg）	是否与批指令相符	备注
					是□　否□	结果在方框里打“√”

操作间名称：　　操作间编号：

设备名称	拣选台	拣选台
设备编号	QCL-020　是□　否□	QCL-021　是□　否□
设备运行时间	日　时　分至　日　时　分	日　时　分至　日　时　分

根据净选设备，设备是否运行在方框里打“√”

工艺要求	净制前重量（kg）	净制标准	净制后重量（kg）	废品重量（kg）
1.开启除尘风机 2.将药材放置在拣选台上或风选机中，按工艺要求方法，认真挑选出药材中的泥沙、杂质及霉变药材；并剪除或剔除非药用部位 3.净制后合格药材置洁净周转筐内或洁净包装袋内，密闭，做好物料状态标识，注明药材品名、生产批号等内容 4.废弃物入废弃物桶				
	收率范围≥97%	收　率：　%　符合□　不符合□		
	物料平衡限度98%~100%	平衡限度：　%　符合□　不符合□		
	计算方式	收率=净制后薏苡仁重量÷薏苡仁领料重量×100%		
		物料平衡限度=（净制薏苡仁重量+废品量）÷薏苡仁领料重量×100%		
	偏差	正常□　异常□	净制质量检查、班中清场，允许流入下一工序。 QA确认：	

交接：净制后薏苡仁重量________kg；共________件；交至________工序。

操作人：　　工序负责人：　　QA签字：

备注：

麸炒薏苡仁麸炒记录

<table>
<tr><td>产品名称</td><td></td><td>规格</td><td></td><td>产品批号</td><td></td><td>批量</td><td></td></tr>
<tr><td>生产日期</td><td colspan="3">年　月　日至　年　月　日</td><td>班次</td><td></td><td>工艺规程编号</td><td></td></tr>
</table>

<table>
<tr><td rowspan="7">生产前检查与准备</td><td>检查项目</td><td>确认结果</td></tr>
<tr><td>确认中药材炒炙岗位有清场合格证并在有效期内，确认工器具、设备处于“已清洁”，及“待运行”状态。</td><td>□已确认</td></tr>
<tr><td>确认岗位相应文件和记录齐全并受控。</td><td>□已确认</td></tr>
<tr><td>确认已更换生产状态牌、设备状态牌。</td><td>□已确认</td></tr>
<tr><td>确认已开启除尘设施。</td><td>□已确认</td></tr>
<tr><td>确认饮片名称、数量、批号、状态标识齐全。</td><td>□已确认</td></tr>
<tr><td colspan="2">备注：如已确认，请确认人在确认结果项的方框里打“√”　　确认人：　　复核人：</td></tr>
</table>

操作：根据麸炒薏苡仁工艺规程控制好炒炙温度、时间，按《炒炙岗位标准操作规程》《GCY-900炒药机标准操作规程》、《CTDC1000电磁炒药机标准操作规程》操作

麸炒：设置炒药机温度（180~220℃，按每100kg净药材用麸皮10~15kg称量麸皮，待炒药机达到温度后将称量好的麸皮撒入炒药机即刻起烟时随即投入薏苡仁药材，迅速翻动，按每锅数量（10~120kg）置炒药机内，控制转筒速度40r/min或0~24（无级可调）r/min，炒至微黄色，微鼓起，有香气，取出，筛去麸皮，放凉

<table>
<tr><td>操作间名称</td><td colspan="2"></td><td colspan="2">设备名称</td><td colspan="4">炒药机</td></tr>
<tr><td>操作间编号</td><td colspan="2"></td><td colspan="2">设备编号</td><td colspan="4"></td></tr>
<tr><td>锅次</td><td>1</td><td>2</td><td>3</td><td>4</td><td>5</td><td>6</td><td>7</td><td>8</td></tr>
<tr><td>薏苡仁重量（kg）</td><td></td><td></td><td></td><td></td><td></td><td></td><td></td><td></td></tr>
<tr><td>辅料量（kg）</td><td></td><td></td><td></td><td></td><td></td><td></td><td></td><td></td></tr>
<tr><td>炒筒转速（r/min）</td><td></td><td></td><td></td><td></td><td></td><td></td><td></td><td></td></tr>
<tr><td>炒炙温度（℃）</td><td></td><td></td><td></td><td></td><td></td><td></td><td></td><td></td></tr>
<tr><td>炒制时间</td><td>时　分
时　分</td><td>时　分
时　分</td><td>时　分
时　分</td><td>时　分
时　分</td><td>时　分
时　分</td><td>时　分
时　分</td><td>时　分
时　分</td><td>时　分
时　分</td></tr>
<tr><td colspan="7">炒炙起止时间：　日　时　分至　日　时　分</td><td colspan="2">废料重量：　kg</td></tr>
</table>

<table>
<tr><td>偏差</td><td>正常□　异常□</td><td colspan="2">炒炙质量检查、班中清场，允许流入下一工序。　QA确认：</td></tr>
<tr><td>收率范围≥85%</td><td>%</td><td colspan="2">收率=麸炒薏苡仁重量 ÷ 净制薏苡仁重量 × 100%</td></tr>
<tr><td>物料平衡限度90%~100%</td><td>%</td><td colspan="2">物料平衡限度=（麸炒薏苡仁重量+废料重量）÷（净制薏苡仁重量+麸皮重量）× 100%</td></tr>
</table>

交接：麸炒薏苡仁重量:________kg，共________件；交至________工序。

操作人：　　　　　　　　　　工序负责人：　　　　　　　　　　QA：

备注：

麸炒薏苡仁筛选记录

产品名称		产品规格		产品批号		批量	
生产日期	年 月 日		班次		工艺规程编号		

	检查项目	确认结果
生产前检查与准备	确认中药饮片筛选岗位有清场合格证并在有效期内，确认工器具、设备处于“已清洁”，及“待运行”状态	□已确认
	确认岗位相应文件和记录齐全并受控	□已确认
	确认已更换生产状态牌、设备状态牌	□已确认
	确认已开启除尘设施	□已确认
	确认饮片名称、数量、批号、状态标识齐全	□已确认
	备注：如已确认，请确认人在确认结果项的方框里打“√” 确认人： 复核人：	

	饮片名称	物料代码	批号	日期	数量(kg)	是否复核	备注
物料复核						是□ 否□	结果在方框里打“√”

筛选					
	将麸炒薏苡仁平铺于不锈钢筛或入CZS-0.7长方筛内：按《筛选岗位标准操作规程》《CZS-0.7长方筛标准操作规程》进行操作，筛去碎屑、灰屑，用编织袋（内衬PE袋）盛装，称量，封口，贴合格证，车间物料员填写请验单，入饮片成品库，待验				
	设备名称	设备型号	设备编号	房间编号	
	长方筛	CZS-0.7			
	不锈钢筛	1、2、4、6、8、10、12、15mm			
	筛选前麸炒薏苡仁重量	筛选后麸炒薏苡仁重量	废品量	收率范围：≥90%	物料平衡98%~100%
	kg	kg	kg	%	%
	计算公式	收率=筛选后麸炒薏苡仁重量÷筛选前麸炒薏苡仁重量×100%			
		物料平衡率=(筛选后麸炒薏苡仁重量+废品量)÷筛选前麸炒薏苡仁重量×100%			

成品收率	收率范围：≥80%	%	计算公式：收率=筛选后麸炒薏苡仁重量÷原药材领料量×100%
偏差	正常□ 异常□	筛选质量检查、班中清场，允许入库。 QA确认：	

交接：麸炒薏苡仁总量:________kg，共________件；交至饮片成品库。

操作人： 工序负责人： QA：

备注：

麸炒薏苡仁印制记录

<table>
<tr><td>产品名称</td><td></td><td>产品规格</td><td></td><td>产品批号</td><td></td><td>批量</td><td></td></tr>
<tr><td>生产日期</td><td colspan="2">年　月　日</td><td>班次</td><td></td><td>工艺规程编号</td><td colspan="2"></td></tr>
<tr><td rowspan="6">生产前检查与准备</td><td colspan="5">检查项目</td><td colspan="2">确认结果</td></tr>
<tr><td colspan="5">确认中药饮片印制岗位有清场合格证并在有效期内，确认工器具、设备处于“已清洁”，及“待运行”状态</td><td colspan="2">□已确认</td></tr>
<tr><td colspan="5">确认岗位相应文件和记录齐全并受控</td><td colspan="2">□已确认</td></tr>
<tr><td colspan="5">确认已更换生产状态牌、设备状态牌</td><td colspan="2">□已确认</td></tr>
<tr><td colspan="5">确认包装材料名称、数量、状态标识齐全</td><td colspan="2">□已确认</td></tr>
<tr><td colspan="7">备注：如已确认，请确认人在确认结果项的方框里打“√”　确认人：　复核人：</td></tr>
<tr><td rowspan="7">印制制袋</td><td colspan="7">按《印制岗位标准操作规程》《热转印分页一体机标准操作规程》《全智能小包装机（半自动型）标准操作规程》操作</td></tr>
<tr><td colspan="7">
<table>
<tr><td>设备名称</td><td>设备型号</td><td>设备编号</td><td>房间编号</td></tr>
<tr><td>热转印分页一体机□</td><td>RYJ–FYJ001</td><td>QCL–024</td><td>2–1–118</td></tr>
<tr><td>全智能小包装机（半自动型）□</td><td>VPA–905AB</td><td>QCL–025</td><td>2–3–019</td></tr>
</table>
</td></tr>
<tr><td>印制内容复核</td><td colspan="6">品名：
规格：
产地：
净重：
产品批号：
生产日期：
执行标准：</td></tr>
<tr><td colspan="7">
<table>
<tr><td>物料名称</td><td>物料代码</td><td>进厂编号</td><td>领料量</td><td>使用量</td><td>损耗量</td><td>剩余量</td><td>损耗率≤5%</td><td>物料平衡100%</td></tr>
<tr><td></td><td></td><td></td><td></td><td></td><td></td><td></td><td></td><td></td></tr>
</table>
</td></tr>
<tr><td colspan="7">物料平衡率 =（使用量 + 损耗量 + 剩余量）÷ 包装材料领料量 × 100%</td></tr>
<tr><td colspan="7">损耗率 = 损耗量 ÷（领料量 – 剩余量）× 100%</td></tr>
<tr><td colspan="7"></td></tr>
<tr><td>偏差</td><td>正常□　异常□</td><td colspan="6">印制质量检查、班中清场，允许包装材料流入下一工序。　QA 确认：</td></tr>
<tr><td colspan="8">操作人：　　　　工序负责人：　　　　QA：</td></tr>
<tr><td colspan="8">备注：</td></tr>
</table>

麸炒薏苡仁分装记录1

产品名称		产品规格		产品批号		批量	
生产日期	年　月　日			班次		工艺规程编号	

生产前检查与准备	检查项目	确认结果
	确认中药饮片包装岗位有清场合格证并在有效期内，确认工器具、设备处于“已清洁”，及“待运行”状态	□已确认
	确认岗位相应文件和记录齐全并受控	□已确认
	确认已更换生产状态牌、设备状态牌	□已确认
	确认饮片名称、数量、批号、状态标识齐全	□已确认
	复核领用包装材料印制内容是否清晰准确完整	□已确认
	备注：如已确认，请确认人在确认结果项的方框里打“√”。　确认人：　复核人：	

分装：

1.按《包装岗位标准操作规程》《连续式塑料薄膜封口机标准操作规程》操作，将待包装麸炒薏苡仁按定额包装量进行准确称量并封口；2.包装过程的废弃物入废弃物桶；3.分装结束后，交外包工序

包装物料	中药饮片复合袋□　复合膜袋□		
设备名称	设备型号	设备编号	操作间编号
连续式塑料薄膜封口机	DBF-900		
电子天平			

饮片	领料量（kg）	包装规格	合格小袋量	废品量	收率≥90%	物料平衡 98%~100%
					%	%

包装材料	领料量	物料代码	进厂编号	使用量	剩余量	损耗量	损耗率≤5%	物料平衡 100%
							%	%

计算公式	包装收率=（合格小袋量－包装材料使用量）÷ 领料量 ×100%
	物料平衡率 =（合格小袋量－包装材料使用量+废品量）÷ 领料量 ×100%
	包装材料损耗率=损耗量 ÷（领料量－剩余量）×100%
	包装材料物料平衡=（使用量+损耗量+剩余量）÷ 领料量 ×100%

偏差	正常□　异常□	包装质量检查、班中清场，允许办理入库手续。　QA 确认：
交接	将分装合格小袋交至外包工序。	

操作人：　　　　工序负责人：　　　　QA：

备注：

麸炒薏苡仁分装记录2

产品名称		规格		产品批号		批量	
操作日期	年　月　日	班次		工艺规程编号			

	检查项目	确认结果
生产前检查与准备	确认中药饮片分装岗位有清场合格证并在有效期内；确认工器具、设备处于“已清洁”，及“待运行”状态	□已确认
	确认岗位相应文件和记录齐全并受控	□已确认
	确认需用仪器、仪表有校验合格证且在有效期内	□已确认
	确认已更换生产状态牌、设备状态牌	□已确认
	确认 VPA-905AB 全智能小包装机（半自动型）或 VPA-928A 全智能小包装机完好并且试运行正常	□已确认
	确认需用天平有校验合格证且在有效期内，按《自动天平校验标准操作规程》进行校验	□已确认
	备注：如已确认，请确认人在确认结果项的方框里打“√”	确认人：　　复核人：

按《中药饮片分装岗位标准操作规程》《VPA-905AB 全智能小包装机（半自动型）标准操作规程》《VPA-928A 全智能小包装机标准操作规程》操作

设备名称	设备型号	设备编号	操作间编号
全智能小包装机（半自动型）□	VPA-905AB	QCL-025	2-3-019
全智能小包装机□	VPA-928A	QCL-031	2-3-020
电子天平			

操作：1. 根据指令核对操作屏中印制内容（品名、规格、产地、净重、产品批号、生产日期、执行标准）；2. 按《VPA-905AB 全智能小包装机（半自动型）标准操作规程》《VPA-928A 全智能小包装机标准操作规程》操作；3. 废弃物入废弃物桶

饮片分装	印制内容复核	品　名：　规　格：　产　地：　净重： 产品批号：　生产日期：　执行标准：	
	领取物料	中药饮片复合膜数量：________ kg　进厂批号： 待分装麸炒薏苡仁重量：________ kg　批号：________	确认人：
	操作：按《VPA-905AB 全智能小包装机（半自动型）标准操作规程》操作：.取下墨盒，安装好色带；按包装规格选择型号安装好下料斗、复合膜，调整色标电眼，设置横封上温度 140℃ ±25℃，横封下温度 140℃ ±25℃，纵封温度 125℃ ±25℃；启动输送带将准确称量的药材置入上料盘中经输送带倾入料斗中，点动设备点动按钮试包装，调试合格方可包装；饮片包装过程中每隔 20 分钟记录一次装量检查情况		横封上温度：________℃ 横封下温度：________℃ 纵封温度：________℃
	操作：按《VPA-928A 全智能小包装机标准操作规程》操作：取下墨盒安装好色带，按包装规格选择型号安装好下料斗、复合膜，调整色标电眼，在显示屏上设置包装打印信息，设置好横封上、横封下、纵封温度，目标重量、上偏差、下偏差等参数，将多头称置零，点动设备点动键试包装，调试合格方可包装，包装过程中每隔 20 分钟记录一次装量检查情况		横封上温度：________℃ 目标重量：________g 横封下温度：________℃ 上偏差：________g 纵封温度：________℃ 下偏差：________g

	领料量(kg)	包装规格	合格小袋量	废品量	收率≥90%	物料平衡 98%~100%
饮片					%	%

	领料量	物料代码	进厂编号	使用量	损耗量	剩余量	损耗率≤5%	物料平衡 100%
包装材料							%	%

续表

饮片分装	计算公式	包装收率=(合格小袋量-包装材料使用量)÷领料量×100%
		物料平衡率=(合格小袋量-包装材料使用量+废品量)÷领料量×100%
		包装材料损耗率=损耗量÷(领料量-剩余量)×100%
		包装材料物料平衡=(使用量+损耗量+剩余量)÷领料量×100%
偏差	正常□ 异常□	包装质量检查、班中清场,允许流入下工序。 QA确认:
交接	将分装合格小袋交至外包工序。	
操作人:	工序负责人:	QA:
备注:		

麸炒薏苡仁装量检测记录

产品名称		规格		产品批号		批量	
操作日期	年 月 日			班次		电子天平编号	
设定装量	标示量:根据包装指令设置装量________/袋;根据不同规格设置装量差异,(范围:1.5~6.0g标示量的±7%,6.0g以上标示量的±5%),上限控制:________g/袋;下限控制:________g/袋;称10个空袋重量:________g;平均袋重:________g						
每袋重量	岗位装量控制范围:标示量+平均袋重			上限:________g/袋		下限:________g/袋	
操作标准	检测记录频次:20分/次;装量差异检查方法:每次抽查10袋,用1/100电子天平称量						

空袋

序号	1	2	3	4	5	6	7	8	9	10	平均袋重
空袋(g)											
序号 / 时间	1	2	3	4	5	6	7	8	9	10	结果判定
日 时 分											符合□ 不符合□
日 时 分											符合□ 不符合□
日 时 分											符合□ 不符合□
日 时 分											符合□ 不符合□
日 时 分											符合□ 不符合□
日 时 分											符合□ 不符合□
日 时 分											符合□ 不符合□
日 时 分											符合□ 不符合□
日 时 分											符合□ 不符合□
日 时 分											符合□ 不符合□
日 时 分											符合□ 不符合□
日 时 分											符合□ 不符合□
日 时 分											符合□ 不符合□
日 时 分											符合□ 不符合□
日 时 分											符合□ 不符合□

操作人: 复核人: QA:

麸炒薏苡仁外包装记录

产品名称		产品规格		产品批号		批量	
生产日期	年 月 日		班次		工艺规程编号		

	检查项目	确认结果
生产前检查与准备	确认中药饮片外包装岗位有清场合格证并在有效期内，确认工器具、设备处于“已清洁”，及“待运行”状态	□已确认
	确认岗位相应文件和记录齐全并受控	□已确认
	确认已更换生产状态牌、设备状态牌	□已确认
	确认饮片名称、数量、批号、状态标识齐全	□已确认
	备注：如已确认，请确认人在确认结果项的方框里打“√” 确认人： 复核人：	

外包装

操作：1.按《包装岗位标准操作规程》《DBF-900连续式塑料薄膜封口机标准操作规程》操作；2.包装过程的废弃物入废弃物桶；3.包装结束后，填写“请验单”，入饮片成品库，待检

设备名称	设备型号	设备编号	操作间编号
连续式塑料薄膜封口机	DBF-900		
电子台秤			

领料量	包装规格	入库数量	废品量	收率≥95%	物料平衡98%~100%
（折袋）				%	%

包装材料	物料名称	物料代码	进厂编号	领料量（个）	使用量（个）	损耗量（个）	剩余量（个）	损耗率≤5%	物料平衡100%
								%	%

计算公式	
	收率=入库数量÷领料量×100%
	物料平衡率=(入库数量+废品量)÷领料量×100%
	包装材料损耗率=损耗量÷(领料量-剩余量)×100%
	包装材料物料平衡=(使用量+损耗量+剩余量)÷领料量×100%

偏差	正常□ 异常□	包装质量检查、班中清场，允许办理入库手续。 QA确认：
入库	将外包合格品交给饮片成品仓库。	

操作人： 工序负责人： QA：

备注：

五、评价反馈

1. 车间主任评价

序号	重点评价内容	评价标准	标准分值	评价得分
1	物料及辅料称取	称量标准操作规程	10	
2	设备准备	准备标准操作规程	10	
3	设备操作	设备运行标准规程操作	20	
4	清场	清场标准操作规程操作	10	
5	工作态度	吃苦耐劳，态度认真，精益求精	10	
6	自主学习	提前预习、资料查阅能力	10	
7	问题探究	分析问题、解决问题、处理问题能力	20	
8	安全	药品质量安全意识，生产安全意识	10	
签名			合计	

2. 学生自我评价

学生姓名：	
你是否参与生产实训活动？	
你都完成了哪些具体任务？	
除了完成实训任务，你还做了哪些工作？	
你认为本次生产实训有什么需要改进的问题吗？	
本次课你有什么收获吗？你都学到了什么？	

任务二　砂炒

一、学习目标

1. 掌握砂炒的含义、炮制方法、成品性状、炮制作用及注意事项。
2. 能够独立完成常用药物的砂炒操作；能准确判断砂炒常用药物的成品性状。

3. 具备尊重生命、热爱炮制岗位的责任感和事业心；树立精益求精的大国工匠精神。

二、任务书

通过查阅《中国药典》(2020年版)一部“骨碎补”药材的砂炒炮制方法，结合学习砂炒的基础知识，按照药典砂炒药物的检查标准和“砂烫骨碎补工艺规程”，完成砂炒骨碎补的炮制。

批生产指令单

批生产指令单号：

产品名称		规格		产品批号		
生产周期	年　月　日至　年　月　日			工艺规程编号		
批量		依据				
名称		物料代码	单位	领料量		备注
			kg			
			kg			
制表人：				制表日期：　年　月　日		
车间主管：				签发日期：　年　月　日		
质量管理部QA主管：				审核日期：　年　月　日		

三、获取资讯

将净制或切制后的药物与热砂共同拌炒的炮制方法，称为砂炒技术，亦称砂烫技术。

（一）制备砂的方法

1. 制普通砂　选取颗粒均匀的中粗河砂，过筛除去杂质，用饮用水洗净泥土，干燥后置炒制器具内用武火加热，以除净其中的有机杂质和水分等，取出，晾凉备用。

2. 制油砂　取制备好的普通砂，干置炒制器具内用武火加热，再加入1%~2%的食用植物油，拌炒至油尽烟散，砂的色泽均匀加深时，取出，晾凉备用。

（二）砂炒的炮制流程

除另有规定外，河砂以掩埋药材为度。

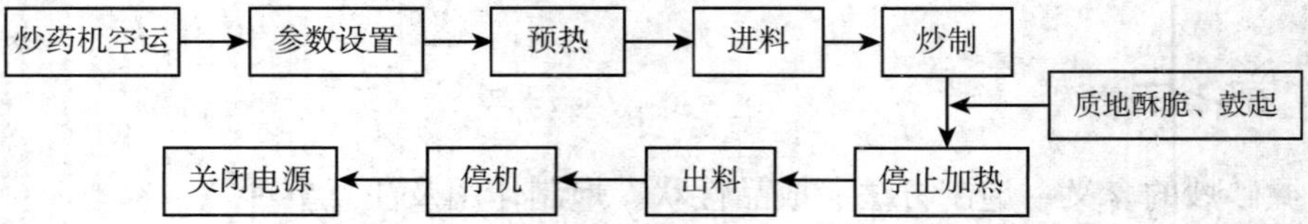

（三）具体示例

骨碎补

【来源】本品为水龙骨科植物槲蕨*Drynaria fortunei*（*Kunze*）*J.Sm.*的干燥根茎。全年均可采挖，除去泥沙，干燥或再燎去茸毛（鳞片）。

【功能与主治】疗伤止痛，补肾强骨；外用消风祛斑。用于跌扑闪挫，筋骨折伤，肾虚腰痛，筋骨痿软，耳鸣耳聋，牙齿松动；外治斑秃，白癜风。临床多用其制品。

【产品名称】烫骨碎补

【规格】烫制

【制法】取原药材骨碎补，净制，洗润，切制，干燥，烫制，筛选，包装。

【性状】本品形如骨碎补或片，表面呈黄棕色至深棕色。体膨大鼓起，质轻、疏松。

【质量标准】《中国药典》2020年版。

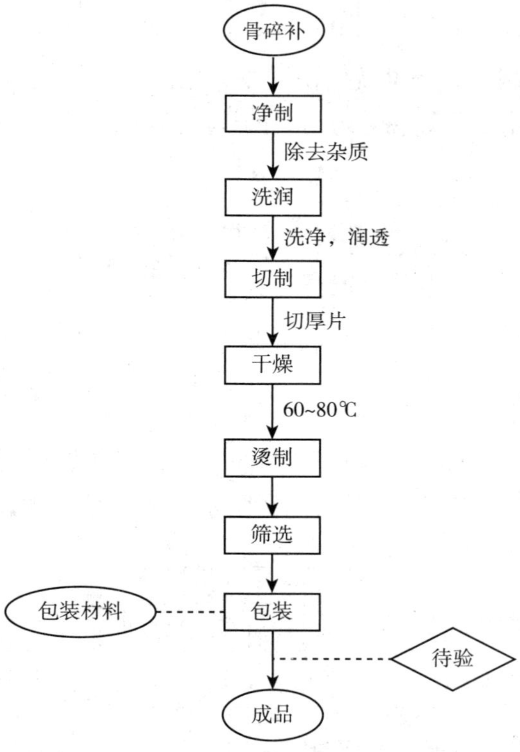

烫骨碎补生产工艺流程

【具体操作】

1.领料操作　按生产管理部《批生产指令单》要求，车间物料员依据批指令填写《领料单》，领取骨碎补、砂子。

车间物料员、库管员依据《物料发放管理规程》《物料称量计数管理规程》《车间领用、发放物料管理规程》《物料发放标准操作规程》《领发料标准操作规程》的规定，称量、复核，领取中药材送至车间中药材暂存区，按种类、批号集中管理，分类码放整齐。

2. 称量操作 操作前对操作间、设备设施等检查、确认后，依据《批生产指令单》操作人员逐一称量、复核，称量完毕，贴《物料签》，入中药材暂存区。

3. 净制操作 操作前对操作间、设备设施等检查、确认后，将骨碎补药材置拣选操作台上，人工拣选出非药用部位及杂质；净制后的药材装入洁净周转筐，贴《物料签》，交洗润工序。

净制工序主要工艺参数表

项目	参数	备注
净制收率	≥97%	净制收率=净制后骨碎补重量 ÷ 骨碎补领料重量 ×100%
物料平衡限度	98%~100%	物料平衡限度=（净制骨碎补重量+废品量）÷ 骨碎补领料重量 ×100%

4. 洗润操作 将净制的骨碎补置清洗池中，用水快速冲洗至净，沥水。洗净的骨碎补置入润药池用湿布盖好，润制3~5小时润至透心，捞出，用洁净周转箱盛装，贴《物料签》，交切制工序。

洗润工序主要工艺参数表

项目	参数	备注
清洗	用水冲洗至净	流动水清洗，不回收利用
润制时间	3~5小时	—

5. 切制操作 调整切药机裁切厚度为2~4mm，取洗润好的骨碎补，平铺于切药机的送料履带，切片；将切制好的骨碎补用洁净周转筐盛装，贴《物料签》，入干燥工序。

切制工序主要工艺参数表

项目	参数
切片厚度	厚片2~4mm

6. 干燥操作 将切制好的骨碎补平铺于敞开式烘箱内，铺料厚度1~5cm，控制蒸汽压力，保持干燥温度为60~80℃，温度达到60℃时，开始计时，干燥1.5~2.5小时；待干燥至骨碎补无湿心后，关闭蒸汽，继续送风，降温至常温后，用洁净周转箱盛装，称量，贴《物料签》，进入下一工序。

干燥工序主要工艺参数表

序号	项目	参数
1	干燥温度	60~80℃
2	干燥时间	1.5~2.5小时
3	铺料厚度	1~5cm

7.烫制操作

（1）油砂制备　砂子用饮用水淘洗除去泥土和杂质，晾干，洗净后的砂子用1mm和60目筛子筛去砂子中过粗和过细的部分。设置炒药机温度180~220℃，砂子置锅内炒热，加入定量（每100kg砂子用6.2kg菜籽油）的菜籽油，炼至油烟散尽，砂呈深灰色时，取出，备用。

（2）烫制　按每10kg待炒炙骨碎补用15~20kg油砂称取油砂，设置炒药机温度180~220℃，炒药机频率40Hz或0~24（无级可调）转/分，待炒药机达到温度后将称量好的油砂倒入炒药机，油砂炒至滑利状态时，投入待炒炙骨碎补（每锅10~80kg），不断翻动，炒制10~15分钟，炒至表面鼓起、酥脆时，取出，撞去毛，筛去油砂，放凉。摊凉的烫骨碎补装入洁净周转筐，张贴《物料签》，进入下一工序。筛过油砂可用于后续锅次继续炒炙，油砂重复利用前需添加新的油砂拌匀后使用，使用过的油砂不可再用于生产其他品种。

烫制工序主要工艺参数表

项目	参数	备注
砂子用量	适量	—
菜籽油用量	每100kg砂子用6.2kg菜籽油	—
炒制温度	180~220℃	
每锅数量	10~80kg	—
油砂用量	每10kg骨碎补用15~20kg油砂	—
炒药机频率	40Hz或0~24（无级可调）转/分	—
炒制时间	10~15分钟	
炒炙温度	180~220℃	—
收率	≥80%	收率=烫骨碎补重量÷干燥后骨碎补重量×100%
平衡限度	95%~100%	物料平衡限度=（烫骨碎补重量+废料重量）÷（干燥后骨碎补重量+油砂用量）×100%

8.筛选操作　将炒炙好的烫骨碎补平铺于不锈钢筛（4mm）或置入CZS-0.7长方筛内。按《筛选岗位标准操作规程》《CZS-0.7长方筛标准操作规程》进行操作，筛去灰屑饮片中

的碎屑、杂质，用编织袋（内衬PE袋）包装，称量，贴《物料签》，包装结束后，物料员填写“请验单”，入饮片成品库，待检。

筛选工序主要工艺参数表

项目	参数	备注
筛选收率	≥90%	收率=筛选后烫骨碎补重量÷筛选前烫骨碎补重量×100%
物料平衡率	98%~100%	物料平衡率=（筛选后烫骨碎补重量+废品量）÷筛选前烫骨碎补重量×100%
成品收率	≥70%	成品收率=筛选后烫骨碎补重量÷原药材领料量×100%

9.印制、制袋操作

（1）开启热转印分页一体机电源，取下墨盒，安装好色带；在设备处于离线状态时将印制内容（品名、规格、产地、净重、产品批号、生产日期、执行标准）分别录入数据库，根据饮片复合膜袋大小调节好宽度，设置分页速度、喷码速度、打印数量等参数，一人设置，一人复核，确定打印内容准确无误后方可打印。

（2）接通总电源，在操作屏上核对打印内容（品名、规格、产地、净重、产品批号、生产日期、执行标准），取下墨盒，安装好色带，设置横封上温度（140℃ ±25℃）、横封下温度（75℃ ±25℃）、纵封温度（125℃ ±25℃）等参数；开启压缩空气（保持压缩空气在0.4~0.7MPa），按包装规格选择下料斗型号和复合膜规格，先安装好下料斗，再将复合膜按路径穿膜，走膜完毕后，调整好膜距及纵封边距，通过调整锁紧手柄和螺丝，让纵封器适配复合膜的封边，然后上紧并锁紧手柄和螺丝；调节拉膜松紧锁母让拉膜套适当压紧料筒；将带膜穿越横封器之间；调节色标电眼，主要根据膜宽和观察出带切口位置是否正确，调节色标电眼走膜方向的距离，以达到正确的完整带形并锁紧即可，印制、制袋完毕后将印制或制袋好的中药饮片药用复合袋（或中药饮片复合膜袋）装入洁净容器内，贴《物料签》，入包装工序。

印制、制袋工序主要工艺参数表

项目	参数	备注
损耗率	≤5%	包装材料损耗率=损耗量÷（领料量－剩余量）×100%
物料平衡率	100%	包装材料物料平衡率=（使用量+损耗量+剩余量）÷包装材料领料量×100%

10.包装、入库操作

（1）根据包装指令在饮片成品库领取物料，将合格的骨碎补按包装规格准确称量，用编织袋或编织袋内套PE袋、中药饮片复合袋定额分包装，每袋装0.5kg、每袋装1kg（根据市场需要调整包装规格），分装完毕，封口，贴合格证，车间物料员填写请验单，入饮片成品库。

（2）根据包装指令在饮片成品库领取物料，将合格后的骨碎补按包装规格定额准确称量，置入印制好的中药饮片复合袋（或制袋好的中药饮片复合膜袋）内，按《饮片包装岗位标准操作规程》进行分装，分装时根据不同规格装量差异，（范围：1.5~6.0g标示量的 ±7%，6.0g以上标示量的 ±5%）控制装量上限、下限，分装过程中每20分钟检查一次装量。将分装好的骨碎补小袋经连续式塑料薄膜热封机逐一热封封口，将分包装完毕的物料置入PE袋（或塑料周转箱套PE袋）洁净容器内，称量，贴《物料签》入外包装工序。

（3）根据包装指令在饮片成品库领取物料，将合格后的骨碎补按《饮片包装岗位标准操作规程》《全智能小包装机（半自动型）标准操作规程》《全智能小包装机标准操作规程》进行分装，开启电源及压缩空气，取下墨盒安装好色带，根据包装规格安装好下料斗、复合膜，调节好中药饮片复合膜的松紧度和色标电眼的位置，设置横封上温度（140℃ ±25℃）、横封下温度（140℃ ±25℃）、纵封温度（125℃ ±25℃）等参数、复核显示屏打印内容确认准确无误后，启动输送带将合格后的骨碎补定额称量置入送料盘内，经输送带倾入料斗，点动设备点动按钮试包装，待包装打印清晰、密封严密、装量准确后方可分装；分装过程中每20分钟检查装量，根据不同规格装量差异（范围：1.5~6.0g标示量的 ±7%，6.0g以上标示量的 ±5%），将包装完毕的物料置入PE袋（或塑料周转箱套PE袋）洁净容器内，贴《物料签》入外包装工序。根据包装指令将分装后的中药饮片合格小袋外包，由车间现场QA抽样，外包完毕由车间物料员填写请验单待验，待验合格后贴合格证，入饮片成品库。

（4）根据包装指令将分装后的中药饮片合格小袋外包，封口，贴合格证，外包完毕由车间物料员填写请验单，入饮片成品库。

分装工序主要工艺参数表

项目	参数	备注
分装规格	—	根据需要量定额包装
分装收率	≥95%	分装收率=（合格小袋量－包装材料使用量）÷领料量 ×100%
物料平衡率	98%~100%	物料平衡率=（合格小袋量－包装材料使用量+废品量）÷领料量 ×100%
分装包装材料损耗率	≤5%	包装材料损耗率=损耗量 ÷（领料量－剩余量）×100%

包装工序主要工艺参数表

项目	参数	备注
包装规格	—	根据需要量定额包装
包装收率	≥95%	包装收率=入库数量 ÷ 领料量 ×100%
物料平衡率	98%~100%	物料平衡率=（入库数量+废品量）÷领料量 ×100%
包装材料损耗率	≤5%	包装材料损耗率=损耗量 ÷（领料量－剩余量）×100%
包装材料物料平衡	100%	包装材料物料平衡=（使用量+损耗量 +剩余量）÷领料量 ×100%

四、任务实施

附表 3-2-1

烫骨碎补称量记录

产品名称		产品规格		产品批号		批量	
操作日期	年　月　日	班次		工艺规程编号			

	检查项目	确认结果
生产前检查与准备	确认称量配料岗位有清场合格证并在有效期内，确认工器具、设备处于“已清洁”及“待运行”状态	□已确认
	确认需用衡器有校验合格证且在有效期内	□已确认
	确认岗位相应文件和记录齐全并受控	□已确认
	确认已更换生产状态牌、设备状态牌	□已确认
	复核检查物料标识、物料外观性状	□已确认
	备注：请确认人在确认结果项的方框里打“√”；衡器的确认需要双人复核，其中包括称量的独立复核人 确认人：　　复核人：	

按《称量配料岗位标准操作规程》执行

电子秤编号：

称量、复核	操作：根据批生产指令，领取骨碎补、砂子、菜籽油；一人称量、一人单独复核，确认无误后，注明名称、代码、净重等，待用						
	药材名称	物料代码	物料批号	单位	批领料量	实际称料量	物料去向

称量人：　　　　复核人：

相对称量误差（≤1%）	计算公式：（最小感量值 ÷ 所称物料最小重量）× 100%			台秤最小感量值	
	相对称量误差	最大值：	偏差	□正常　□异常	
			称量读数	□正常　□异常	

操作人：　　　　工序负责人：　　　　QA：

备注：

烫骨碎补净制记录

产品名称		产品规格		产品批号		批量	
生产日期	年　月　日		班次		工艺规程编号		

	检查项目	确认结果
生产前检查与准备	确认拣选岗位有清场合格证并在有效期内，确认工器具、设备处于“已清洁”及“待运行”状态	□已确认
	确认需用衡器有校验合格证且在有效期内	□已确认
	确认岗位相应文件和记录齐全并受控	□已确认
	确认已更换生产状态牌、设备状态牌	□已确认
	确认已开启除尘设备	□已确认
	原药材物料状态标识是否齐全	□已确认
	检查原药材外观质量、复核原药材名称、重量、代码	□已确认
	备注：如已确认，请确认人在确认结果项的方框里打“√”；衡器的确认需要双人复核，其中包括称量的独立复核人 确认人：　　复核人：	

净制操作按《净制岗位标准操作规程》执行（执行□　未执行□）

物料复核	中药材名称	物料代码	批号	数量（kg）	是否与批指令相符	备注
					是□　否□	结果在方框里打“√”

操作间名称：　　　　操作间编号：

设备名称	拣选台	拣选台
设备编号	QCL-020　是□　否□	QCL-021　是□　否□
设备运行时间	日　时　分至　日　时　分	日　时　分至　日　时　分

根据净选设备，设备是否运行在方框里打“√”

工艺要求	净制前重量（kg）	净制标准		净制后重量（kg）	废品重量（kg）
1.开启除尘风机 2.将药材放置在拣选台上或风选机中，按工艺要求方法，认真挑选出药材中的泥沙、杂质及霉变药材；并剪除或剔除非药用部位 3.净制后合格药材置洁净周转筐内或洁净包装袋内，密闭，做好物料状态标识，注明药材品名、生产批号等内容 4.废弃物入废弃物桶					
	收率范围≥97%		收　率：　%　符合□　不符合□		
	物料平衡限度98%~100%		平衡限度：　%　符合□　不符合□		
	计算方式	收率=净制后骨碎补重量÷骨碎补领料重量×100%			
		物料平衡限度=（净制骨碎补重量+废品量）÷骨碎补领料重量×100%			
	偏差	正常□　异常□	净制质量检查、班中清场，允许流入下一工序。 QA确认：		

交接：净制后骨碎补重量________kg；共________件；交至________工序。

操作人：　　　　工序负责人：　　　　QA签字：

备注：

烫骨碎补洗润记录

<table>
<tr><td>产品名称</td><td colspan="2"></td><td>产品规格</td><td></td><td>产品批号</td><td></td><td>批 量</td><td></td></tr>
<tr><td>生产日期</td><td colspan="2">年　月　日</td><td>班次</td><td></td><td colspan="2">工艺规程编号</td><td colspan="2"></td></tr>
<tr><td rowspan="5">生产前检查与准备</td><td colspan="5">检查项目</td><td colspan="3">确认结果</td></tr>
<tr><td colspan="5">确认中药材洗润岗位有清场合格证并在有效期内，确认工器具处于“已清洁”状态</td><td colspan="3">□已确认</td></tr>
<tr><td colspan="5">确认岗位相应文件和记录齐全并受控</td><td colspan="3">□已确认</td></tr>
<tr><td colspan="5">确认已更换生产状态牌</td><td colspan="3">□已确认</td></tr>
<tr><td colspan="8">备注：如已确认，请确认人在确认结果项的方框里打“√”　确认人：　复核人：</td></tr>
<tr><td rowspan="2">物料复核</td><td colspan="4">原药材物料状态标识是否齐全</td><td colspan="4">齐全□　不齐全□</td></tr>
<tr><td colspan="4">检查原药材外观质量、复核原药材名称、数量、代码</td><td colspan="4">外观质量：</td></tr>
<tr><td colspan="9">洗润操作：根据烫骨碎补工艺规程，按《药材洗润岗位标准操作规程》用流动饮用水将药材表面的泥土、灰尘或其他不洁物洗净。在清洗过程中，注意不要长时间浸泡药材以免有效成分流失，需润制的药材入润药池润制，合格后运至下一工序（执行□　未执行□）</td></tr>
<tr><td colspan="4">操作间名称：</td><td colspan="5">操作间编号：</td></tr>
<tr><td rowspan="5">洗制</td><td colspan="2">工艺要求</td><td colspan="2">药材名称</td><td colspan="2">物料代码</td><td colspan="2">洗润前数量（kg）</td></tr>
<tr><td colspan="2" rowspan="4">1.按照工艺要求将待洗涤的中药材放入洗药池中，按规定洗涤方法用流动饮用水进行洗涤至净，取出
2.药材洗涤时间不宜过长，以免伤水</td><td colspan="2"></td><td colspan="2"></td><td colspan="2"></td></tr>
<tr><td colspan="2">洗制方法</td><td colspan="4">抢水洗</td></tr>
<tr><td colspan="2">洗涤起止时间</td><td colspan="4">日　时　分至　日　时　分</td></tr>
<tr><td colspan="6">洗净后药材数量:________件</td></tr>
<tr><td rowspan="3">润制</td><td colspan="8">工艺要求:1.将洗净的药材用湿布盖好，闷润3~5小时润至透心；2.润制后药材用洁净周转箱装好，贴签及时递交下一工序；3.废弃物入废弃物桶</td></tr>
<tr><td colspan="8">润制时间</td></tr>
<tr><td colspan="8">日　时　分至　日　时　分</td></tr>
<tr><td>偏差</td><td colspan="2">正常□　异常□</td><td colspan="6">洗润质量检查、班中清场，允许流入下一工序。　QA确认：</td></tr>
<tr><td colspan="9">交接：洗润好的骨碎补共________件；交至________工序。</td></tr>
<tr><td colspan="4">操作人：</td><td colspan="3">工序负责人：</td><td colspan="2">QA签字：</td></tr>
<tr><td colspan="9">备注：</td></tr>
</table>

烫骨碎补切制记录

产品名称		产品规格		产品批号		批量	
生产日期	年 月 日	班次		工艺规程编号			

	检查项目	确认结果
生产前检查与准备	确认中药材切制岗位有清场合格证并在有效期内，确认工器具、设备处于“已清洁”及“待运行”状态	□已确认
	确认岗位相应文件和记录齐全并受控	□已确认
	确认已更换生产状态牌、设备状态	□已确认
	确认已开启除尘设备	□已确认
	确认药材名称、批号、状态标识齐全	□已确认
	备注：如已确认，请确认人在确认结果项的方框里打“√” 确认人： 复核人：	
物料复核	药材物料状态标识是否齐全	齐全□ 不齐全□
	检查原药材外观质量、复核原药材名称、数量、代码	外观质量：

按《药材切制岗位标准操作规程》《QY-300高速截断往复式切药机标准操作规程》操作；在设备运行每隔25~30分钟检查一次，厚片应均匀，对切制情况进行检查并记录（执行□ 未执行□）

工艺要求	1.开启除尘风机 2.按照工艺要求及《中药材切制岗位操作规程》切制，将药材切制成厚片2~4mm 3.切制后合格骨碎补用洁净周转箱装好，贴签；及时递交下一工序 4.废弃物入废弃物桶	操作间名称	操作间编号
		设备名称：QY-300高速截断往复式切药机	QCL-010□
		切制规格	
		切制时间	日 时 分至 日 时 分
		切制后骨碎补数量：________件	

检查记录	时间							
	长度	mm	mm	mm	mm	mm	mm	mm
	时间							
	长度	mm	mm	mm	mm	mm	mm	mm
偏差	正常□ 异常□	切制质量检查、班中清场，允许流入下一工序 QA确认：						

交接：切制后骨碎补共________件；交至________工序

操作人： 工序负责人： QA签字：

备注：

烫骨碎补干燥记录

产品名称		产品规格		产品批号		批量	
生产日期	年 月 日	班次		工艺规程编号			

生产前检查与准备	检查项目	确认结果
	确认中药材干燥岗位有清场合格证并在有效期内，确认工器具、设备处于“已清洁”及“待运行”状态	□已确认
	确认岗位相应文件和记录齐全并受控	□已确认
	确认已更换生产状态牌、设备状态	□已确认
	确认已开启除尘设备	□已确认
	备注：如已确认，请确认人在确认结果项的方框里打“√” 确认人： 复核人：	

物料复核		
	药材物料状态标识是否齐全	齐全□ 不齐全□
	检查原药材外观质量、复核原药材名称、数量、代码	外观质量：

按《药材干燥岗位标准操作规程》《HX-4敞开式烘箱标准操作规程》操作，将药材平铺于敞开式烘箱内，根据药材属性确定上料厚度；开启蒸汽及风机，根据药材的不同属性确定烘药温度、时间，控制药材水分。干燥时做到不影响颜色、气味，勤翻动（每30分钟翻动一次）（执行□ 未执行□）

操作间名称		设备名称	HX-4敞开式烘箱
操作间编号		设备编号	QCL-012□ QCL-013□

干燥：

1.铺料厚度1~5cm；2.控制蒸汽压力，干燥温度控制：60~80℃，温度达到60℃时，开始计时，干燥1.5~2.5小时；3.待干燥至骨碎补无湿心后，关闭蒸汽阀，继续送风，放凉；4.干燥后合格药材用洁净周转箱装好，称重，贴签；及时递交下工序；5.废弃物入废弃物桶

药材名称						
设备编号	QCL-012□			QCL-013□		
锅次	铺料厚度（cm）	干燥温度	干燥时间	铺料厚度（cm）	干燥温度	干燥时间
1			日 时 分至 日 时 分			日 时 分至 日 时 分
2			日 时 分至 日 时 分			日 时 分至 日 时 分
3			日 时 分至 日 时 分			日 时 分至 日 时 分
4			日 时 分至 日 时 分			日 时 分至 日 时 分
5			日 时 分至 日 时 分			日 时 分至 日 时 分
6			日 时 分至 日 时 分			日 时 分至 日 时 分

偏差	正常□ 异常□	干燥质量检查、班中清场，允许流入下一工序。 QA确认：

交接：干燥后骨碎补重量：________kg，共________件；交至________工序。

操作人： 工序负责人： QA签字：

备注：

烫骨碎补烫制记录

<table>
<tr><td>产品名称</td><td></td><td>规格</td><td></td><td>产品批号</td><td></td><td>批量</td><td></td></tr>
<tr><td>生产日期</td><td colspan="3">年　　月　　日至　　年　　月　　日</td><td>班次</td><td></td><td>工艺规程编号</td><td></td></tr>
<tr><td rowspan="6">生产前检查与准备</td><td colspan="3">检查项目</td><td>确认结果</td><td colspan="2">设备名称</td><td>炒药机</td></tr>
<tr><td colspan="3">确认中药材炒炙岗位有清场合格证并在有效期内，确认工器具、设备处于“已清洁”及“待运行”状态</td><td>□已确认</td><td colspan="2">设备型号</td><td></td></tr>
<tr><td colspan="3">确认岗位相应文件和记录齐全并受控</td><td>□已确认</td><td colspan="2">设备编号</td><td></td></tr>
<tr><td colspan="3">确认已更换生产状态牌、设备状态牌</td><td>□已确认</td><td colspan="2">操作间编号</td><td></td></tr>
<tr><td colspan="3">确认已开启除尘设施</td><td>□已确认</td><td colspan="3" rowspan="2">备注：如已确认，请确认人在确认结果项的方框里打“√”
确认人：　　　　复核人：</td></tr>
<tr><td colspan="3">确认饮片名称、数量、批号、状态标识齐全</td><td>□已确认</td></tr>
</table>

操作：根据《烫骨碎补工艺规程》控制好炒炙温度、时间，按《炒炙岗位标准操作规程》《GCY-900炒药机标准操作规程》《CTDC1000电磁炒药机标准操作规程》操作

油砂制备：砂子用饮用水淘洗除去泥土和杂质，晾干，洗净后的砂子用1mm和60目筛子筛去砂子中过粗和过细的部分。设置炒药机温度（180~220℃），适量称取砂子，置锅内炒热，加入定量（每100kg砂子用6.2kg菜籽油）的菜籽油，炼至油烟散尽，砂呈深灰色时，取出，备用

<table>
<tr><td>物料名称</td><td>物料代码</td><td>批号</td><td>数量（kg）</td><td>是否复核</td><td>操作间名称</td></tr>
<tr><td></td><td></td><td></td><td></td><td>是□　否□</td><td></td></tr>
<tr><td></td><td></td><td></td><td></td><td>是□　否□</td><td></td></tr>
<tr><td></td><td></td><td></td><td></td><td>是□　否□</td><td></td></tr>
</table>

<table>
<tr><td rowspan="3">油砂制备</td><td>筛网大小</td><td>砂子洗净</td><td>砂子重量（kg）</td><td>菜籽油重量（kg）</td><td>炒制温度</td><td>油砂炒制时间</td><td>油砂数量（kg）</td></tr>
<tr><td></td><td>是□　否□</td><td></td><td></td><td></td><td>时　　分至
时　　分</td><td></td></tr>
<tr><td></td><td>是□　否□</td><td></td><td></td><td></td><td>时　　分至
时　　分</td><td></td></tr>
</table>

烫制：设置炒药机温度（180~220℃），按每10kg待炒炙骨碎补用15~20kg油砂称取油砂，待炒药机达到温度后将油砂倒入炒药机，油砂至滑利状态时，投入待炒炙骨碎补，每锅药材数量（10~80kg），控制炒药机频率40Hz或0~24（无级可调）转/分，炒制10~15分钟，炒至表面鼓起、酥脆时，取出，撞去毛，筛去油砂，放凉。筛过油砂可用于后续锅次继续炒炙，油砂重复利用前需添加新的油砂拌匀后使用

锅次	1	2	3	4	5	6	7	8
骨碎补重量（kg）								
重复油砂量（kg）								
油砂重量（kg）								
炒药机频率/转筒速度（Hz或r/min）								
炒炙温度（℃）								
炒炙时间（分钟）								
筛后油砂量（kg）								

<table>
<tr><td colspan="3">炒炙起止时间：　日　　时　　分至　　日　　时　　分</td><td>废料（含油砂）重量：　　kg</td></tr>
<tr><td>偏差</td><td colspan="2">正常□　异常□</td><td>炒炙质量检查、班中清场，允许流入下一工序。　QA确认：</td></tr>
<tr><td colspan="2">收率范围≥80%</td><td>%</td><td>收率=烫骨碎补重量÷干燥后骨碎补重量×100%</td></tr>
<tr><td colspan="2">物料平衡限度95%~100%</td><td>%</td><td>物料平衡限度=（烫骨碎补重量+废料重量）÷（干燥后骨碎补重量+油砂用量）×100%</td></tr>
<tr><td colspan="4">交接：烫骨碎补重量：________kg，共________件；交至________工序。</td></tr>
<tr><td colspan="4">操作人：　　　　　　　　　　　　工序负责人：　　　　　　　　　　　　QA：</td></tr>
<tr><td colspan="4">备注：</td></tr>
</table>

烫骨碎补筛选记录

产品名称		产品规格		产品批号		批量	
生产日期	年　月　日至　年　月　日	班次		工艺规程编号			

	检查项目	确认结果
生产前检查与准备	确认中药饮片筛选岗位有清场合格证并在有效期内，确认工器具、设备处于“已清洁”，及“待运行”状态	□已确认
	确认岗位相应文件和记录齐全并受控	□已确认
	确认已更换生产状态牌、设备状态牌	□已确认
	确认已开启除尘设施	□已确认
	确认饮片名称、数量、批号、状态标识齐全	□已确认
	备注：如已确认，请确认人在确认结果项的方框里打“√”　确认人：　复核人：	

物料复核	饮片名称	物料代码	批号	日期	数量（kg）	是否复核	备注
						是□　否□	结果在方框里打“√”

筛选

将烫骨碎补平铺于不锈钢筛（4mm）或入CZS-0.7长方筛内：按《筛选岗位标准操作规程》《CZS-0.7长方筛标准操作规程》进行操作，筛去碎屑、灰屑，用编织袋或编织袋（内衬PE袋）盛装，称量，封口，贴合格证，车间物料员填写请验单，入饮片成品库，待验

设备名称	设备型号	设备编号	房间编号
长方筛	CZS-0.7		
不锈钢筛	1、2、4、6、8、10、12、15mm		

筛选前烫骨碎补重量	筛选后烫骨碎补重量	废品量	收率范围：≥90%	物料平衡98-100%
kg	kg	kg	%	%

计算公式	
	收率=筛选后烫骨碎补重量÷筛选前烫骨碎补重量×100%
	物料平衡率=（筛选后烫骨碎补重量+废品量）÷筛选前烫骨碎补重量×100%

成品收率	收率范围：≥70%	%	计算公式：收率=筛选后烫骨碎补重量÷原药材领料量×100%
偏差	正常□　异常□	筛选质量检查、班中清场，允许入库。　QA确认：	

交接：烫骨碎补总量：________kg，共________件；交至饮片成品库。

操作人：　　　　工序负责人：　　　　QA：

备注：

烫骨碎补印制记录

产品名称		产品规格		产品批号		批量	
生产日期	年　月　日至　年　月　日			班次		工艺规程编号	

	检查项目	确认结果
生产前检查与准备	确认中药饮片印制岗位有清场合格证并在有效期内，确认工器具、设备处于“已清洁”，及“待运行”状态	□已确认
	确认岗位相应文件和记录齐全并受控	□已确认
	确认已更换生产状态牌、设备状态牌	□已确认
	确认包装材料名称、数量、状态标识齐全	□已确认
	备注：如已确认，请确认人在确认结果项的方框里打“√”　确认人：　复核人：	

印制制袋				
	按《印制岗位标准操作规程》《热转印分页一体机标准操作规程》《全智能小包装机（半自动型）标准操作规程》操作			
	设备名称	设备型号	设备编号	房间编号
	热转印分页一体机□	RYJ–FYJ001	QCL–024	2–3–020
	全智能小包装机（半自动型）□	VPA–905AB	QCL–025	2–3–019
	印制内容复核	品名： 规格： 产地： 净重： 产品批号： 生产日期： 执行标准：		

物料名称	物料代码	进厂编号	领料量	使用量	损耗量	剩余量	损耗率 ≤ 5%	物料平衡 100%

物料平衡率 =（使用量 + 损耗量 + 剩余量）÷ 包装材料领料量 × 100%

损耗率 = 损耗量 ÷（领料量 – 剩余量）× 100%

偏差	正常□　异常□	印制质量检查、班中清场，允许包装材料流入下一工序。　QA 确认：

操作人：　　　　工序负责人：　　　　QA：

备注：

烫骨碎补分装记录1

产品名称		产品规格		产品批号		批量	
生产日期	年 月 日至 年 月 日			班次		工艺规程编号	

生产前检查与准备	检查项目	确认结果
	确认中药饮片包装岗位有清场合格证并在有效期内，确认工器具、设备处于“已清洁”，及“待运行”状态	□已确认
	确认岗位相应文件和记录齐全并受控	□已确认
	确认已更换生产状态牌、设备状态牌	□已确认
	确认饮片名称、数量、批号、状态标识齐全	□已确认
	复核领用包装材料印制内容是否清晰、准确、完整	□已确认
	备注：如已确认，请确认人在确认结果项的方框里打“√” 确认人： 复核人：	

<table>
<tr><td rowspan="16">分装</td><td colspan="9">1.按《包装岗位标准操作规程》《连续式塑料薄膜封口机标准操作规程》操作，将待包装烫骨碎补按定额包装进行准确称量并封口；2.包装过程的废弃物入废弃物桶；3.分装结束后，交外包工序</td></tr>
<tr><td colspan="3">包装物料</td><td colspan="6">中药饮片复合袋□ 复合膜袋□</td></tr>
<tr><td colspan="3">设备名称</td><td colspan="2">设备型号</td><td colspan="2">设备编号</td><td colspan="2">操作间编号</td></tr>
<tr><td colspan="3">连续式塑料薄膜封口机</td><td colspan="2">DBF-900</td><td colspan="2"></td><td colspan="2"></td></tr>
<tr><td colspan="3">电子天平</td><td colspan="2"></td><td colspan="2"></td><td colspan="2"></td></tr>
<tr><td rowspan="2">饮片</td><td>领料量（kg）</td><td>包装规格</td><td>合格小袋量</td><td>废品量</td><td colspan="2">收率≥95%</td><td colspan="2">物料平衡 98%~100%</td></tr>
<tr><td></td><td></td><td></td><td></td><td colspan="2">%</td><td colspan="2">%</td></tr>
<tr><td rowspan="2">包装材料</td><td>领料量</td><td>物料代码</td><td>进厂编号</td><td>使用量</td><td>剩余量</td><td>损耗量</td><td>损耗率≤5%</td><td>物料平衡 100%</td></tr>
<tr><td></td><td></td><td></td><td></td><td></td><td></td><td>%</td><td>%</td></tr>
<tr><td rowspan="4">计算公式</td><td colspan="8">包装收率=（合格小袋量-包装材料使用量）÷领料量×100%</td></tr>
<tr><td colspan="8">物料平衡率=（合格小袋量-包装材料使用量+废品量）÷领料量×100%</td></tr>
<tr><td colspan="8">包装材料损耗率=损耗量÷（领料量-剩余量）×100%</td></tr>
<tr><td colspan="8">包装材料物料平衡=（使用量+损耗量+剩余量）÷领料量×100%</td></tr>
</table>

偏差	正常□ 异常□	包装质量检查、班中清场，允许办理入库手续。 QA确认：
交接	将分装合格小袋交至外包工序。	

操作人： 工序负责人： QA：

备注：

烫骨碎补分装记录2

产品名称		规格		产品批号		批量	
操作日期	年 月 日	班次		工艺规程编号			

	检查项目	确认结果
生产前检查与准备	确认中药饮片分装岗位有清场合格证并在有效期内；确认工器具、设备处于“已清洁”及“待运行”状态	□已确认
	确认岗位相应文件和记录齐全并受控	□已确认
	确认需用仪器、仪表有校验合格证且在有效期内	□已确认
	确认已更换生产状态牌、设备状态牌	□已确认
	确认 VPA–905AB 全智能小包装机（半自动型）完好并且试运行正常	□已确认
	确认需用天平有校验合格证且在有效期内，按《自动天平校验标准操作规程》进行校验	□已确认
	备注：如已确认，请确认人在确认结果项的方框里打“√” 确认人： 复核人：	

按《包装岗位标准操作规程》《VPA–905AB 全智能小包装机（半自动型）标准操作规程》操作

设备名称	设备型号	设备编号	操作间编号
全智能小包装机（半自动型）	VPA–905AB	QCL–025	2–3–019
电子天平			

操作：1. 根据指令核对操作屏中印制内容：品名、规格、产地、净重、产品批号、生产日期、执行标准；2. 按《VPA–905AB 全智能小包装机（半自动型）标准操作规程》操作；3. 废弃物入废弃物桶

饮片分装	印制内容复核	品 名： 规 格： 产 地： 净重： 产品批号： 生产日期： 执行标准：	
	领取物料	中药饮片复合膜数量：________ kg 进厂批号： 待分装烫骨碎补重量：________ kg 批号：________	确认人：
	操作：1. 按《VPA–905AB 全智能小包装机（半自动型）标准操作规程》操作；2. 取下墨盒，安装好色带；3. 按包装规格选择型号安装好下料斗、复合膜，调整色标电眼，设置横封上温度 140℃ ±25℃，横封下温度 140℃ ±25℃，纵封温度 125℃ ±25℃；4. 启动输送带将准确称量的药材置入上料盘中经输送带倾入料斗中，点动设备点动按钮试包装，待包装打印清晰、密封严密、装量准确后方可包装；5. 饮片包装过程中随时检查封口是否严密，装量差异是否符合规定；并每隔 20 分钟记录一次装量检查情况；6. 将分装好的小袋进行外包装		横封上温度：________℃ 横封下温度：________℃ 纵封温度：________℃

饮片	领料量（kg）	包装规格	合格小袋量	废品量	收率≥95%	物料平衡 98%~100%
					%	%

包装材料	领料量	物料代码	进厂编号	使用量	损耗量	剩余量	损耗率 ≤5%	物料平衡 100%
							%	%

计算公式	
	分装收率 =（合格小袋量 – 包装材料使用量）÷ 领料量 ×100%
	物料平衡率 =（合格小袋量 – 包装材料使用量 + 废品量）÷ 领料量 ×100%
	包装材料损耗率 = 损耗量 ÷（领料量 – 剩余量）×100%
	包装材料物料平衡 =（使用量 + 损耗量 + 剩余量）÷ 领料量 ×100%

续表

偏差	正常□　异常□	包装质量检查、班中清场，允许流入下一工序。　QA确认：
交接	将分装合格小袋交至外包工序。	

操作人：　　　　　　　　工序负责人：　　　　　　　　QA：

备注：

烫骨碎补装量检测记录

产品名称		规格		产品批号		批量	
操作日期	年　月　日			班次		电子天平编号	

设定装量	标示量：根据包装指令设置装量______/袋；根据不同规格设置装量差异，（范围：1.5~6.0g标示量的 ± 7%，6.0g以上标示量的 ± 5%），上限控制：______g/袋；下限控制：______g/袋。称10个空袋重量：______g；平均袋重：______g		
每袋重量	岗位装量控制范围：标示量+平均袋重	上限：______g/袋	下限：______g/袋
操作标准	检测记录频次：20分钟/次；装量差异检查方法：每次抽查10袋，用1/100电子天平称量		

空袋

序号	1	2	3	4	5	6	7	8	9	10	平均袋重
空袋（g）											

序号 / 时间	1	2	3	4	5	6	7	8	9	10	结果判定
日　时　分											符合□　不符合□
日　时　分											符合□　不符合□
日　时　分											符合□　不符合□
日　时　分											符合□　不符合□
日　时　分											符合□　不符合□
日　时　分											符合□　不符合□
日　时　分											符合□　不符合□
日　时　分											符合□　不符合□
日　时　分											符合□　不符合□
日　时　分											符合□　不符合□
日　时　分											符合□　不符合□
日　时　分											符合□　不符合□
日　时　分											符合□　不符合□
日　时　分											符合□　不符合□
日　时　分											符合□　不符合□

操作人：　　　　　　　　复核人：　　　　　　　　QA：

烫骨碎补外包装记录

产品名称		产品规格		产品批号		批量	
生产日期	年　月　日至　年　月　日			班次		工艺规程编号	

	检查项目	确认结果
生产前检查与准备	确认中药饮片外包装岗位有清场合格证并在有效期内，确认工器具、设备处于“已清洁”，及“待运行”状态	□已确认
	确认岗位相应文件和记录齐全并受控	□已确认
	确认已更换生产状态牌、设备状态牌	□已确认
	确认饮片名称、数量、批号、状态标识齐全	□已确认
	备注：如已确认，请确认人在确认结果项的方框里打“√”　　确认人：　　复核人：	

外包装

操作：1. 按《包装岗位标准操作规程》《DBF-900连续式塑料薄膜封口机标准操作规程》操作；2. 包装过程的废弃物入废弃物桶；3. 包装结束后，填写“请验单”，入饮片成品库，待检

设备名称	设备型号	设备编号	操作间编号
连续式塑料薄膜封口机	DBF-900		
电子台秤			

领料量	包装规格	入库数量	废品量	收率≥95%	物料平衡 98%~100%
（折袋）				%	%

包装材料	物料名称	物料代码	进厂编号	领料量（个）	使用量（个）	损耗量（个）	剩余量（个）	损耗率≤3%	物料平衡100%
								%	%

计算公式	
	收率＝入库数量 ÷ 领料量 ×100%
	物料平衡率＝（入库数量＋废品量）÷ 领料量 ×100%
	包装材料损耗率＝损耗量 ÷（领料量－剩余量）×100%
	包装材料物料平衡＝（使用量＋损耗量＋剩余量）÷ 领料量 ×100%

偏差	正常□　异常□	包装质量检查、班中清场，允许办理入库手续。　QA确认：
入库	将外包合格品交给饮片成品仓库。	

操作人：　　　　工序负责人：　　　　QA：

备注：

五、评价反馈

1.车间主任评价

序号	重点评价内容	评价标准	标准分值	评价得分
1	物料及辅料称取	称量标准操作规程	10	
2	设备准备	准备标准操作规程	10	
3	设备操作	设备运行标准规程操作	20	
4	清场	清场标准操作规程操作	10	
5	工作态度	吃苦耐劳，态度认真，精益求精	10	
6	自主学习	提前预习、资料查阅能力	10	
7	问题探究	分析问题，解决问题，处理问题能力	20	
8	安全	药品质量安全意识，生产安全意识	10	
签名			合计	

2.学生自我评价

学生姓名：	
你是否参与生产实训活动？	
你都完成了哪些具体任务？	
除了完成实训任务，你还做了哪些工作？	
你认为本次生产实训有什么需要改进的问题吗？	
本次课你有什么收获吗？你都学到了什么？	

任务三　蛤粉炒

一、学习目标

1.掌握蛤粉炒的含义、炮制方法、成品性状、炮制作用及注意事项。

2.能够独立完成常用药物的蛤粉炮制；能准确判断蛤粉炒常用药物的成品性状。

3.具备尊重生命、热爱炮制岗位的责任感和事业心；树立精益求精的大国工匠精神。

二、任务书

通过查阅《中国药典》(2020年版)一部“阿胶”药材的蛤粉炒炮制方法，结合学习蛤粉炒的基础知识，按照药典蛤粉炒药物的检查标准和“阿胶珠生产工艺规程”，完成蛤粉炒阿胶的炮制。

批生产指令单

批生产指令单号：

产品名称		规格		产品批号	
生产周期	年　月　日至　年　月　日			工艺规程编号	
批　量		依据			
名称	物料代码	单位	领料量	备注	
		kg			
		kg			

制表人：	制表日期：　年　月　日
车间主管：	签发日期：　年　月　日
质量管理部QA主管：	审核日期：　年　月　日

三、获取资讯

蛤粉炒炮制技术将净制或切制后的药物与蛤粉共同拌炒的炮制方法，称为蛤粉炒制技术，亦称蛤粉烫制技术。

（一）蛤粉炒炮制流程

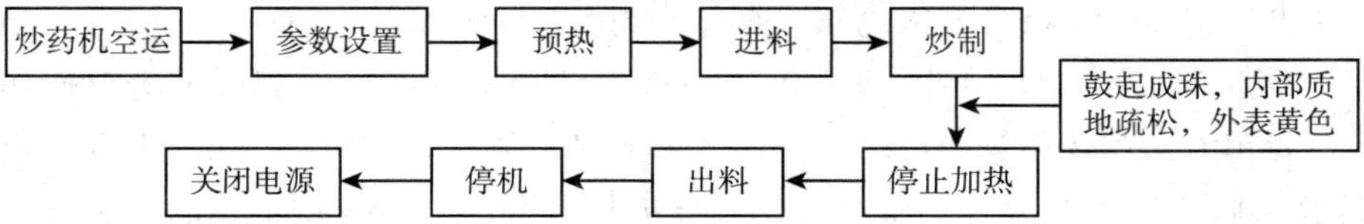

除另有规定外，每100kg待炮炙品，用蛤粉30~50kg。

（二）具体示例

阿胶

【**来源**】本品为马科动物驴 *Equus asinm* L. 的干燥皮或鲜皮经煎煮、浓缩制成的固体胶。

【**功能与主治**】补血滋阴，润燥，止血。用于血虚萎黄，眩晕心悸，肌痿无力，心烦不眠，虚风内动，肺燥咳嗽，劳嗽咯血，吐血尿血，便血崩漏，妊娠胎漏。多入汤剂烊化服用。

【产品名称】阿胶珠

【规格】蛤粉炒

【制法】取阿胶，烘软，切成1cm左右的丁，照烫法（通则0213）用蛤粉烫至成珠，内无溏心时，取出，筛去蛤粉，放凉。

【性状】本品呈类球形，表面棕黄色或灰白色，附有白色粉末。体轻，质酥，易碎。断面中空或多孔状，淡黄色至棕色。气微，味微甜。

【质量标准】《中国药典》2020年版。

【具体操作】

1.领料操作 按生产管理部《批生产指令单》要求，车间物料员依据批指令填写《领料单》，领取中药材。

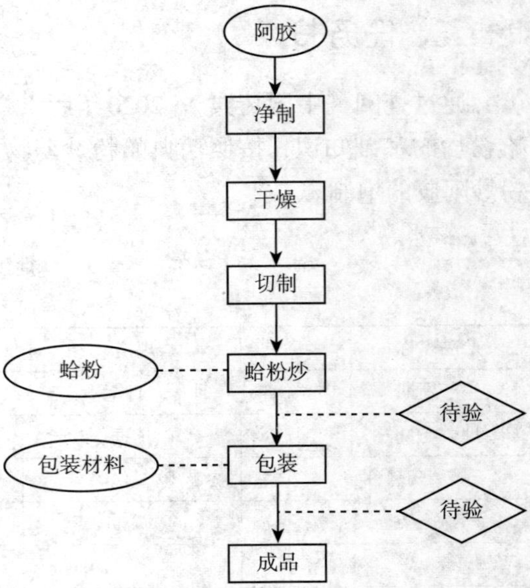

阿胶珠生产工艺流程

2.称量操作 操作前对操作间、设备设施等检查、确认后，依据《批生产指令单》操作人员逐一称量、复核，称量完毕，入中药材暂存区，去除内外包材并贴上《物料签》，运至干燥工序。

3.干燥操作 将脱包后的药材平铺于敞开式烘箱内，药材厚度不超过3cm，控制蒸汽压力，保持干燥温度为60~80℃，温度达到60℃时，开始计时，干燥至软（10~20分钟）；药材干燥达到工艺要求后，关闭蒸汽，用洁净周转箱盛装，称量，贴《物料签》，入切制工序。

4.切制操作 取干燥后的阿胶，平铺于切药机的送料履带；调整切药机裁切长度将药材切成1cm左右的丁，试切，合格后开始操作，大小应均匀，每隔25~30分钟检查一次。用洁净周转箱盛装，贴《物料签》，入炒制室。

5.蛤粉炒 按每100kg待炮炙阿胶，用蛤粉30~50kg称量。

按《炒炙岗位标准操作规程》《GCY-900滚筒炒药机标准操作规程》进行操作，设定温度为180~220℃，锅体转速40转/分或0~24（无级可调）转/分，达到预定温度后，取碾细过筛后的净蛤粉，置锅内，用中火加热至翻动较滑利时，投入待炮炙品，翻炒至鼓起或成珠、内部疏松无溏心时，迅速取出，筛去蛤粉，放凉，将阿胶珠用编织袋（内衬PE袋）盛装，称量，车间物料员填写请验单，入饮片成品库，待验，待验合格贴合格证。

6.印制、制袋操作

（1）开启热转印分页一体机电源，取下墨盒，安装好色带；在设备处于离线状态时将印制内容（品名、规格、产地、净重、产品批号、生产日期、执行标准）分别录入数据库，根据饮片复合膜袋大小调节好宽度，设置分页速度，喷码速度，打印数量等参数，一人设置，一人复核，确定打印内容准确无误后方可打印。

（2）接通总电源，在操作屏上核对打印内容（品名、规格、产地、净重、产品批号、生产日期、执行标准），取下墨盒，安装好色带，设置横封上温度（140℃ ±25℃）、横封下温度（75℃ ±25℃）、纵封温度（125℃ ±25℃）等参数；开启压缩空气（保持压缩空气在0.4~0.7MPa），按包装规格选择下料斗型号和复合膜规格，先安装好下料斗，再将复合膜按路径穿膜，走膜完毕后，调整好膜距及纵封边距，通过调整各锁紧手柄和螺丝，让纵封器合适配复合膜的封边，然后上紧并锁紧手柄和螺丝；调节拉膜松紧锁母让拉膜套适当压紧料筒；将带膜穿越横封器之间；调节色标电眼，主要根据膜宽和观察出带切口位置是否正确，调节色标电眼走膜方向的距离，以达到正确的完整带形并锁紧即可，印制、制袋完毕后将印制或制袋好的中药饮片药用复合袋（或中药饮片复合膜袋）装入洁净容器内，贴《物料签》，入包装工序。

7.包装、入库操作

（1）根据包装指令在饮片成品库领取物料，将合格的阿胶按包装规格准确称量，用编织袋或编织袋内套PE袋、中药饮片复合袋定额分包装，每袋装0.5kg、每袋装1kg（根据市场需要调整包装规格），分装完毕，封口，贴合格证，车间物料员填写请验单，入饮片成品库。

（2）根据包装指令在饮片成品库领取物料，将合格后的阿胶按包装规格定额准确称量，置入印制好的中药饮片复合袋（或制袋好的中药饮片复合膜袋）内，按《饮片包装岗位标准操作规程》进行分装，分装时根据不同规格装量差异，（范围：1.5~6.0g标示量的 ±7%，6.0g以上标示量的 ±5%）控制装量上限、下限，分装过程中每20分钟检查一次装量。将分装好的阿胶小袋经连续式塑料薄膜热封机逐一热封封口，将分包装完毕的物料置入PE袋（或塑料周转箱套PE袋）洁净容器内，称量，贴《物料签》入外包装工序。

（3）根据包装指令在饮片成品库领取物料，将合格后的阿胶按《饮片包装岗位标准操作规程》《全智能小包装机（半自动型）标准操作规程》《全智能小包装机标准操作规程》进行分装，开启电源及压缩空气，取下墨盒安装好色带，根据包装规格安装好下料斗、复合膜，调节好中药饮片复合膜的松紧度和色标电眼的位置，设置横封上温度（140℃ ±25℃）、横封下温度（140℃ ±25℃）、纵封温度（125℃ ±25℃）等参数、复核显示屏打印内容确认准确无误后，启动输送带将合格后的阿胶定额称量置入送料盘内，经输送带倾入料斗，点动设备点动按钮试包装，待包装打印清晰、密封严密、装量准确后方可分装；分装过程中每20分钟检查装量，根据不同规格装量差异（范围：1.5~6.0g标示量的 ±7%，6.0g以上标示量的 ±5%），将包装完毕的物料置入PE袋（或塑料周转箱套PE袋）洁净容器内，贴《物料签》入外包装工序。根据包装指令将分装后的中药饮片合格小袋外包，由车间现场QA抽样，外包完毕由车间物料员填写请验单待验，待验合格后贴合格证，入饮片成品库。

（4）根据包装指令将分装后的中药饮片合格小袋外包，封口，贴合格证，外包完毕由车间物料员填写请验单，入饮片成品库。

四、任务实施

附表 3-3-1

阿胶珠称量记录

产品名称		产品规格		产品批号		批量	
操作日期	年　月　日	班次		工艺规程编号			

	检查项目	确认结果
生产前检查与准备	确认称量配料岗位有清场合格证并在有效期内，确认工器具、设备处于“已清洁”及“待运行”状态	□已确认
	确认需用衡器有校验合格证且在有效期内	□已确认
	确认岗位相应文件和记录齐全并受控	□已确认
	确认已更换生产状态牌、设备状态牌	□已确认
	复核检查物料标识、物料外观性状	□已确认
	备注：请确认人在确认结果项的方框里打“√”；衡器的确认需要双人复核，其中包括称量的独立复核人 确认人：　　复核人：	

按《称量配料岗位标准操作规程》执行

电子秤编号：

称量、复核	操作：根据批生产指令，领取阿胶除去包装、蛤粉；一人称量，一人单独复核，确认无误后，注明名称、代码、净重等，运至干燥工序，待用						
	药材名称	物料代码	物料批号	单位	批领料量	实际称料量	物料去向

称量人：　　复核人：

相对称量误差（≤1%）	计算公式：（最小感量值 ÷ 所称物料最小重量）× 100%			台秤最小感量值	
	相对称量误差	最大值：	偏差	□正常　□异常	
			称量读数	□正常　□异常	

操作人：　　工序负责人：　　QA：

备注：

阿胶珠干燥记录

产品名称		产品规格		产品批号		批量	
生产日期	年 月 日	班次		工艺规程编号			

生产前检查与准备	检查项目	确认结果
	确认中药材干燥岗位有清场合格证并在有效期内，确认工器具、设备处于“已清洁”及“待运行”状态	□已确认
	确认岗位相应文件和记录齐全并受控	□已确认
	确认已更换生产状态牌、设备状态	□已确认
	确认已开启除尘设备	□已确认
	备注：如已确认，请确认人在确认结果项的方框里打“√” 确认人： 复核人：	
物料复核	药材物料状态标识是否齐全	齐全□ 不齐全□
	检查原药材外观质量、复核原药材名称、数量、代码	外观质量：

按《药材干燥岗位标准操作规程》《HX-4敞开式烘箱标准操作规程》操作，将药材平铺于敞开式烘箱内，根据药材属性确定上料厚度；开启蒸汽及风机，根据药材的不同属性确定烘药温度、时间，控制药材水分。干燥时做到不影响颜色、气味，勤翻动（每30分钟翻动一次）（执行□ 未执行□）

操作间名称		设备名称	HX-4敞开式烘箱
操作间编号		设备编号	QCL-012□ QCL-013□

干燥	1.铺料厚度不超过3cm；2.控制蒸汽压力，干燥温度控制：60~80℃，温度达到60℃时，开始计时，干燥至软（10~20分钟）；3.药材干燥达到工艺要求后，关闭蒸汽阀，继续送风，降温至常温；4.干燥后合格药材用洁净周转箱装好，称重，贴签，及时递交下一工序；5.废弃物入废弃物桶						
	药材名称						
	设备编号	QCL-012□			QCL-013□		
	锅次	铺料厚度（cm）	干燥温度	干燥时间	铺料厚度（cm）	干燥温度	干燥时间
	1			日 时 分至 日 时 分			日 时 分至 日 时 分
	2			日 时 分至 日 时 分			日 时 分至 日 时 分
	3			日 时 分至 日 时 分			日 时 分至 日 时 分
	4			日 时 分至 日 时 分			日 时 分至 日 时 分
	5			日 时 分至 日 时 分			日 时 分至 日 时 分
偏差	正常□ 异常□	干燥质量检查、班中清场，允许流入下一工序。					

交接：干燥后阿胶珠重量：________kg，共________件；交至________工序。

操作人： 工序负责人： QA签字：

备注：

阿胶珠切制记录

产品名称		产品规格		产品批号		批量	
生产日期	年 月 日	班次		工艺规程编号			

	检查项目	确认结果
生产前检查与准备	确认中药材切制岗位有清场合格证并在有效期内，确认工器具、设备处于“已清洁”及“待运行”状态	□已确认
	确认岗位相应文件和记录齐全并受控	□已确认
	确认已更换生产状态牌、设备状态	□已确认
	确认已开启除尘设备	□已确认
	确认药材名称、批号、状态标识齐全	□已确认
	备注：如已确认，请确认人在确认结果项的方框里打“√” 确认人：	复核人：
物料复核	药材物料状态标识是否齐全	齐全□ 不齐全□
	检查物料外观质量，复核物料名称、数量、代码	外观质量：

按《切制岗位标准操作规程》《QY-300高速截断往复式切药机标准操作规程》《WQY-240-Ⅱ往复式切药机标准操作规程》操作；每隔25~30分钟检查一次，对切制情况进行检查并记录（执行□ 未执行□）

	工艺要求	操作间名称		
切制	1.按照工艺要求及《切制岗位标准操作规程》切制，将阿胶切制成1cm左右的丁，调整裁切宽度为1cm，试切，合格后开始操作，大小应均匀 2.切制后合格饮片用洁净周转箱装好，称重，贴签；及时递交下一工序 3.废弃物入废弃物桶	操作间编号		
		设备名称：QY-300高速截断往复式切药机		QCL-010□
		设备名称：WQY-240-Ⅱ往复式切药机		QCL-032□
		切制规格		
		切制时间	时 分至 时 分	

检查记录	时间								
	大小	cm	cm	cm	cm	cm	cm	cm	cm
	时间								
	大小	cm	cm	cm	cm	cm	cm	cm	cm

切制后阿胶重量：		废品重量：
收率范围：≥95%	%	计算公式：收率=切制后阿胶重量 ÷ 切制前阿胶重量 ×100%
物料平衡≥97%~100%	%	物料平衡=（切制后阿胶重量+废品重量）÷ 切制前阿胶重量 ×100%
偏差	正常□ 异常□	干燥质量检查、班中清场，允许流入下一工序。

交接：切制后阿胶珠重量：__kg，共件；交至一工序。

操作人： 工序负责人： QA签字：

备注：

阿胶切制记录批生产记录

产品名称		产品规格		产品批号		批量	
生产日期	年　月　日	班次		工艺规程编号			

	检查项目	确认结果
生产前检查与准备	确认中药材切制岗位有清场合格证并在有效期内，确认工器具、设备处于“已清洁”，及“待运行”状态	□已确认
	确认岗位相应文件和记录齐全并受控	□已确认
	确认已更换生产状态牌、设备状态	□已确认
	确认已开启除尘设备	□已确认
	确认药材名称、批号、状态标识齐全	□已确认
	备注：如已确认，请确认人在确认结果项的方框里打“√”　确认人：　复核人：	
物料复核	原药材物料状态标识是否齐全	齐全□　不齐全□
	检查原药材外观质量，复核原药材名称、数量、代码	外观质量：

按《药材切制岗位标准操作规程》《QY-300高速截断往复式切药机标准操作规程》《ZQY-200转盘式切药机标准操作规程》操作；每1小时对切制情况进行监控记录（执行□　未执行□）

操作间名称：　　　　操作间编号：

设备名称	QY-300高速截断往复式切药机	ZQY-200转盘式切药机	WQY240-2型往复式切药机
设备编号	QCL-010□	QCL-009□	QCL-001□

	工艺要求	药品名称	物料代码	切制标准
切制	1.开启除尘风机 2.按照工艺要求及《药材切制岗位操作规程》操作，将药材切制成相应饮片规格 片：薄片1~2mm厚片2~4mm　段：短段5~10mm长段10~15mm 块：8~12mm的方块　丝：细丝2~3mm　宽丝5~10mm 3.切制后合格饮片用洁净周转箱装好，称重，贴签；及时递交下一工序 4.废弃物入废弃物桶			
		切制频率	次/分	
		切制时间	日　时　分至 日　时　分	
		操作人		

监控记录	检查时间						
	检查记录	□合格 □不合格	□合格 □不合格	□合格 □不合格	□合格 □不合格	□合格 □不合格	□合格 □不合格
	监控人						
偏差	正常□　异常□	切制质量检查、班中清场，允许流入下一工序。QA确认：					

操作人：　　　　工序负责人：　　　　QA签字：

交接：切制药材共________件；交至________工序。　交料人：　接料人：

备注：

阿胶珠蛤粉炒记录

产品名称		规格		产品批号		批量	
生产日期	年 月 日至 年 月 日			班次		工艺规程编号	

生产前检查与准备	检查项目	确认结果	设备名称	炒药机
	确认中药材炒炙岗位有清场合格证并在有效期内，确认工器具、设备处于“已清洁”及“待运行”状态	□已确认	设备型号	
	确认岗位相应文件和记录齐全并受控	□已确认	设备编号	
	确认已更换生产状态牌、设备状态牌	□已确认	操作间编号	
	确认已开启除尘设施	□已确认	备注：如已确认，请确认人在确认结果项的方框里打“√” 确认人：　　复核人：	
	确认药材名称、批号、状态标识齐全	□已确认		

操作：根据阿胶珠工艺规程要求控制好炒制温度、时间，按《炒炙岗位标准操作规程》《GCY-900炒药机标准操作规程》、《CTDC1000电磁炒药机标准操作规程》操作。蛤粉炒：按每100kg待炮炙阿胶用蛤粉30~50kg称取蛤粉碾细过筛。设定温度为180~220℃，锅体转速40r/min或0~24（无级可调）r/min，达到预定温度后，净蛤粉置锅内，用中火加热至翻动较滑利时，投入待炮炙品，翻炒至鼓起或成珠、内部疏松无溏心时，迅速取出，筛去蛤粉，放凉

药材名称	净药材重量（kg）	净蛤粉重量（kg）	备注

锅次	1	2	3	4	5	6	7	8
阿胶重量（kg）								
净蛤粉重量（kg）								
炒筒转速（r/min）								
炒炙温度（℃）								
炒蛤粉时间	时 分 时 分	时 分 时 分	时 分 时 分	时 分 时 分	时 分 时 分	时 分 时 分	时 分 时 分	时 分 时 分
炒阿胶时间	时 分 时 分	时 分 时 分	时 分 时 分	时 分 时 分	时 分 时 分	时 分 时 分	时 分 时 分	时 分 时 分

炒炙起止时间：　日　时　分至　日　时　分	阿胶珠重量：____kg	废料重量：____kg

收率范围≥85%	%	收率=阿胶珠重量 ÷ 切制后阿胶重量 ×100%
物料平衡90%~100%	%	物料平衡=（阿胶珠重量+废品重量）÷（切制后阿胶重量+净蛤粉重量）×100%
成品收率≥80%	%	成品收率=阿胶珠重量 ÷ 原药材领料重量 ×100%

偏差	正常□　异常□	炒炙质量检查、班中清场，合格允许入饮片车间库

交接：阿胶珠总量：________kg，共________件；交饮片车间库

操作人：　　工序负责人：　　QA：

备注：

阿胶珠印制记录

<table>
<tr><td>产品名称</td><td></td><td>产品规格</td><td></td><td>产品批号</td><td colspan="2"></td><td>批量</td><td colspan="2"></td></tr>
<tr><td>生产日期</td><td colspan="3">年　月　日</td><td>班次</td><td colspan="2"></td><td>工艺规程编号</td><td colspan="2"></td></tr>
<tr><td rowspan="6">生产前检查与准备</td><td colspan="6">检查项目</td><td colspan="3">确认结果</td></tr>
<tr><td colspan="6">确认中药饮片印制岗位有清场合格证并在有效期内，确认工器具、设备处于“已清洁”及“待运行”状态</td><td colspan="3">□已确认</td></tr>
<tr><td colspan="6">确认岗位相应文件和记录齐全并受控</td><td colspan="3">□已确认</td></tr>
<tr><td colspan="6">确认已更换生产状态牌、设备状态牌</td><td colspan="3">□已确认</td></tr>
<tr><td colspan="6">确认包装材料名称、数量、状态标识齐全</td><td colspan="3">□已确认</td></tr>
<tr><td colspan="9">备注：如已确认，请确认人在确认结果项的方框里打“√”　　确认人：　　复核人：</td></tr>
<tr><td rowspan="9">印制制袋</td><td colspan="9">按《印制岗位标准操作规程》《热转印分页一体机标准操作规程》《全智能小包装机（半自动型）标准操作规程》操作</td></tr>
<tr><td colspan="3">设备名称</td><td colspan="2">设备型号</td><td colspan="2">设备编号</td><td colspan="2">房间编号</td></tr>
<tr><td colspan="3">热转印分页一体机□</td><td colspan="2">RYJ-FYJ001</td><td colspan="2">QCL-024</td><td colspan="2">2-1-118</td></tr>
<tr><td colspan="3">全智能小包装机（半自动型）□</td><td colspan="2">VPA-905AB</td><td colspan="2">QCL-025</td><td colspan="2">2-3-019</td></tr>
<tr><td>印制内容复核</td><td colspan="8">品名：
规格：
产地：
净重：
产品批号：
生产日期：
执行标准：</td></tr>
<tr><td>物料名称</td><td>物料代码</td><td>进厂编号</td><td>领料量</td><td>使用量</td><td>损耗量</td><td>剩余量</td><td>损耗率≤5%</td><td>物料平衡100%</td></tr>
<tr><td></td><td></td><td></td><td></td><td></td><td></td><td></td><td></td><td></td></tr>
<tr><td colspan="9">物料平衡率＝（使用量＋损耗量＋剩余量）÷ 包装材料领料量 × 100%</td></tr>
<tr><td colspan="9">损耗率＝损耗量 ÷（领料量－剩余量）× 100%</td></tr>
<tr><td>偏差</td><td colspan="2">正常□　异常□</td><td colspan="7">印制质量检查、班中清场，允许包装材料流入下一工序。　QA确认：</td></tr>
<tr><td colspan="10">操作人：　　　　工序负责人：　　　　QA：</td></tr>
<tr><td colspan="10">备注：</td></tr>
</table>

阿胶珠分装记录

产品名称		产品规格		产品批号		批量	
生产日期	年　月　日			班次		工艺规程编号	

<table>
<tr><td rowspan="7">生产前检查与准备</td><td>检查项目</td><td>确认结果</td></tr>
<tr><td>确认中药饮片包装岗位有清场合格证并在有效期内，确认工器具、设备处于“已清洁”及“待运行”状态</td><td>□已确认</td></tr>
<tr><td>确认岗位相应文件和记录齐全并受控</td><td>□已确认</td></tr>
<tr><td>确认已更换生产状态牌、设备状态牌</td><td>□已确认</td></tr>
<tr><td>确认饮片名称、数量、批号、状态标识齐全</td><td>□已确认</td></tr>
<tr><td>复核领用包装材料印制内容是否清晰、准确、完整</td><td>□已确认</td></tr>
<tr><td colspan="2">备注：如已确认，请确认人在确认结果项的方框里打“√”　　确认人：　　复核人：</td></tr>
</table>

<table>
<tr><td rowspan="13">分装</td><td colspan="9">1.按《包装岗位标准操作规程》《连续式塑料薄膜封口机标准操作规程》操作，将待包装阿胶珠按定额包装量进行准确称量并封口；2.包装过程的废弃物入废弃物桶；3.分装结束后，交外包工序</td></tr>
<tr><td colspan="3">包装物料</td><td colspan="6">中药饮片复合袋□　复合膜袋□</td></tr>
<tr><td colspan="3">设备名称</td><td colspan="2">设备型号</td><td colspan="2">设备编号</td><td colspan="2">操作间编号</td></tr>
<tr><td colspan="3">连续式塑料薄膜封口机</td><td colspan="2">DBF-900</td><td colspan="2"></td><td colspan="2"></td></tr>
<tr><td colspan="3">电子天平</td><td colspan="2"></td><td colspan="2"></td><td colspan="2"></td></tr>
<tr><td rowspan="2">饮片</td><td>领料量（kg）</td><td colspan="2">包装规格</td><td colspan="2">合格小袋量</td><td>废品量</td><td>收率≥90%</td><td>物料平衡 98%~100%</td></tr>
<tr><td></td><td colspan="2"></td><td colspan="2"></td><td></td><td>%</td><td>%</td></tr>
<tr><td rowspan="2">包装材料</td><td>领料量</td><td>物料代码</td><td>进厂编号</td><td>使用量</td><td>剩余量</td><td>损耗量</td><td>损耗率≤5%</td><td>物料平衡 100%</td></tr>
<tr><td></td><td></td><td></td><td></td><td></td><td></td><td>%</td><td>%</td></tr>
<tr><td rowspan="4">计算公式</td><td colspan="8">包装收率=（合格小袋量－包装材料使用量）÷ 领料量 ×100%</td></tr>
<tr><td colspan="8">物料平衡率 =（合格小袋量－包装材料使用量+废品量）÷ 领料量 ×100%</td></tr>
<tr><td colspan="8">包装材料损耗率=损耗量 ÷（领料量－剩余量）×100%</td></tr>
<tr><td colspan="8">包装材料物料平衡=（使用量+损耗量+剩余量）÷ 领料量 ×100%</td></tr>
</table>

偏差	正常□　异常□	包装质量检查、班中清场，允许办理入库手续。　QA确认：
交接	将分装合格小袋交至外包工序。	

操作人：　　　　工序负责人：　　　　QA：

备注：

阿胶珠装量检测记录

产品名称		规格		产品批号		批量	
操作日期	年 月 日			班次		电子天平编号	
设定装量	标示量：根据包装指令设置装量________/袋；根据不同规格设置装量差异，（范围：1.5~6.0g标示量的 ±7%，6.0g以上标示量的 ±5%），上限控制：________克/袋；下限控制：________克/袋；称10个空袋重量：________g；平均袋重：________g						
每袋重量	岗位装量控制范围：标示量+平均袋重			上限：________克/袋		下限：________克/袋	
操作标准	检测记录频次：20分/次；装量差异检查方法：每次抽查10袋，用1/100电子天平称量						

空袋

序号	1	2	3	4	5	6	7	8	9	10	平均袋重
空袋（g）											
序号 时间	1	2	3	4	5	6	7	8	9	10	结果判定
日 时 分											符合□ 不符合□
日 时 分											符合□ 不符合□
日 时 分											符合□ 不符合□
日 时 分											符合□ 不符合□
日 时 分											符合□ 不符合□
日 时 分											符合□ 不符合□
日 时 分											符合□ 不符合□
日 时 分											符合□ 不符合□
日 时 分											符合□ 不符合□
日 时 分											符合□ 不符合□
日 时 分											符合□ 不符合□
日 时 分											符合□ 不符合□
日 时 分											符合□ 不符合□
日 时 分											符合□ 不符合□
日 时 分											符合□ 不符合□

操作人：　　　　　　　　　　复核人：　　　　　　　　　　QA：

阿胶珠外包装记录

产品名称		产品规格		产品批号		批量	
生产日期	年　月　日			班次		工艺规程编号	

	检查项目	确认结果
生产前检查与准备	确认中药饮片外包装岗位有清场合格证并在有效期内，确认工器具、设备处于“已清洁”及“待运行”状态	□已确认
	确认岗位相应文件和记录齐全并受控	□已确认
	确认已更换生产状态牌、设备状态牌	□已确认
	确认饮片名称、数量、批号、状态标识齐全	□已确认
	备注：如已确认，请确认人在确认结果项的方框里打“√”　确认人：　复核人：	

外包装

操作：1.按《包装岗位标准操作规程》《DBF-900连续式塑料薄膜封口机标准操作规程》操作；2.包装过程的废弃物入废弃物桶；3.包装结束后，填写“请验单”，入饮片成品库，待检

设备名称	设备型号	设备编号	操作间编号
连续式塑料薄膜封口机	DBF-900		
电子台秤			

领料量	包装规格	入库数量	废品量	收率≥95%	物料平衡 98%~100%
（折袋）				%	%

包装材料	物料名称	物料代码	进厂编号	领料量（个）	使用量（个）	损耗量（个）	剩余量（个）	损耗率≤5%	物料平衡100%
								%	%

计算公式	
	收率＝入库数量 ÷ 领料量 × 100%
	物料平衡率＝（入库数量＋废品量）÷ 领料量 × 100%
	包装材料损耗率＝损耗量 ÷（领料量－剩余量）× 100%
	包装材料物料平衡＝（使用量＋损耗量＋剩余量）÷ 领料量 × 100%

偏差	正常□　异常□	包装质量检查、班中清场，允许办理入库手续。　QA确认：
入库	将外包合格品交给饮片成品仓库。	

操作人：　　　　工序负责人：　　　　QA：

备注：

五、评价反馈

1.车间主任评价

序号	重点评价内容	评价标准	标准分值	评价得分
1	物料及辅料称取	称量标准操作规程	10	
2	设备准备	准备标准操作规程	10	
3	设备操作	设备运行标准规程操作	20	
4	清场	清场标准操作规程操作	10	
5	工作态度	吃苦耐劳，态度认真，精益求精	10	
6	自主学习	提前预习，资料查阅能力	10	
7	问题探究	分析问题，解决问题，处理问题能力	20	
8	安全	药品质量安全意识，生产安全意识	10	
签名			合计	

2.学生自我评价

学生姓名：	
你是否参与了生产实训活动？	
你都完成了哪些具体任务？	
除了完成实训任务，你还做了哪些工作？	
你认为本次生产实训有什么需要改进的问题吗？	
本次课你有什么收获吗？你都学到了什么？	

项目四　加液体辅料炒

任务一　蜜炙

一、学习目标

1. 掌握蜜炙的含义、炮制方法、成品性状、炮制作用及注意事项。
2. 能够独立完成常用药物的蜜炙操作；能准确判断常用药物蜜炙的成品性状。
3. 具备尊重生命、热爱炮制岗位的责任感和事业心；树立精益求精的大国工匠精神。

二、任务书

通过查阅《中国药典》(2020年版)一部“百部”药材的蜜炙炮制方法，结合学习蜜炙法的基础知识，按照药典蜜炙的检查标准和“蜜炙百部工艺规程”，完成蜜百部的炮制。

批生产指令单

批生产指令单号：

<table>
<tr><td>产品名称</td><td></td><td>规格</td><td></td><td>产品批号</td><td colspan="2"></td></tr>
<tr><td>生产周期</td><td colspan="3">年　月　日至　年　月　日</td><td>工艺规程编号</td><td colspan="2"></td></tr>
<tr><td>批量</td><td></td><td>依据</td><td colspan="4"></td></tr>
<tr><td colspan="2">名称</td><td>物料代码</td><td>单位</td><td colspan="2">领料量</td><td>备注</td></tr>
<tr><td colspan="2"></td><td></td><td>kg</td><td colspan="2"></td><td></td></tr>
<tr><td colspan="2"></td><td></td><td>kg</td><td colspan="2"></td><td></td></tr>
</table>

制表人：	制表日期：　年　月　日
车间主管：	签发日期：　年　月　日
质量管理部QA主管：	审核日期：　年　月　日

三、获取资讯

（一）炼蜜

蜂蜜置锅内，用武火加热至徐徐沸腾后，改用文火保持微沸，并除去泡沫及上浮蜡质。然后用罗筛或纱布滤去死蜂、杂质，再倾出锅内，加热至116~118℃。满锅起鱼眼泡，手捻之有黏性，两指间尚无白丝出现时，迅速出锅。炼蜜的含水量控制在10%~13%为宜。

（二）操作方法

（1）先拌蜜后炒药　此法大多数药物均可采用，如甘草、黄芪、百部、紫菀等。一般每100kg净药物，用炼蜜25kg。

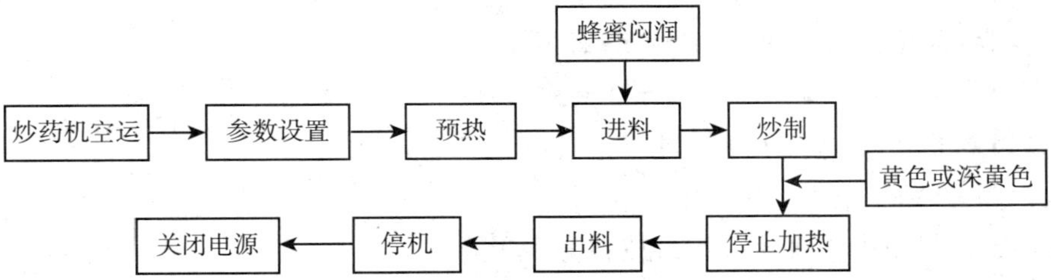

（2）先炒药后加蜜　此法适用于质地致密，蜜不易被吸收的药物。其目的是先除去一部分水分，使药物质地略变酥脆，蜜较易被吸收。如百合、槐角。一般每100kg净药物，用炼蜜5kg。

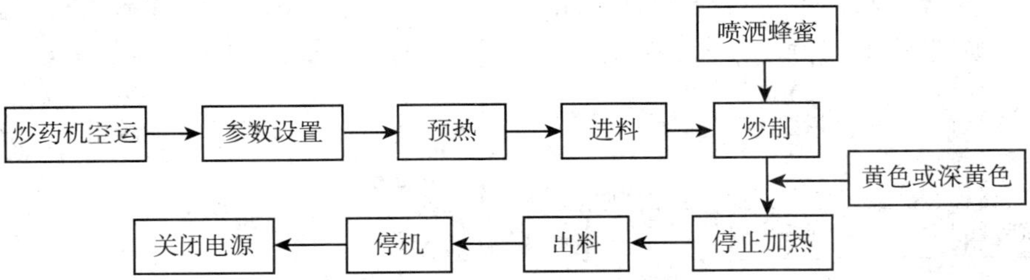

（三）具体示例

百部

【来源】本品为百部科植物直立百部Stemona sessilifolia（Miq.）、蔓生百部Stemona japonica（Bl.）Miq，或对叶百部Stemona tuberosa Lour.的干燥块根。

【功能与主治】润肺下气止咳，杀虫灭虱。用于新久咳嗽，肺痈咳嗽，顿咳；外用于头虱，体虱，蛲虫病，阴痒。蜜百部润肺止咳。用于阴虚劳嗽。

【产品名称】蜜百部

【规格】蜜炙

【制法】取原药材百部，除去杂质，洗净，润透，切厚片，干燥，蜜炙，筛选，包装。每100kg百部用炼蜜12.5kg。

【性状】本品形同百部片，表面棕黄色或褐棕色，略带焦斑，稍有黏性。味甜。

【质量标准】《中国药典》2020年版。

【具体操作】

1.领料操作 按生产管理部《批生产指令单》要求，车间物料员依据批指令填写《领料单》，领取百部、蜂蜜。

车间物料员、库管员依据《物料发放管理规程》《物料称量计数管理规程》《车间领用、发放物料管理规程》《物料发放标准操作规程》《领发料标准操作规程》的规定，称量、复核，领取中药材送至车间中药材暂存区，按种类、批号集中管理，分类码放整齐。

2.称量操作 操作前对操作间、设备设施等检查、确认后，依据《批生产指令单》

操作人员逐一称量、复核，称量完毕，贴《物料签》，入中药材暂存区。

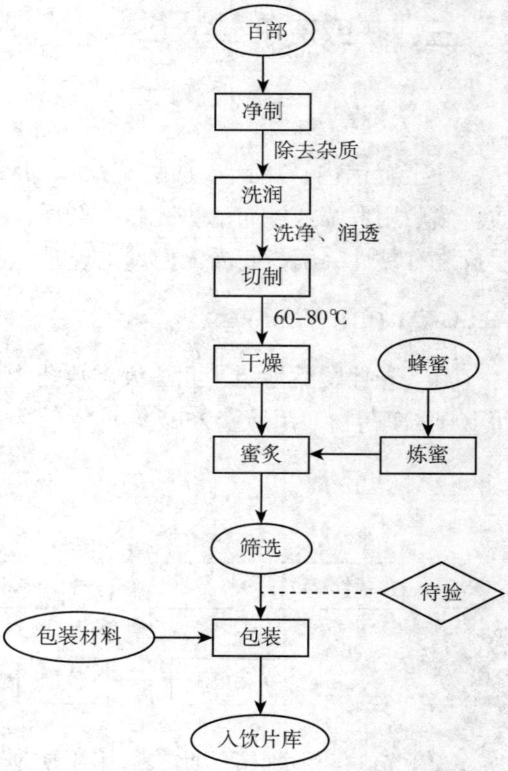

蜜百部生产工艺流程

3.净制操作 操作前对操作间、设备设施等检查、确认后，将百部药材置拣选操作台上，拣选出非药用部位及杂质；净制后的药材装入洁净周转箱，贴《物料签》，交洗润工序。

净制工序主要工艺参数表

项目	参数	备注
净制收率	≥95%	净制收率=净制后百部重量÷净制前百部重量×100%
物料平衡限度	98%~100%	物料平衡限度=（净制后百部重量+废品量）÷净制前百部重量×100%

4.洗润操作 将净制的百部置清洗池中，喷淋清水清洗至净，将洗净的百部入润药池中闷润2–3小时，润至透心，用洁净周转箱盛装，贴《物料签》，交切制工序。

洗润工序主要工艺参数表

项目	参数	备注
清洗	流动水淋洗	流动水清洗，不回收利用
闷润时间	2~3小时	—

5.切制操作　调整切药机裁切厚度为2~4mm，取润制好的百部药材，平铺于切药机的送料履带，试切，合格后开始操作，裁切百部应均匀；每25~30分钟检查一次，将切好的百部用洁净周转箱盛装，贴《物料签》，入干燥工序。

切制工序主要工艺参数表

项目	参数
切制规格	厚片2~4mm

6.干燥操作　将切制好的百部药材平铺于敞开式烘箱内，铺料厚度1~10cm，控制蒸汽压力，保持干燥温度为60~80℃，温度达到60℃时，开始计时，干燥2~3小时，每30分钟翻动一次，待干燥达到工艺要求后，关闭蒸汽，继续送风，待药材降温至常温后，用洁净周转箱盛装，称量，贴《物料签》，进入下一工序。

干燥工序主要工艺参数表

序号	项目	参数
1	干燥温度	60~80℃
2	干燥时间	2~3小时
3	铺料厚度	1~10cm

7.蜜炙操作

（1）称取适量蜂蜜置反应锅内，加适量清水，加热至沸，捞去泡沫、死蜂及杂质，再将蜂蜜炼至起细泡时，取出，备用。

（2）按每100kg待炮制百部用炼蜜12.5kg称取炼蜜，炼蜜加入适量开水稀释，取百部置不锈钢容器内（每锅10~120kg），均匀加入稀释后的炼蜜溶液，混匀，闷润30分钟；闷润后的百部置炒药机内，控制转筒速度40r/min或0~24（无级可调）r/min，温度控制120~150℃，炒至不粘手，取出，摊凉。装入洁净周转箱，贴《物料签》，入筛选工序。

蜜炙工序主要工艺参数表

项目	参数	备注
炼蜜	每100kg百部用12.5kg炼蜜	炼蜜加入适量开水稀释
闷润时间	30分钟	—
每锅数量	10~120kg	—
炒炙温度	120~150℃	—
转筒速度	40r/min或0~24（无级可调）r/min	—
炒炙收率	75%	收率=蜜百部重量÷（干燥后百部重量+蜂蜜重量）×100%
物料平衡	90%~100%	物料平衡率=（筛选后蜜百部重量+废品量）÷（干燥后百部重量+蜂蜜重量）×100%

8.筛选操作 将炒炙后的蜜百部平铺于不锈钢筛或入CZS–0.7长方筛内：按《筛选岗位标准操作规程》《CZS–0.7长方筛标准操作规程》进行操作，筛去碎屑、灰屑，用编织袋（内衬PE袋）盛装，称量，由车间物料员填写请验单，车间现场QA取样，封口，贴合格证，入饮片成品库，待验。

筛选工序主要工艺参数表

项目	参数	备注
筛选收率	≥95%	收率=筛选后蜜百部重量 ÷ 筛选前蜜百部重量 ×100%
物料平衡率	98%~100%	物料平衡率=（筛选后蜜百部重量+废品量）÷ 筛选前蜜百部重量 ×100%
成品收率	≥60%	收率=筛选后蜜百部重量 ÷（原药材领料量+蜂蜜重量）×100%

9.印制、制袋操作

（1）开启热转印分页一体机电源，取下墨盒，安装好色带；在设备处于离线状态时将印制内容（品名、规格、产地、净重、产品批号、生产日期、执行标准）分别录入数据库，根据饮片复合膜袋大小调节好宽度，设置分页速度、喷码速度、打印数量等参数，一人设置，一人复核，确定打印内容准确无误后方可打印。

（2）接通总电源，在操作屏上核对打印内容（品名、规格、产地、净重、产品批号、生产日期、执行标准），取下墨盒，安装好色带，设置横封上温度（140℃ ±25℃）、横封下温度（75℃ ±25℃）、纵封温度（125℃ ±25℃）等参数；开启压缩空气（保持压缩空气在0.4~0.7MPa），按包装规格选择下料斗型号和复合膜规格，先安装好下料斗，再将复合膜按路径穿膜，走膜完毕后，调整好膜距及纵封边距，通过调整各锁紧手柄和螺丝，让纵封器适配复合膜的封边，然后上紧并锁紧手柄和螺丝；调节拉膜松紧锁母让拉膜套适当压紧料筒；将带膜穿越横封器之间；调节色标电眼，主要根据膜宽和观察出带切口位置是否正确，调节色标电眼走膜方向的距离，以达到正确的完整带形并锁紧即可，印制、制袋完毕后将印制或制袋好的中药饮片药用复合袋（或中药饮片复合膜袋）装入洁净容器内，贴《物料签》，入包装工序。

印制、制袋工序主要工艺参数表

项目	参数	备注
损耗率	≤5%	包装材料损耗率=损耗量 ÷（领料量－剩余量）×100%
物料平衡率	100%	包装材料物料平衡率 =（使用量+损耗量+剩余量）÷ 包装材料领料量 ×100%

10.包装、入库操作

（1）根据包装指令在饮片成品库领取物料，将合格的蜜百部按包装规格准确称量，用编织袋或编织袋内套PE袋、中药饮片复合袋定额分包装，每袋装0.5kg、每袋装1kg（根据市场需要调整包装规格），分装完毕，封口，贴合格证，车间物料员填写请验单，入饮片成品库。

（2）根据包装指令在饮片成品库领取物料，将合格后的蜜百部按包装规格定额准确称量，置入印制好的中药饮片复合袋（或制袋好的中药饮片复合膜袋）内，按《饮片包装岗位标准操作规程》进行分装，分装时根据不同规格装量差异，（范围：1.5~6.0g标示量的 ±7%，6.0g以上标示量的 ±5%）控制装量上限、下限，分装过程中每20分钟检查一次装量。将分装好的蜜百部小袋经连续式塑料薄膜热封机逐一热封封口，将分包装完毕的物料置入PE袋（或塑料周转箱套PE袋）洁净容器内，称量，贴《物料签》入外包装工序。

（3）根据包装指令在饮片成品库领取物料，将合格后的百部按《饮片包装岗位标准操作规程》《全智能小包装机（半自动型）标准操作规程》《全智能小包装机标准操作规程》进行分装，开启电源及压缩空气，取下墨盒安装好色带，根据包装规格安装好下料斗、复合膜，调节好中药饮片复合膜的松紧度和色标电眼的位置，设置横封上温度（140℃ ±25℃）、横封下温度（140℃ ±25℃）、纵封温度（125℃ ±25℃）等参数、复核显示屏打印内容确认准确无误后，启动输送带将合格后的百部定额称量置入送料盘内，经输送带倾入料斗，点动设备点动按钮试包装，待包装打印清晰、密封严密、装量准确后方可分装；分装过程中每20分钟检查装量，根据不同规格装量差异（范围：1.5~6.0g标示量的 ±7%，6.0g以上标示量的 ±5%），将包装完毕的物料置入PE袋（或塑料周转箱套PE袋）洁净容器内，贴《物料签》入外包装工序。8.9.6根据包装指令将分装后的中药饮片合格小袋外包，由车间现场QA抽样，外包完毕由车间物料员填写请验单待验，待验合格后贴合格证，入饮片成品库。

（4）根据包装指令将分装后的中药饮片合格小袋外包，封口，贴合格证，外包完毕由车间物料员填写请验单，入饮片成品库。

分装工序主要工艺参数表

项目	参数	备注
包装规格	—	根据需要量定额包装。
分装收率	≥95%	包装收率 =（合格小袋量 – 包装材料使用量）÷ 领料量 ×100%
物料平衡率	98%~100%	物料平衡率 =（合格小袋量 – 包装材料使用量 + 废品量）÷ 领料量 ×100%
包装材料损耗率	≤5%	包装材料损耗率 = 损耗量 ÷（领料量 – 剩余量）×100%
包装材料物料平衡	100%	包装材料物料平衡 =（使用量 + 损耗量 + 剩余量）÷ 领料量 ×100%

外包工序主要工艺参数表

项目	参数	备注
包装规格	—	根据需要量定额包装。
包装收率	≥95%	收率 = 入库数量 ÷ 领用量 ×100%
物料平衡率	98%~100%	物料平衡率 =（入库数量 + 废品量）÷ 领用量 ×100%
包装材料损耗率	≤5%	包装材料损耗率 = 损耗量 ÷（领料量 – 剩余量）×100%
包装材料物料平衡	100%	包装材料物料平衡 =（使用量 + 损耗量 + 剩余量）÷ 领料量 ×100%

甘草

【来源】本品为豆科植物 *Glycyrrhiza uralensis* Fisch.、胀果 *Glycyrrhiza inflata* Bat.或光果 *Glycyrrhiza glabra* L.的干燥根和根茎。

【功能与主治】补脾益气，清热解毒，祛痰止咳，缓急止痛，调和诸药。用于脾胃虚弱，倦怠乏力，心悸气短，咳嗽痰多，脘腹、四肢挛急疼痛，痈肿疮毒，缓解药物毒性、烈性。

【产品名称】炙甘草

【规格】蜜炙

【制法】取原药材，除去杂质，洗净，润透，切厚片，干燥，蜜炙，筛选，包装。

【性状】本品呈类圆形或椭圆形切片。外表皮呈红棕色或灰棕色，微有光泽。切面黄色至深黄色，形成层环明显，射线放射状。略有黏性。具焦香气，味甜。

【质量标准】《中国药典》2020年版。

【具体操作】

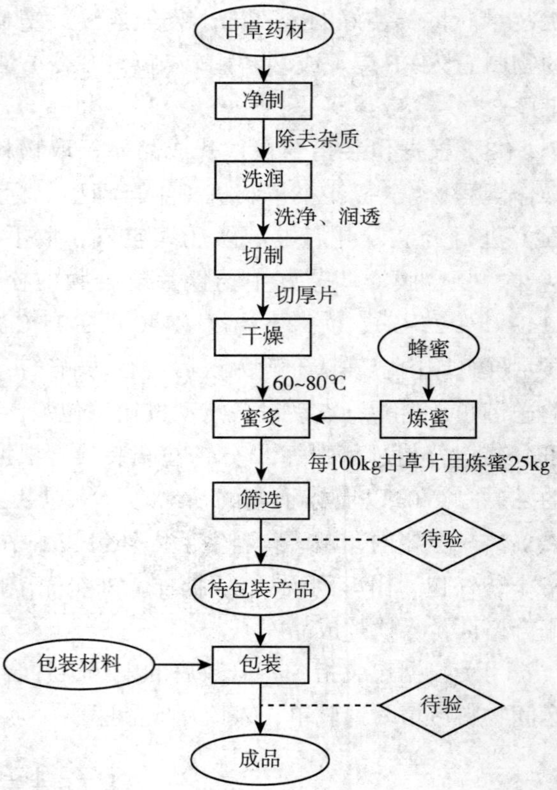

炙甘草生产工艺流程

1.领料操作　按生产管理部《批生产指令单》要求，车间物料员依据批指令填写《领料单》，领取甘草、甘草片。

2.称量操作　操作前对操作间、设备设施等检查、确认后，依据《批生产指令单》操作人员逐一称量、复核，称量完毕，贴《物料签》，入中药材暂存室。

3.净制操作　操作前对操作间、设备设施等检查、确认后，将甘草药材置拣选操作台上，人工拣选出非药用部位、霉变品及杂质；净制后的药材装入洁净周转箱，贴《物料签》，交洗润工序。

净制工序主要工艺参数表

项目	参数	备注
净制收率	≥94%	净制收率=净制后甘草重量÷净制前甘草重量×100%
物料平衡率	98%~100%	物料平衡率=(净制后甘草重量+废料重量)÷净制前甘草重量×100%

4.洗润操作　将净制的甘草置清洗池中，注意药材的吸水速度，用水快速冲洗至净，沥水，入方形润药机，每锅上料6.5~130kg，控制蒸汽压力，真空度-0.06~-0.07MPa，温度

50~60℃，浸润25分钟，润至透心，沥干药材表面水分，装入洁净周转箱盛装，贴《物料签》，交切制工序。

洗润工序主要工艺参数表

项目	参数	备注
清洗	快速冲洗至净	流动水清洗，不回收利用
浸润真空压力	-0.06~-0.07MPa	—
浸润时间	25min	—
浸润温度	50~60℃	—
每锅数量	6.5~130kg	—

5. 切制操作　调整切药机裁切厚度为2~4mm，取浸润好的甘草，将甘草平铺于切药机的送料履带，切片；药片用洁净周转箱盛装，贴《物料签》，入干燥室。

切制工序主要工艺参数表

项目	参数
切片厚度	厚片2~4mm

6. 干燥操作　将切制好的甘草药材平铺于敞开式烘箱内，铺料厚度3~8cm，控制蒸汽压力≤0.10MPa，保持干燥温度为60~80℃，温度达到60℃时，开始计时，干燥2~2.5小时；每30分钟翻动一次，待干燥达到工艺要求后，关闭蒸汽，继续送风，降温至常温后，用洁净周转箱盛装，称量，贴《物料签》，入蜜炙工序。

干燥工序主要工艺参数表

项目	参数	备注
铺料厚度	3~8cm	—
干燥温度	60~80℃	—
干燥时间	2~2.5小时	每30分钟翻动一次

7. 蜜炙操作　按每40kg净甘草用炼蜜10kg（另有规定除外），称取蜂蜜置反应锅内，加适量清水，加热至沸，捞去泡沫，滤去死蜂及杂质，再倾入反应锅内炼至起细泡时，取出。

取甘草片置不锈钢容器内（每锅按25~120kg），均匀加入炼蜜，混匀，闷润30分钟；闷润后的甘草片置炒药机内，控制转筒速度40r/min或0~24（无级可调）r/min，温度控制在110℃ ±10℃，炒至黄色至深黄色，不黏手时取出，摊凉。收集经摊凉的炙甘草，称量，并存放于洁净周转箱盛内，贴《物料签》，入筛选工序。

蜜炙工序主要工艺参数表

项目	参数	备注
蜂蜜	每40kg净甘草用炼蜜10kg	—
闷润时间	30min	—
每锅数量	25~120kg	—
炒制温度	110℃ ±10℃	—
转筒速度	40r/min或0~24（无级可调）转/分	—
收率	≥90%	蜜炙收率=炙甘草重量÷（干燥后甘草片重量+炼蜜重量）×100%
物料平衡	95%~100%	物料平衡=（炙甘草重量+废品量）÷（干燥后甘草片重量+炼蜜重量）×100%

8.筛选操作 将炙甘草平铺于不锈钢筛或入CZS-0.7长方筛内；按《筛选岗位标准操作规程》《CZS-0.7长方筛标准操作规程》进行操作，筛去碎屑、灰屑，用洁净编织袋或编织袋（内衬PE袋）盛装，称量，封口，贴合格证，车间物料员填写请验单，入饮片成品库，待验。

筛选工序主要工艺参数表

项目	参数	备注
筛选收率	≥95%	收率=筛选后炙甘草重量÷筛选前炙甘草重量×100%
物料平衡率	98%~100%	物料平衡率=（筛选后炙甘草重量+废品量）÷筛选前炙甘草重量×100%
成品收率	≥75%	成品收率=筛选后炙甘草重量÷（原药材领料量+蜂蜜重量）×100%

9.印制、制袋操作

（1）开启热转印分页一体机电源，取下墨盒，安装好色带；在设备处于离线状态时将印制内容品名、规格、产地、净重、产品批号、生产日期、执行标准分别录入数据库，根据饮片复合膜袋大小调节好宽度，设置分页速度，喷码速度，打印数量等参数，一人设置，一人复核，确定打印内容准确无误后方可打印。

（2）接通总电源，在操作屏上核对打印内容（品名、规格、产地、净重、产品批号、生产日期、执行标准），取下墨盒，安装好色带，设置横封上温度（140℃ ±25℃）、横封下温度（75℃ ±25℃）、纵封温度（125℃ ±25℃）等参数；开启压缩空气（保持压缩空气在0.4~0.7MPa），按包装规格选择下料斗型号和复合膜规格，先安装好下料斗，再将复合膜按路径穿膜，走膜完毕后，调整好膜距及纵封边距，通过调整各锁紧手柄和螺丝，让纵封器适配复合膜的封边，然后上紧并锁紧手柄和螺丝；调节拉膜松紧锁母让拉膜套适当压紧料筒；将带膜穿越横封器之间；调节色标电眼，主要根据膜宽和观察出带切口位置是否正确，调节色标电眼走膜方向的距离，以达到正确的完整带形并锁紧即可，印制、制袋完毕后将印制或制袋好的中药饮片药用复合袋（或中药饮片复合膜袋）装入洁净容器内，贴《物料签》，入包装工序。

印制、制袋工序主要工艺参数表

项目	参数	备注
损耗率	≤5%	包装材料损耗率=损耗量÷（领料量－剩余量）×100%
物料平衡率	100%	包装材料物料平衡率=（使用量+损耗量+剩余量）÷包装材料领料量×100%

10.包装、入库操作

（1）根据包装指令在饮片成品库领取物料，将合格的甘草按包装规格准确称量，用编织袋或编织袋内套PE袋、中药饮片复合袋定额分包装，每袋装0.5kg、每袋装1kg（根据市场需要调整包装规格），分装完毕，封口，贴合格证，车间物料员填写请验单，入饮片成品库。

（2）根据包装指令在饮片成品库领取物料，将合格后的甘草按包装规格定额准确称量，置入印制好的中药饮片复合袋（或制袋好的中药饮片复合膜袋）内，按《饮片包装岗位标准操作规程》进行分装，分装时根据不同规格装量差异，（范围：1.5~6.0g标示量的±7%，6.0g以上标示量的±5%）控制装量上限、下限，分装过程中每20分钟检查一次装量。将分装好的甘草小袋经连续式塑料薄膜热封机逐一热封封口，将分包装完毕的物料置入PE袋（或塑料周转箱套PE袋）洁净容器内，称量，贴《物料签》入外包装工序。

（3）根据包装指令在饮片成品库领取物料，将合格后的甘草按《饮片包装岗位标准操作规程》《全智能小包装机（半自动型）标准操作规程》《全智能小包装机标准操作规程》进行分装，开启电源及压缩空气，取下墨盒安装好色带，根据包装规格安装好下料斗、复合膜，调节好中药饮片复合膜的松紧度和色标电眼的位置，设置横封上温度（140℃ ±25℃）、横封下温度（140℃ ±25℃）、纵封温度（125℃ ±25℃）等参数、复核显示屏打印内容确认准确无误后，启动输送带将合格后的甘草定额称量置入送料盘内，经输送带倾入料斗，点动设备点动按钮试包装，待包装打印清晰、密封严密、装量准确后方可分装；分装过程中每20分钟检查装量，根据不同规格装量差异（范围：1.5~6.0g标示量的±7%，6.0g以上标示量的±5%），将包装完毕的物料置入PE袋（或塑料周转箱套PE袋）洁净容器内，贴《物料签》入外包装工序。根据包装指令将分装后的中药饮片合格小袋外包，由车间现场QA抽样，外包完毕由车间物料员填写请验单待验，待验合格后贴合格证，入饮片成品库。

（4）根据包装指令将分装后的中药饮片合格小袋外包，封口，贴合格证，外包完毕由车间物料员填写请验单，入饮片成品库。

分装工序主要工艺参数表

项目	参数	备注
包装规格	—	根据需要量定额包装。
分装收率	≥95%	包装收率=（合格小袋量－包装材料使用量）÷领料量×100%
物料平衡率	98%~100%	物料平衡率=（合格小袋量－包装材料使用量+废品量）÷领料量×100%
包装材料损耗率	≤5%	包装材料损耗率=损耗量÷（领料量－剩余量）×100%
包装材料物料平衡	100%	包装材料物料平衡=（使用量+损耗量+剩余量）÷领料量×100%

外包工序主要工艺参数表

项目	参数	备注
包装规格	—	根据需要量定额包装
包装收率	≥95%	收率=入库数量÷领用量×100%
物料平衡率	98%~100%	物料平衡率=(入库数量+废品量)÷领用量×100%
包装材料损耗率	≤5%	包装材料损耗率=损耗量÷(领料量-剩余量)×100%
包装材料物料平衡	100%	包装材料物料平衡=(使用量+损耗量+剩余量)÷领料量×100%

四、任务实施

附表4-1-1

蜜百部称量记录

产品名称		产品规格		产品批号		批量	
操作日期	年 月 日	班次		工艺规程编号	TS-09-233		

生产前检查与准备	检查项目	确认结果
	确认称量配料岗位有清场合格证并在有效期内，确认工器具、设备处于“已清洁”及“待运行”状态	□已确认
	确认需用衡器有校验合格证且在有效期内	□已确认
	确认岗位相应文件和记录齐全并受控	□已确认
	确认已更换生产状态牌、设备状态牌	□已确认
	复核检查物料标识、物料外观性状	□已确认
	备注：如已确认，请确认人在确认结果项的方框里打“√”；衡器的确认需要双人复核，其中包括称量的独立复核人 确认人： 复核人：	

按《称量配料岗位标准操作规程》执行

电子秤编号：

称量、复核	操作：根据蜜百部批生产指令，领取百部；一人称量，一人单独复核，确认无误后，注明名称、代码、净重等，待用						
	物料名称	物料代码	物料批号	单位	批领料量	实际称料量	物料去向

称量人： 复核人： QA签字：

相对称量误差(≤1%)	计算公式：(最小感量值÷所称物料最小重量)×100%			台秤最小感量值		
	相对称量误差	最大值：	称量读数	□正常	□异常	
			偏差	□正常	□异常	

操作人： 复核人： QA：

备注：

蜜百部净制记录

产品名称		产品规格		产品批号		批量	
生产日期	年　月　日	班次		工艺规程编号			

	检查项目	确认结果
生产前检查与准备	确认净制岗位有清场合格证并在有效期内，确认工器具、设备处于“已清洁”及“待运行”状态	□已确认
	确认需用衡器有校验合格证且在有效期内	□已确认
	确认岗位相应文件和记录齐全并受控	□已确认
	确认已更换生产状态牌、设备状态牌	□已确认
	确认已开启除尘设备	□已确认
	原药材物料状态标识是否齐全	□已确认
	检查原药材外观质量，复核原药材名称、重量、代码	□已确认
	备注：如已确认，请确认人在确认结果项的方框里打“√”；衡器的确认需要双人复核，其中包括称量的独立复核人 确认人：　　　　复核人：	

净制操作按《净制岗位标准操作规程》执行

（执行□　未执行□）

物料复核	中药材名称	物料代码	批号	数量（kg）	是否与批指令相符	备注
					是□　否□	结果在方框里打“√”

操作间名称：　　　　操作间编号：

设备名称	拣选台	拣选台
设备编号	QCL-020　是□　否□	QCL-021　是□　否□
设备运行时间	日　时　分至　日　时　分	日　时　分至　日　时　分

根据净制设备，设备是否运行在方框里打“√”

工艺要求	净制前重量（kg）	净制标准	净制后重量（kg）	废品重量（kg）
1.开启除尘风机 2.将百部药材置拣选操作台上，人工拣选出非药用部位及杂质 3.净制后合格百部置洁净周转箱内，做好物料状态标识，注明药材品名、生产批号等内容 4.废弃物入废弃物桶				
	收率范围≥95%		收　率：　%　符合□　不符合□	
	物料平衡限度98%~100%		平衡限度：　%　符合□　不符合□	
	计算方式	收率=净制后百部重量÷净制前百部重量×100%		
		物料平衡限度=（净制后百部重量+废品量）÷净制前百部重量×100%		
	偏差	正常□　异常□	净制质量检查、班中清场，允许流入下一工序。 QA确认：	

交接：净制后百部重量________kg；共________件；交至________工序。

操作人：　　　　工序负责人：　　　　QA签字：

备注：

蜜百部洗润记录

产品名称		产品规格		产品批号		批量	
生产日期	年 月 日	班次		工艺规程编号			

生产前检查与准备	检查项目	确认结果
	确认中药材洗润岗位有清场合格证并在有效期内，确认工器具处于“已清洁”状态	□已确认
	确认岗位相应文件和记录齐全并受控	□已确认
	确认已更换生产状态牌	□已确认
	备注：如已确认，请确认人在确认结果项的方框里打“√” 确认人： 复核人：	
物料复核	原药材物料状态标识是否齐全	齐全□ 不齐全□
	检查原药材外观质量、复核原药材名称、数量、代码	外观质量：

洗润操作：根据蜜百部工艺规程，按《药材洗润岗位标准操作规程》用流动饮用水将药材表面灰尘、泥沙或其他不洁物洗净。在清洗过程中，注意不要长时间浸泡药材以免有效成分流失，药材润至透心，沥干药材表面水分，用洁净周转箱盛装，运至下一工序（执行□ 未执行□）

操作间名称： 操作间编号：

洗润	工艺要求	药材名称	物料代码	洗润前数量（kg）
	1. 按照工艺要求将净制的百部置清洗池中，喷淋清水清洗至净，沥水，取出 2. 将洗净的百部置入润药池中闷润2~3小时 3. 润制好的百部用洁净周转箱装好，沥水，贴签；及时递交下一工序 4. 废弃物入废弃物桶			
		洗制方法	流动水淋洗	
		洗涤起止时间	时 分至 时 分	
		润药方法	闷润2~3小时	
		润药起止时间	时 分至 时 分	
		润制后百部数量：______件		
偏差	正常□ 异常□	洗润质量检查、班中清场，允许流入下一工序。 QA确认：		

交接：洗润后百部共______件；交至______工序

蜜百部切制记录

产品名称		产品规格		产品批号		批量	
生产日期	年 月 日	班次		工艺规程编号			

	检查项目	确认结果
生产前检查与准备	确认中药材切制岗位有清场合格证并在有效期内，确认工器具、设备处于“已清洁”及“待运行”状态	□已确认
	确认岗位相应文件和记录齐全并受控	□已确认
	确认已更换生产状态牌、设备状态	□已确认
	确认已开启除尘设备	□已确认
	确认药材名称、批号、状态标识齐全	□已确认
	备注：如已确认，请确认人在确认结果项的方框里打“√” 确认人： 复核人：	

物料复核	药材物料状态标识是否齐全	齐全□ 不齐全□
	检查原药材外观质量、复核原药材名称、数量、代码	外观质量：

按《切制岗位标准操作规程》《QY-300高速截断往复式切药机标准操作规程》《WQY-240-Ⅱ往复式切药机标准操作规程》操作；每隔25~30分钟检查一次，对切制情况进行检查并记录（执行□ 未执行□）

	工艺要求	操作间名称		
切制	1.按照工艺要求及《切制岗位标准操作规程》切制，调整裁切宽度，试切，将百部切制厚片2~4mm，合格后开始操作 2.切制后合格饮片用洁净周转箱装好，称重，贴签；及时递交下一工序 3.废弃物入废弃物桶	操作间编号		
		设备名称：QY-300高速截断往复式切药机		QCL-010□
		设备名称：WQY-240-Ⅱ往复式切药机		QCL-032□
		切制规格		
		切制时间	时 分至 时 分	

检查记录	时间								
	厚片	mm	mm	mm	mm	mm	mm	mm	mm
	时间								
	厚片	mm	mm	mm	mm	mm	mm	mm	mm

偏差	正常□ 异常□	切制质量检查、班中清场，允许流入下一工序

交接：切制百部共________件；交至________工序。

操作人： 工序负责人： QA签字：

备注：

蜜百部干燥记录

产品名称		产品规格		产品批号		批量	
生产日期	年　月　日	班次		工艺规程编号			

	检查项目	确认结果
生产前检查与准备	确认中药材干燥岗位有清场合格证并在有效期内，确认工器具、设备处于“已清洁”，及“待运行”状态。	□已确认
	确认岗位相应文件和记录齐全并受控	□已确认
	确认已更换生产状态牌、设备状态	□已确认
	确认已开启除尘设备	□已确认
	备注：如已确认，请确认人在确认结果项的方框里打“√” 确认人：　　复核人：	

物料复核	药材物料状态标识是否齐全	齐全□　不齐全□
	检查原药材外观质量、复核原药材名称、数量、代码	外观质量：

按《药材干燥岗位标准操作规程》《HX-4敞开式烘箱标准操作规程》操作，将药材平铺于敞开式烘箱内，根据药材属性确定上料厚度；开启蒸汽及风机，根据药材的不同属性确定烘药温度、时间，控制药材水分。干燥时做到不影响颜色、气味，勤翻动（每30分钟翻动一次）（执行□　未执行□）

操作间名称		设备名称	HX-4敞开式烘箱
操作间编号		设备编号	QCL-012□　QCL-013□

1.铺料厚度1~10cm；2.控制蒸汽压力，干燥温度控制：60~80℃，温度达到60℃时，开始计时，干燥2~3小时；3.药材干燥达到工艺要求后，关闭蒸汽阀，继续送风，降温至常温；4.干燥后合格药材用洁净周转箱装好，称重，贴签，及时递交下一工序；5.废弃物入废弃物桶

	药材名称						
	设备编号	QCL-012□			QCL-013□		
干燥	锅次	铺料厚度（cm）	干燥温度	干燥时间	铺料厚度（cm）	干燥温度	干燥时间
	1			日　时　分至 日　时　分			日　时　分至 日　时　分
	2			日　时　分至 日　时　分			日　时　分至 日　时　分
	3			日　时　分至 日　时　分			日　时　分至 日　时　分
	4			日　时　分至 日　时　分			日　时　分至 日　时　分
	5			日　时　分至 日　时　分			日　时　分至 日　时　分
	6			日　时　分至 日　时　分			日　时　分至 日　时　分

偏差	正常□　异常□	干燥质量检查、班中清场，允许流入下一工序

交接：干燥后百部重量：________kg，共________件；交至________工序

操作人：　　工序负责人：　　QA签字：

备注：

蜜百部蜜炙记录

产品名称		规格		产品批号		批量	
生产日期	年　　月　　日			班次		工艺规程编号	

	检查项目	确认结果	设备名称	炒药机
生产前检查与准备	确认中药材炒炙岗位有清场合格证并在有效期内，确认工器具、设备处于“已清洁”及“待运行”状态	□已确认	设备型号	
			设备编号	
	确认岗位相应文件和记录齐全并受控	□已确认	设备名称	反应锅
	确认已更换生产状态牌、设备状态牌	□已确认	设备型号	
	确认已开启除尘设施	□已确认	设备编号	
	确认药材名称、批号、状态标识齐全	□已确认	操作间编号	
	备注：如已确认，请确认人在确认结果项的方框里打“√”		确认人：	复核人：

操作：根据蜜百部工艺规程要求控制好炒炙温度、时间，按《炒炙岗位标准操作规程》《GCY-900炒药机标准操作规程》、《CTDC1000电磁炒药机标准操作规程》操作

蜜炙：称取适量蜂蜜置反应锅内，加适量清水，加热至沸，捞去泡沫、死蜂及杂质，再将蜂蜜炼至起细泡时，取出，备用。按每100kg待炮制百部用炼蜜12.5kg称取炼蜜，炼蜜加入适量开水稀释，取百部置不锈钢容器内（每锅10~120kg），均匀加入稀释后的炼蜜溶液，混匀，闷润30分钟；闷润后的百部置炒药机内，控制转筒速度40r/min或0~24（无级可调）r/min，温度控制120~150℃，炒至不粘手，取出，摊凉。

物料名称	物料代码	批号	数量（kg）	是否复核	操作间名称
				是□　否□	
				是□　否□	

蜂蜜数量（kg）	清水（kg）	煎煮温度	加热时间	煎煮时间	炼蜜数量（kg）
			时　分至 时　分	时　分至 时　分	
			时　分至 时　分	时　分至 时　分	

锅次	1	2	3	4	5	6	7	8
药材量（kg）								
炼蜜量（kg）								
开水量（kg）								
闷润时间（min）	时　分 时　分	时　分 时　分	时　分 时　分	时　分 时　分	时　分 时　分	时　分 时　分	时　分 时　分	时　分 时　分
炒筒转速（r/min）								
炒炙温度（℃）								
炒炙时间	时　分 时　分	时　分 时　分	时　分 时　分	时　分 时　分	时　分 时　分	时　分 时　分	时　分 时　分	时　分 时　分

炒炙起止时间：　日　时　分至　日　时　分	蜜百部重量：　kg	废品重量：　kg
收率范围≥75%	%	收率=蜜百部重量÷（干燥后百部重量+蜂蜜重量）×100%
物料平衡限度90%~100%	%	物料平衡限度=(蜜百部重量+废品重量)÷(干燥后百部重量+蜂蜜重量)×100%
偏差	正常□　异常□	蜜炙质量检查、班中清场，允许流入筛选一工序。　QA确认：

交接：蜜百部总量：________kg，共________件；交至________工序

操作人：　　　　　　工序负责人：　　　　　　QA：

备注：

蜜百部筛选记录

产品名称		产品规格		产品批号		批量	
生产日期	年　月　日		班次		工艺规程编号		
生产前检查与准备	检查项目				确认结果		
	确认中药饮片筛选岗位有清场合格证并在有效期内，确认工器具、设备处于“已清洁”及“待运行”状态				□已确认		
	确认岗位相应文件和记录齐全并受控				□已确认		
	确认已更换生产状态牌、设备状态牌				□已确认		
	确认已开启除尘设施				□已确认		
	确认饮片名称、数量、批号、状态标识齐全				□已确认		
	备注：如已确认，请确认人在确认结果项的方框里打“√”　确认人：　复核人：						

物料复核	饮片名称	物料代码	批号	日期	数量kg	是否复核	备注
						是□　否□	结果在方框里打“√”

筛选	将蜜百部平铺于不锈钢筛或入CZS-0.7长方筛内：按《筛选岗位标准操作规程》《CZS-0.7长方筛标准操作规程》进行操作，筛去碎屑、灰屑，用编织袋（内衬PE袋）盛装，称量，封口，贴合格证，由车间物料员填写请验单，入饮片成品库，待验				
	设备名称	设备型号		设备编号	操作间编号
	长方筛	CZS-0.7			
	不锈钢筛	1、2、4、6、8、10、12、15mm			
	筛选前百部重量	筛选后蜜百部重量	废品量	收率范围：≥95%	物料平衡率98%~100%
	kg	kg	kg	%	%
	计算公式	收率=筛选后蜜百部重量 ÷ 筛选前蜜百部重量 ×100%			
		物料平衡率=（筛选后蜜百部重量+废品量）÷ 筛选前蜜百部重量 ×100%			
成品收率	收率范围：≥60%	%	收率=筛选后蜜百部重量 ÷（原药材领料量+蜂蜜重量）×100%		
偏差	正常□　异常□	筛选质量检查、班中清场，允许入饮片成品库			

交接：蜜百部重量：________kg，共________件；交饮片成品库

操作人：　　　　工序负责人：　　　　QA：

备注：

蜜百部印制记录

<table>
<tr><td>产品名称</td><td></td><td colspan="2">产品规格</td><td></td><td>产品批号</td><td colspan="2"></td><td>批量</td><td></td></tr>
<tr><td>生产日期</td><td colspan="4">年　月　日</td><td>班次</td><td></td><td colspan="2">工艺规程编号</td><td></td></tr>
<tr><td rowspan="6">生产前检查与准备</td><td colspan="6">检查项目</td><td colspan="3">确认结果</td></tr>
<tr><td colspan="6">确认中药饮片印制岗位有清场合格证并在有效期内，确认工器具、设备处于“已清洁”及“待运行”状态</td><td colspan="3">□已确认</td></tr>
<tr><td colspan="6">确认岗位相应文件和记录齐全并受控</td><td colspan="3">□已确认</td></tr>
<tr><td colspan="6">确认已更换生产状态牌、设备状态牌</td><td colspan="3">□已确认</td></tr>
<tr><td colspan="6">确认包装材料名称、数量、状态标识齐全</td><td colspan="3">□已确认</td></tr>
<tr><td colspan="9">备注：如已确认，请确认人在确认结果项的方框里打“√”　确认人：　复核人：</td></tr>
<tr><td rowspan="10">印制制袋</td><td colspan="9">按《印制岗位标准操作规程》《热转印分页一体机标准操作规程》《全智能小包装机（半自动型）标准操作规程》操作</td></tr>
<tr><td colspan="3">设备名称</td><td colspan="2">设备型号</td><td colspan="2">设备编号</td><td colspan="2">房间编号</td></tr>
<tr><td colspan="3">热转印分页一体机□</td><td colspan="2">RYJ-FYJ001</td><td colspan="2">QCL-024</td><td colspan="2">2-1-118</td></tr>
<tr><td colspan="3">全智能小包装机（半自动型）□</td><td colspan="2">VPA-905AB</td><td colspan="2">QCL-025</td><td colspan="2">2-3-019</td></tr>
<tr><td>印制内容复核</td><td colspan="8">品名：
规格：
产地：
净重：
产品批号：
生产日期：
执行标准：</td></tr>
<tr><td>物料名称</td><td>物料代码</td><td>进厂编号</td><td>领用量</td><td>使用量</td><td>损耗量</td><td>剩余量</td><td>损耗率≤5%</td><td>物料平衡100%</td></tr>
<tr><td></td><td></td><td></td><td></td><td></td><td></td><td></td><td></td><td></td></tr>
<tr><td rowspan="2">计算公式</td><td colspan="8">物料平衡率 =（使用量 + 损耗量 + 剩余量）÷ 包装材料领料量 × 100%</td></tr>
<tr><td colspan="8">损耗率 = 损耗量 ÷（领料量 − 剩余量）× 100%</td></tr>
<tr><td colspan="9"></td></tr>
<tr><td>偏差</td><td colspan="3">正常□　异常□</td><td colspan="6">印制质量检查、班中清场，允许包装材料流入下一工序　QA 确认：</td></tr>
<tr><td colspan="4">操作人：</td><td colspan="4">工序负责人：</td><td colspan="2">QA：</td></tr>
<tr><td colspan="10">备注：</td></tr>
</table>

蜜百部分装记录

产品名称		产品规格		产品批号		批量	
生产日期	年　月　日至　年　月　日			班次		工艺规程编号	

	检查项目	确认结果
生产前检查与准备	确认中药饮片分装岗位有清场合格证并在有效期内，确认工器具、设备处于“已清洁”及“待运行”状态	□已确认
	确认岗位相应文件和记录齐全并受控	□已确认
	确认已更换生产状态牌、设备状态牌	□已确认
	确认饮片名称、数量、批号、状态标识齐全	□已确认
	复核领用包装材料印制内容是否清晰、准确、完整	□已确认
	备注：如已确认，请确认人在确认结果项的方框里打“√”　确认人：　复核人：	

分装：

1.按《包装岗位标准操作规程》《连续式塑料薄膜封口机标准操作规程》操作，将待包装蜜百部按定包装量进行准确称量并封口；2.包装过程的废弃物入废弃物桶；3.分装结束后，交外包工序

包装物料	中药饮片复合袋□　复合膜袋□		
设备名称	设备型号	设备编号	操作间编号
连续式塑料薄膜封口机	DBF–900		
电子天平			

	领料量（kg）	包装规格	合格小袋量	废品量	收率≥95%	物料平衡 98%~100%
饮片					%	%

	领料量	物料代码	进厂编号	使用量	损耗量	剩余量	损耗率≤5%	物料平衡 100%
包装材料							%	%

计算公式：

包装收率 =（合格小袋量 – 包装材料使用量）÷ 领料量 × 100%

物料平衡率 =（合格小袋量 – 包装材料使用量 + 废品量）÷ 领料量 × 100%

包装材料损耗率 = 损耗量 ÷（领料量 – 剩余量）× 100%

包装材料物料平衡 =（使用量 + 损耗量 + 剩余量）÷ 领料量 × 100%

偏差	正常□　异常□	分装质量检查、班中清场，允许流入下一工序。　QA 确认：
交接	将分装合格小袋交至外包工序	

操作人：　　工序负责人：　　QA：

备注：

蜜百部分装记录2

产品名称		规格		产品批号		批量	
操作日期	年　月　日	班次		工艺规程编号			

	检查项目	确认结果
生产前检查与准备	确认中药饮片分装岗位有清场合格证并在有效期内；确认工器具、设备处于“已清洁”，及“待运行”状态	□已确认
	确认岗位相应文件和记录齐全并受控	□已确认
	确认需用仪器、仪表有校验合格证且在有效期内	□已确认
	确认已更换生产状态牌、设备状态牌	□已确认
	确认 VPA-905AB 全智能小包装机（半自动型）或 VPA-928A 全智能小包装机完好并且试运行正常	□已确认
	确认需用天平有校验合格证且在有效期内，按《自动天平校验标准操作规程》进行校验	□已确认
	备注：如已确认，请确认人在确认结果项的方框里打“√”。	确认人：　复核人：

按《包装岗位标准操作规程》《VPA-905AB 全智能小包装机（半自动型）标准操作规程》《VPA-928A 全智能小包装机标准操作规程》操作

设备名称	设备型号	设备编号	操作间编号
全智能小包装机（半自动型）□	VPA-905AB	QCL-025	2-3-019
全智能小包装机□	VPA-928A	QCL-031	2-3-020
电子天平			

操作：1. 根据指令核对操作屏中复核或设置印制内容：产品名称、规格、产地、净重、产品批号、生产日期、执行标准等参数；2. 按《VPA-905AB 全智能小包装机（半自动型）标准操作规程》《VPA-928A 全智能小包装机标准操作规程》操作；3. 废弃物入废弃物桶

饮片分装	印制内容复核	品　名：　规　格：　产　地：　净重： 产品批号：　生产日期：　执行标准：	
	领取物料	中药饮片复合膜数量：________ kg　进厂批号： 待分装蜜百部重量：________ kg　批号：________	确认人：
	操作：按《VPA-905AB 全智能小包装机（半自动型）标准操作规程》操作：. 取下墨盒，安装好色带；按包装规格选择型号安装好下料斗、复合膜，调整色标电眼，设置横封上温度 140℃ ±25℃，横封下温度 140℃ ±25℃，纵封温度 125℃ ±25℃；启动输送带将准确称量的药材置入上料盘中经输送袋倾入料斗中，点动设备点动按钮试包装，待包装打印清晰、密封严密、装量准确后方可包装；饮片包装过程中每隔 20 分钟记录一次装量检查情况		横封上温度：________℃ 横封下温度：________℃ 纵封温度：________℃。
	操作：按《VPA-928A 全智能小包装机标准操作规程》操作：取下墨盒安装好色带，按包装规格选择型号安装好下料斗、复合膜，调整色标电眼，在显示屏上设置包装打印信息，设置好横封上、横封下、纵封温度，目标重量、上偏差、下偏差等参数，将多头称置零，点动设备点动键试包装，待包装打印清晰、密封严密装量准确方可包装，包装过程中每隔 20 分钟记录一次装量检查情况		横封上温度：________℃ 目标重量：________g 横封下温度：________℃ 上偏差：________g 纵封温度：________℃ 下偏差：______g

	饮片	领料量（kg）	包装规格	合格小袋量	废品量	收率 ≥95%	物料平衡 98%~100%
						%	%

续表

饮片分装	包装材料	领料量	物料代码	进厂编号	使用量	损耗量	剩余量	损耗率≤5%	物料平衡100%
								%	%
	计算公式	包装收率=（合格小袋量-包装材料使用量）÷领料量×100%							
		物料平衡率=（合格小袋量-包装材料使用量+废品量）÷领料量×100%							
		包装材料损耗率=损耗量÷（领料量-剩余量）×100%							
		包装材料物料平衡=（使用量+损耗量+剩余量）÷领料量×100%							
偏差	正常□　异常□	包装质量检查、班中清场，允许流入下工序。　QA确认：							
交接	将分装合格小袋交至外包工序。								
操作人：				工序负责人：				QA：	
备注：									

蜜百部装量检测记录

产品名称		规格		产品批号				批量			
操作日期	年　月　日			班次				电子天平编号			
设定装量	标示量：根据包装指令设置装量______/袋；根据不同规格设置装量差异，（范围：1.5~6.0g标示量的±7%，6.0g以上标示量的±5%），上限控制：______g/袋；下限控制：______g/袋；称10个空袋重量：______g；平均袋重：______g										
每袋重量	岗位装量控制范围：标示量+平均袋重			上限：____g/袋					下限：____g/袋		
操作标准	检测记录频次：20分钟/次；装量差异检查方法：每次抽查10袋，用1/100电子天平称量										
空袋											
序号	1	2	3	4	5	6	7	8	9	10	平均袋重
空袋（g）											
序号 / 时间	1	2	3	4	5	6	7	8	9	10	结果判定
日　时　分											符合□　不符合□
日　时　分											符合□　不符合□
日　时　分											符合□　不符合□
日　时　分											符合□　不符合□
日　时　分											符合□　不符合□
日　时　分											符合□　不符合□
日　时　分											符合□　不符合□
日　时　分											符合□　不符合□
日　时　分											符合□　不符合□
日　时　分											符合□　不符合□
日　时　分											符合□　不符合□
日　时　分											符合□　不符合□
日　时　分											符合□　不符合□
日　时　分											符合□　不符合□
日　时　分											符合□　不符合□
日　时　分											符合□　不符合□
日　时　分											符合□　不符合□
日　时　分											符合□　不符合□

续表

日　时　分											符合□　不符合□
日　时　分											符合□　不符合□
日　时　分											符合□　不符合□
日　时　分											符合□　不符合□
日　时　分											符合□　不符合□
日　时　分											符合□　不符合□
日　时　分											符合□　不符合□
日　时　分											符合□　不符合□
日　时　分											符合□　不符合□
日　时　分											符合□　不符合□
日　时　分											符合□　不符合□
操作人：					复核人：						QA：

蜜百部外包装记录

<table>
<tr><td colspan="2">产品名称</td><td colspan="2"></td><td>产品规格</td><td colspan="2"></td><td>产品批号</td><td></td><td>批量</td><td></td></tr>
<tr><td colspan="2">生产日期</td><td colspan="5">年　月　日</td><td>班次</td><td></td><td>工艺规程编号</td><td></td></tr>
<tr><td rowspan="6">生产前检查与准备</td><td colspan="7">检查项目</td><td colspan="3">确认结果</td></tr>
<tr><td colspan="7">确认中药饮片外包装岗位有清场合格证并在有效期内，确认工器具、设备处于“已清洁”及“待运行”状态</td><td colspan="3">□已确认</td></tr>
<tr><td colspan="7">确认岗位相应文件和记录齐全并受控</td><td colspan="3">□已确认</td></tr>
<tr><td colspan="7">确认已更换生产状态牌、设备状态牌</td><td colspan="3">□已确认</td></tr>
<tr><td colspan="7">确认饮片名称、数量、批号、状态标识齐全</td><td colspan="3">□已确认</td></tr>
<tr><td colspan="10">备注：如已确认，请确认人在确认结果项的方框里打“√”　确认人：　复核人：</td></tr>
<tr><td rowspan="14">外包装</td><td colspan="10">操作：1.按《包装岗位标准操作规程》《DBF-900连续式塑料薄膜封口机标准操作规程》操作；2.包装过程的废弃物入废弃物桶；3.包装结束后，填写“请验单”，入饮片成品库</td></tr>
<tr><td colspan="3">设备名称</td><td colspan="4">设备型号</td><td>设备编号</td><td colspan="2">操作间编号</td></tr>
<tr><td colspan="3">连续式塑料薄膜封口机</td><td colspan="4">DBF-900</td><td></td><td colspan="2"></td></tr>
<tr><td colspan="3">电子台秤</td><td colspan="4"></td><td></td><td colspan="2"></td></tr>
<tr><td colspan="2">领料量</td><td>包装规格</td><td colspan="2">入库数量</td><td colspan="2">废品量</td><td>收率≥95%</td><td colspan="2">物料平衡 98%~100%</td></tr>
<tr><td colspan="2">（折袋）</td><td></td><td colspan="2"></td><td colspan="2"></td><td>%</td><td colspan="2">%</td></tr>
<tr><td rowspan="2">包装材料</td><td>物料名称</td><td>物料代码</td><td>进厂编号</td><td>领料量（个）</td><td>使用量（个）</td><td>损耗量（个）</td><td>剩余量（个）</td><td>损耗率≤5%</td><td>物料平衡 100%</td></tr>
<tr><td></td><td></td><td></td><td></td><td></td><td></td><td></td><td>%</td><td>%</td></tr>
<tr><td colspan="10">计算公式：收率=入库数量 ÷ 领料量 ×100%</td></tr>
<tr><td colspan="10">物料平衡率=（入库数量+废品量）÷ 领料量 ×100%</td></tr>
<tr><td colspan="10">包装材料损耗率=损耗量 ÷（领料量-剩余量）×100%</td></tr>
<tr><td colspan="10">包装材料物料平衡=（使用量+损耗量+剩余量）÷ 领料量 ×100%</td></tr>
<tr><td colspan="10" style="display:none"></td></tr>
<tr><td colspan="10" style="display:none"></td></tr>
<tr><td>偏差</td><td colspan="3">正常□　异常□</td><td colspan="7">包装质量检查、班中清场，允许办理入库手续。　QA确认：</td></tr>
<tr><td>入库</td><td colspan="10">将外包合格品交给饮片成品仓库。</td></tr>
<tr><td colspan="11">操作人：　　　　工序负责人：　　　　QA：</td></tr>
<tr><td colspan="11">备注：</td></tr>
</table>

附表4-1-2

炙甘草称量记录

<table>
<tr><td>产品名称</td><td></td><td>产品规格</td><td></td><td>产品批号</td><td></td><td>批量</td><td></td></tr>
<tr><td>操作日期</td><td colspan="2">年　　月　　日</td><td>班次</td><td></td><td>工艺规程编号</td><td colspan="2"></td></tr>
<tr><td rowspan="7">生产前检查与准备</td><td colspan="5">检查项目</td><td colspan="2">确认结果</td></tr>
<tr><td colspan="5">确认称量配料岗位有清场合格证并在有效期内，确认工器具、设备处于“已清洁”及“待运行”状态</td><td colspan="2">□已确认</td></tr>
<tr><td colspan="5">确认需用衡器有校验合格证且在有效期内</td><td colspan="2">□已确认</td></tr>
<tr><td colspan="5">确认岗位相应文件和记录齐全并受控</td><td colspan="2">□已确认</td></tr>
<tr><td colspan="5">确认已更换生产状态牌、设备状态牌</td><td colspan="2">□已确认</td></tr>
<tr><td colspan="5">复核检查物料标识、物料外观性状</td><td colspan="2">□已确认</td></tr>
<tr><td colspan="7">备注：如已确认，请确认人在确认结果项的方框里打“√”；衡器的确认需要双人复核，其中包括称量的独立复核人
确认人：　　　　　　　　复核人：</td></tr>
<tr><td colspan="8">按《称量配料岗位标准操作规程》执行</td></tr>
<tr><td colspan="8">电子秤编号：</td></tr>
</table>

<table>
<tr><td rowspan="5">称量、复核</td><td colspan="7">操作：根据炙甘草批生产指令，领取甘草、蜂蜜；一人称量，一人单独复核，确认无误后，注明名称、代码、净重等，运至炙甘草净制工序，待用</td></tr>
<tr><td>物料名称</td><td>物料代码</td><td>物料批号</td><td>单位</td><td>批领料量</td><td>实际称料量</td><td>物料去向</td></tr>
<tr><td></td><td></td><td></td><td></td><td></td><td></td><td></td></tr>
<tr><td></td><td></td><td></td><td></td><td></td><td></td><td></td></tr>
<tr><td></td><td></td><td></td><td></td><td></td><td></td><td></td></tr>
<tr><td colspan="8">称量人：　　　　　　　　复核人：　　　　　　　　QA签字：</td></tr>
</table>

<table>
<tr><td rowspan="3">相对称量误差（≤1%）</td><td colspan="3">计算公式：（最小感量值 ÷ 所称物料最小重量）× 100%</td><td>台秤最小感量值</td><td></td></tr>
<tr><td rowspan="2">相对称量误差</td><td rowspan="2">最大值：</td><td>偏差</td><td colspan="2">□正常　　□异常</td></tr>
<tr><td>称量读数</td><td colspan="2">□正常　　□异常</td></tr>
<tr><td colspan="6">操作人：　　　　　　　　复核人：　　　　　　　　QA：</td></tr>
<tr><td colspan="6">备注：</td></tr>
</table>

炙甘草净制记录

产品名称		产品规格		产品批号		批量	
生产日期	年　月　日	班次		工艺规程编号			

	检查项目	确认结果
生产前检查与准备	确认拣选岗位有清场合格证并在有效期内，确认工器具、设备处于“已清洁”及“待运行”状态	□已确认
	确认需用衡器有校验合格证且在有效期内	□已确认
	确认岗位相应文件和记录齐全并受控	□已确认
	确认已更换生产状态牌、设备状态牌	□已确认
	确认已开启除尘设备	□已确认
	原药材物料状态标识是否齐全	□已确认
	检查原药材外观质量、复核原药材名称、重量、代码	□已确认
	备注：如已确认，请确认人在确认结果项的方框里打“√”；衡器的确认需要双人复核，其中包括称量的独立复核人 确认人：　　复核人：	

净制操作按《净制岗位标准操作规程》执行。（执行□　未执行□）

物料复核	中药材名称	物料代码	批号	数量（kg）	是否与批指令相符	备注
					是□　否□	结果在方框里打“√”

操作间名称：　　操作间编号：

设备名称	拣选台	拣选台
设备编号	QCL-020　是□　否□	QCL-021　是□　否□
设备运行时间	时　分至　时　分	时　分至　时　分

根据不同药材采用不同的净选设备，设备是否运行在方框里打“√”

工艺要求	净制前重量（kg）	净制标准	净制后重量（kg）	废料重量（kg）	
1. 开启除尘风机 2. 将药材放置在拣选台上，按工艺要求方法，挑选出药材中出非药用部位、霉变品及杂质 3. 净制后合格药材置洁净周转筐内，密闭，做好物料状态标识，注明药材品名、生产批号等内容 4. 废弃物入废弃物桶					
	收率范围≥94%	收　率：　%　符合□　不符合□			
	物料平衡限度98%~100%	平衡限度：　%　符合□　不符合□			
	计算方式	收率=净制后甘草重量÷净制前甘草重量×100%			
		物料平衡限度=（净制后甘草重量+废料重量）÷净制前甘草重量×100%			
	偏差	正常□　异常□	净制质量检查、班中清场，允许流入下一工序 QA确认：		

交接：净制后甘草重量________kg；共________件；交至________工序

操作人：　　工序负责人：　　QA签字：

备注：

炙甘草洗润记录

产品名称		产品规格		产品批号		批量	
生产日期	年 月 日	班次		工艺规程编号			

生产前检查与准备	检查项目	确认结果
	确认中药材洗润岗位有清场合格证并在有效期内，确认工器具处于“已清洁”状态	□已确认
	确认岗位相应文件和记录齐全并受控	□已确认
	确认已更换生产状态牌	□已确认
	备注：如已确认，请确认人在确认结果项的方框里打“√”	确认人： 复核人：
物料复核	原药材物料状态标识是否齐全	齐全□ 不齐全□
	检查原药材外观质量，复核原药材名称、数量、代码	外观质量：

洗润操作：根据炙甘草工艺规程，按《药材洗润岗位标准操作规程》用流动饮用水将药材表面的泥土、灰尘或其他不洁物洗净。在清洗过程中，注意不要长时间浸泡药材以免有效成分流失，有效成分易在水中损失的中药材，应采用快速抢水洗的方法。洗净的药材及时沥干，需润制的药材入润药机润制，合格后运至下一工序（执行□ 未执行□）

操作间名称： 操作间编号：

洗制	工艺要求 1.按照工艺要求将待洗涤的中药材放入洗润池中，按规定洗涤方法用流动饮用水进行洗涤至净，取出 2.药材洗涤时间不宜过长，以免伤水 3.洗涤后药材用洁净周转箱装好，沥水，贴签；及时递交下一工序 4.废弃物入废弃物桶	药材名称	物料代码	洗润前数量（kg）
		洗制方法	抢水洗□	
		洗涤起止时间	时 分至 时 分	
		洗涤后药材数量：______件		

工艺要求：1.按照工艺要求将洗涤后的甘草放入润药机，按炙甘草工艺规程进行润制，浸润25分钟；2.使用润药机润制的甘草要严格执行工艺参数；3.浸润后甘草用洁净周转箱装好，贴签，及时递交下一工序；4.废弃物入废弃物桶								
浸润方法			设备名称			RY-2000润药机		
机润			设备编号			QCL-008		

润制	项 目	1锅	2锅	3锅	4锅	5锅	6锅	7锅	8锅
	浸润蒸汽压力 MPa								
	浸润真空压力 -0.06~-0.07 MPa								
	每锅数量约（kg）								
	浸润时间（min）								
	浸润温度（50~60℃）								
	浸润起止时间	时 分至 时 分	时 分至 时 分	时 分至 时 分	时 分至 时 分	时 分至 时 分	时 分至 时 分	时 分至 时 分	时 分至 时 分

偏差	正常□ 异常□	洗润质量检查、班中清场，允许流入切制工序。 QA确认：

交接：润制后甘草共______件；交至______工序

操作人： 工序负责人： QA签字：

备注：

炙甘草切制记录

产品名称		产品规格		产品批号		批量	
生产日期	年 月 日	班次		工艺规程编号			

生产前检查与准备	检查项目	确认结果
	确认中药材切制岗位有清场合格证并在有效期内，确认工器具、设备处于“已清洁”及“待运行”状态	□已确认
	确认岗位相应文件和记录齐全并受控	□已确认
	确认已更换生产状态牌、设备状态	□已确认
	确认已开启除尘设备	□已确认
	确认药材名称、批号、状态标识齐全	□已确认
	备注：如已确认，请确认人在确认结果项的方框里打“√” 确认人： 复核人：	
物料复核	药材物料状态标识是否齐全	齐全□ 不齐全□
	检查原药材外观质量，复核原药材名称、数量、代码	外观质量：

按《药材切制岗位标准操作规程》《QY-300高速截断往复式切药机标准操作规程》《WQY-240-Ⅱ往复式切药机标准操作规程》操作；在切制过程中每隔25~30分钟对切制情况进行检查并记录（执行□ 未执行□）

工艺要求	1. 开启除尘风机 2. 按照工艺要求及《中药材切制岗位操作规程》切制操作程序规定，将甘草切制成厚片2~4mm 3. 切制后甘草厚片用洁净周转箱装好，称重，贴签；及时递交干燥工序 4. 废弃物入废弃物桶	操作间名称	
		操作间编号	
		设备名称：QY-300高速截断往复式切药机	QCL-010 □
		设备名称：WQY-240-Ⅱ往复式切药机	QCL-032 □
		切制规格	
		切制时间	时 分至 时 分
		切制药材数量：________件	

监控记录	时间							
	厚度	mm	mm	mm	mm	mm	mm	mm
	时间							
	厚度	mm	mm	mm	mm	mm	mm	mm

交接：切制后甘草共________件；交至________工序

操作人： 工序负责人： QA签字：

备注：

炙甘草干燥记录

产品名称		产品规格		产品批号		批量	
生产日期	年 月 日	班次		工艺规程编号			

	检查项目	确认结果
生产前检查与准备	确认中药材干燥岗位有清场合格证并在有效期内，确认工器具、设备处于“已清洁”及“待运行”状态	□已确认
	确认岗位相应文件和记录齐全并受控	□已确认
	确认已更换生产状态牌、设备状态	□已确认
	确认已开启除尘设备	□已确认
	备注：如已确认，请确认人在确认结果项的方框里打“√”	确认人： 复核人
物料复核	药材物料状态标识是否齐全	齐全□ 不齐全□
	检查原药材外观质量、复核原药材名称、数量、代码	外观质量：

按《药材干燥岗位标准操作规程》《HX-4敞开式烘箱标准操作规程》操作，将药材平铺于不锈钢烘板上，；开启蒸汽及风机，根据炙甘草工艺规程确定烘药温度、时间，控制药材水分。干燥时做到不影响颜色、气味，勤翻动（每30分钟翻动一次）（执行□ 未执行□）

操作间名称		设备名称	HX-4敞开式烘箱
操作间编号		设备编号	QCL-012□ QCL-013□

干燥：

1. 铺盘厚度3~8cm，控制蒸汽压力；2. 干燥温度控制60~80℃，温度达到60℃时，开始计时，干燥2~2.5小时；3. 药材干燥达到工艺要求后，关闭蒸汽阀，继续送风，降温至常温后；4. 干燥后合格药材用洁净周转箱装好，称重，贴签；及时递交下一工序；5. 废弃物入废弃物桶

药材名称						
设备编号		QCL-012□			QCL-013□	
锅次	铺料厚度（cm）	干燥温度（℃）	干燥时间	铺料厚度（cm）	干燥温度（℃）	干燥时间
1			日 时 分至 日 时 分			日 时 分至 日 时 分
2			日 时 分至 日 时 分			日 时 分至 日 时 分
3			日 时 分至 日 时 分			日 时 分至 日 时 分
4			日 时 分至 日 时 分			日 时 分至 日 时 分
5			日 时 分至 日 时 分			日 时 分至 日 时 分
6			日 时 分至 日 时 分			日 时 分至 日 时 分

偏差 正常□ 异常□ 干燥质量检查、班中清场，允许流入蜜炙工序。 QA确认：

交接：干燥后甘草片总量：________kg，共________件；交至________工序。

操作人： 工序负责人： QA签字：

备注：

炙甘草蜜炙记录

产品名称		规格		产品批号		批量	
生产日期	年 月 日至 年 月 日			班次		工艺规程编号	

生产前检查与准备	检查项目	确认结果	设备名称	炒药机
	确认中药材炒炙岗位有清场合格证并在有效期内，确认工器具、设备处于“已清洁”及“待运行”状态	□已确认	设备型号	
			设备编号	
	确认岗位相应文件和记录齐全并受控	□已确认	设备名称	反应锅
			设备型号	
			设备编号	
	确认已更换生产状态牌、设备状态牌	□已确认	操作间编号	
	确认已开启除尘设施	□已确认	备注：如已确认，请确认人在确认结果项的方框里打“√” 确认人： 复核人：	
	确认药材名称、批号、状态标识齐全	□已确认		

操作：根据炙甘草工艺规程要求控制好炒制温度、时间，按《炒炙岗位标准操作规程》《GCY-900炒药机标准操作规程》《CTDC1000智能电磁炒药机》操作

蜜炙：称取适量蜂蜜置反应锅内，加适量清水，加热至沸，捞去泡沫，滤去死蜂及杂质，再倾入锅内炼至起细泡时，取出，备用

按每100kg待炮制品甘草片用炼蜜25kg称取炼蜜，炼蜜加入适量开水稀释，取甘草片置入不锈钢容器内（每桶25~120kg），均匀加入炼蜜，混匀，闷润30分钟；闷润后的甘草片置入炒药机内，控制转筒速度40r/min或0~24(无级可调）r/min，温度控制110℃ ±10℃，炒至黄色至深黄色，不黏手时取出，摊凉

物料名称	物料代码	批号	数量（kg）	是否复核	操作间名称
				是□ 否□	
				是□ 否□	

蜂蜜数量（kg）	清水量（kg）	煎煮温度（℃）	加热时间	煎煮时间	炼蜜数量（kg）
			时 分至 时 分	时 分至 时 分	
			时 分至 时 分	时 分至 时 分	

锅次	1	2	3	4	5	6	7	8
甘草重量（kg）								
炼蜜重量（kg）								
开水重量（kg）								
闷润时间（min）	时 分 时 分	时 分 时 分	时 分 时 分	时 分 时 分	时 分 时 分	时 分 时 分	时 分 时 分	时 分 时 分
炒筒转速（r/min）								
炒制温度（℃）								
炒制时间	时 分 时 分	时 分 时 分	时 分 时 分	时 分 时 分	时 分 时 分	时 分 时 分	时 分 时 分	时 分 时 分

炒炙起止时间： 日 时 分至 日 时 分	炙甘草重量：________kg	废品量：________kg

收率范围≥90%	%	收率=炙甘草总量÷（干燥后甘草片重量+炼蜜重量）×100%
物料平衡范围95%~100%	%	物料平衡=（炙甘草重量+废品量）÷（干燥后甘草片重量+炼蜜重量）×100%
偏差	正常□ 异常□	炒炙质量检查、班中清场，允许流入下一工序 QA确认：

交接：炙甘草总量：________kg，共________件；交至________工序

操作人： 工序负责人： QA：

备注：

炙甘草筛选记录

<table>
<tr><td>产品名称</td><td colspan="2"></td><td>产品规格</td><td></td><td>产品批号</td><td></td><td>批量</td><td></td></tr>
<tr><td>生产日期</td><td colspan="3">年　月　日</td><td>班次</td><td></td><td>工艺规程编号</td><td colspan="2"></td></tr>
<tr><td rowspan="7">生产前检查与准备</td><td colspan="6">检查项目</td><td colspan="2">确认结果</td></tr>
<tr><td colspan="6">确认中药饮片筛选岗位有清场合格证并在有效期内，确认工器具、设备处于“已清洁”及“待运行”状态</td><td colspan="2">□已确认</td></tr>
<tr><td colspan="6">确认岗位相应文件和记录齐全并受控</td><td colspan="2">□已确认</td></tr>
<tr><td colspan="6">确认已更换生产状态牌、设备状态牌</td><td colspan="2">□已确认</td></tr>
<tr><td colspan="6">确认已开启除尘设施</td><td colspan="2">□已确认</td></tr>
<tr><td colspan="6">确认饮片名称、数量、批号、状态标识齐全</td><td colspan="2">□已确认</td></tr>
<tr><td colspan="8">备注：如已确认，请确认人在确认结果项的方框里打“√”　确认人：　复核人：</td></tr>
<tr><td rowspan="2">物料复核</td><td>饮片名称</td><td>物料代码</td><td>批号</td><td>日期</td><td>数量kg</td><td>是否复核</td><td colspan="2">备注</td></tr>
<tr><td></td><td></td><td></td><td></td><td></td><td>是□　否□</td><td colspan="2">结果在方框里打“√”</td></tr>
<tr><td rowspan="9">筛选</td><td colspan="8">将炙甘草平铺于不锈钢筛或入CZS–0.7长方筛内：按《筛选岗位标准操作规程》《CZS–0.7长方筛标准操作规程》进行操作，筛去碎屑、灰屑，用编织袋（内衬PE袋）盛装，称量，封口，贴合格证，车间物料员填写请验单，入饮片成品库，待验</td></tr>
<tr><td colspan="2">设备名称</td><td colspan="2">设备型号</td><td colspan="2">设备编号</td><td colspan="2">操作间编号</td></tr>
<tr><td colspan="2">长方筛</td><td colspan="2">CZS–0.7</td><td colspan="2"></td><td colspan="2"></td></tr>
<tr><td colspan="2">不锈钢筛</td><td colspan="2">1、2、4、6、8、10、12、15mm</td><td colspan="2"></td><td colspan="2"></td></tr>
<tr><td colspan="2">筛选前炙甘草重量</td><td>筛选后炙甘草重量</td><td>废品量</td><td colspan="2">收率范围：≥95%</td><td colspan="2">物料平衡
98%~100%</td></tr>
<tr><td colspan="2">kg</td><td>kg</td><td>kg</td><td colspan="2">%</td><td colspan="2">%</td></tr>
<tr><td rowspan="2">计算公式</td><td colspan="7">收率=筛选后炙甘草重量÷筛选前炙甘草重量×100%</td></tr>
<tr><td colspan="7">物料平衡率=（筛选后炙甘草重量+废品量）÷筛选前炙甘草重量×100%</td></tr>
<tr><td colspan="8"></td></tr>
<tr><td>成品收率</td><td colspan="2">收率范围≥75%</td><td>%</td><td colspan="5">收率=筛选后炙甘草重量÷（原药材领料量+蜂蜜重量）×100%</td></tr>
<tr><td>偏差</td><td colspan="2">正常□　异常□</td><td colspan="6">筛选质量检查、班中清场，允许入库。　QA确认：</td></tr>
<tr><td colspan="9">交接：炙甘草重量：＿＿＿kg，共＿＿＿件；交至饮片成品库</td></tr>
<tr><td colspan="9">操作人：　　工序负责人：　　QA：</td></tr>
<tr><td colspan="9">备注：</td></tr>
</table>

炙甘草印制记录

<table>
<tr><td>产品名称</td><td colspan="2"></td><td>产品规格</td><td colspan="2"></td><td>产品批号</td><td></td><td>批量</td><td></td></tr>
<tr><td>生产日期</td><td colspan="3">年 月 日</td><td>班次</td><td colspan="2"></td><td colspan="2">工艺规程编号</td><td></td></tr>
<tr><td rowspan="6">生产前检查与准备</td><td colspan="6">检查项目</td><td colspan="3">确认结果</td></tr>
<tr><td colspan="6">确认中药饮片印制岗位有清场合格证并在有效期内，确认工器具、设备处于“已清洁”及“待运行”状态</td><td colspan="3">□已确认</td></tr>
<tr><td colspan="6">确认岗位相应文件和记录齐全并受控</td><td colspan="3">□已确认</td></tr>
<tr><td colspan="6">确认已更换生产状态牌、设备状态牌</td><td colspan="3">□已确认</td></tr>
<tr><td colspan="6">确认包装材料名称、数量、状态标识齐全</td><td colspan="3">□已确认</td></tr>
<tr><td colspan="9">备注：如已确认，请确认人在确认结果项的方框里打“√” 确认人： 复核人：</td></tr>
<tr><td rowspan="10">印制制袋</td><td colspan="9">按《印制岗位标准操作规程》《热转印分页一体机标准操作规程》《全智能小包装机（半自动型）标准操作规程》操作</td></tr>
<tr><td colspan="3">设备名称</td><td colspan="2">设备型号</td><td colspan="2">设备编号</td><td colspan="2">房间编号</td></tr>
<tr><td colspan="3">热转印分页一体机□</td><td colspan="2">RYJ-FYJ001</td><td colspan="2">QCL-024</td><td colspan="2">2-1-118</td></tr>
<tr><td colspan="3">全智能小包装机（半自动型）□</td><td colspan="2">VPA-905AB</td><td colspan="2">QCL-025</td><td colspan="2">2-3-019</td></tr>
<tr><td>印制内容复核</td><td colspan="8">品名：
规格：
产地：
净重：
产品批号：
生产日期：
执行标准：</td></tr>
<tr><td>物料名称</td><td>物料代码</td><td>进厂编号</td><td>领料量</td><td>使用量</td><td>剩余量</td><td>损耗量</td><td>损耗率≤5%</td><td>物料平衡100%</td></tr>
<tr><td></td><td></td><td></td><td></td><td></td><td></td><td></td><td></td><td></td></tr>
<tr><td colspan="9">物料平衡率=(使用量+损耗量+剩余量)÷包装材料领料量×100%</td></tr>
<tr><td colspan="9">损耗率=损耗量÷(领料量-剩余量)×100%</td></tr>
<tr><td colspan="9"></td></tr>
<tr><td>偏差</td><td colspan="2">正常□ 异常□</td><td colspan="7">印制质量检查、班中清场，允许包装材料流入下一工序。 QA确认：</td></tr>
<tr><td colspan="4">操作人：</td><td colspan="4">工序负责人：</td><td colspan="2">QA：</td></tr>
<tr><td colspan="10">备注：</td></tr>
</table>

炙甘草分装记录1

产品名称		产品规格		产品批号		批量	
生产日期	年 月 日至 年 月 日	班次		工艺规程编号			

	检查项目	确认结果
生产前检查与准备	确认中药饮片包装岗位有清场合格证并在有效期内，确认工器具、设备处于“已清洁”及“待运行”状态	□已确认
	确认岗位相应文件和记录齐全并受控	□已确认
	确认已更换生产状态牌、设备状态牌	□已确认
	确认饮片名称、数量、批号、状态标识齐全	□已确认
	复核领用包装材料印制内容是否清晰、准确、完整	□已确认
	备注：如已确认，请确认人在确认结果项的方框里打“√” 确认人： 复核人：	

分装

1.按《包装岗位标准操作规程》《连续式塑料薄膜封口机标准操作规程》操作，将待包装炙甘草按定包装量进行准确称量并封口；2.包装过程的废弃物入废弃物桶；3.分装结束后，交外包工序

包装物料	中药饮片复合袋□ 复合膜袋□		
设备名称	设备型号	设备编号	操作间编号
连续式塑料薄膜封口机	DBF-900		
电子天平			

饮片	领料量（kg）	包装规格	合格小袋量	废品量	收率≥90%	物料平衡98%~100%
					%	%

包装材料	领料量	物料代码	进厂编号	使用量	剩余量	损耗量	损耗率≤5%	物料平衡100%
							%	%

计算公式：

包装收率=（合格小袋量－包装材料使用量）÷ 领料量 ×100%

物料平衡率 =（合格小袋量－包装材料使用量+废品量）÷ 领料量 ×100%

包装材料损耗率=损耗量 ÷（领料量－剩余量）×100%

包装材料物料平衡=（使用量+损耗量+剩余量）÷ 领料量 ×100%

偏差	正常□ 异常□	包装质量检查、班中清场，允许办理入库手续。 QA确认：
交接	将分装合格小袋交至外包工序	

操作人： 工序负责人： QA：

备注：

炙甘草分装记录2

产品名称		规格		产品批号		批量	
操作日期	年 月 日	班次		工艺规程编号			

生产前检查与准备	检查项目	确认结果
	确认中药饮片分装岗位有清场合格证并在有效期内；确认工器具、设备处于“已清洁”及“待运行”状态	□已确认
	确认岗位相应文件和记录齐全并受控	□已确认
	确认需用仪器、仪表有校验合格证且在有效期内	□已确认
	确认已更换生产状态牌、设备状态牌	□已确认
	确认 VPA-905AB 全智能小包装机（半自动型）或 VPA-928A 全智能小包装机完好并且试运行正常	□已确认
	确认需用天平有校验合格证且在有效期内，按《自动天平校验标准操作规程》进行校验	□已确认
	备注：如已确认，请确认人在确认结果项的方框里打“√”	确认人： 复核人：

按《包装岗位标准操作规程》《VPA-905AB 全智能小包装机（半自动型）标准操作规程》《VPA-928A 全智能小包装机标准操作规程》操作

设备名称	设备型号	设备编号	操作间编号
全智能小包装机（半自动型）□	VPA-905AB	QCL-025	2-3-019
全智能小包装机 □	VPA-928A	QCL-031	2-3-020
电子天平			

操作：1. 根据指令核对操作屏中印制内容：品名、规格、产地、净重、产品批号、生产日期、执行标准等参数；2. 按《VPA-905AB 全智能小包装机（半自动型）标准操作规程》《VPA-928A 全智能小包装机标准操作规程》操作；3. 废弃物入废弃物桶

饮片分装	印制内容复核	品　名：　规　格：　产　地：　净重： 产品批号：　生产日期：　执行标准：	
	领取物料	中药饮片复合膜数量：________kg　进厂批号： 待分装炙甘草重量：________kg　批号：	确认人：
	按《VPA-905AB 全智能小包装机（半自动型）标准操作规程》操作：.取下墨盒，安装好色带；按包装规格选择型号安装好下料斗、复合膜，调整色标电眼，设置横封上温度 140℃ ±25℃，横封下温度 140℃ ±25℃，纵封温度 125℃ ±25℃；启动输送带将准确称量的药材置入上料盘中经输送袋倾入料斗中，点动设备点动按钮试包装，待包装打印清晰、密封严密、装量准确后方可包装；饮片包装过程中每隔 20 分钟记录一次装量检查情况		横封上温度：____℃ 横封下温度：____℃ 纵封温度：____℃。
	按《VPA-928A 全智能小包装机标准操作规程》操作：取下墨盒安装好色带，按包装规格选择型号安装好下料斗，复合膜，调整色标电眼，在显示屏上设置包装打印信息，设置好横封上、横封下、纵封温度，目标重量、上偏差、下偏差等参数，将多头称置零，点动设备点动键试包装，待包装打印清晰、密封严密装量准确方可包装，包装过程中每隔 20 分钟记录一次装量检查情况		横封上温度：________℃ 目标重量：______g 横封下温度：________℃　上偏差：______g 纵封温度：________℃　下偏差：______g

饮片	领料量（kg）	包装规格	合格小袋量	废品量		收率≥90%	物料平衡 98%~100%
						%	%
包装材料	领料量	物料代码	进厂编号	使用量	损耗量	损耗率≤5%	物料平衡 100%
						%	%

计算公式	包装收率 =（合格小袋量 - 包装材料使用量）÷ 领料量 ×100%
	物料平衡率 =（合格小袋量 - 包装材料使用量 + 废品量）÷ 领料量 ×100%
	包装材料损耗率 = 损耗量 ÷（领料量 - 剩余量）×100%
	包装材料物料平衡 =（使用量 + 损耗量 + 剩余量）÷ 领料量 ×100%

偏差	正常□　异常□	包装质量检查、班中清场，允许流入下一工序。　QA 确认：
交接	将分装合格小袋交至外包工序。	

操作人：　　工序负责人：　　QA：

备注：

炙甘草装量检测记录

产品名称		规格		产品批号		批量	
操作日期	年 月 日			班次		电子天平编号	
设定装量	标示量：根据包装指令设置装量______/袋；根据不同规格设置装量差异，（范围：1.5~6.0g标示量的 ±7%，6.0g以上标示量的 ±5%），上限控制：______g/袋；下限控制：______g/袋。称10个空袋重量：______g；平均袋重：______g						
每袋重量	岗位装量控制范围：标示量+平均袋重			上限：_____g/袋		下限：_____g/袋	
操作标准	检测记录频次：20分/次；装量差异检查方法：每次抽查10袋，用1/100电子天平称量						

空袋

序号	1	2	3	4	5	6	7	8	9	10	平均袋重
空袋（g）											

时间 \ 序号	1	2	3	4	5	6	7	8	9	10	结果判定
日 时 分											符合□ 不符合□
日 时 分											符合□ 不符合□
日 时 分											符合□ 不符合□
日 时 分											符合□ 不符合□
日 时 分											符合□ 不符合□
日 时 分											符合□ 不符合□
日 时 分											符合□ 不符合□
日 时 分											符合□ 不符合□
日 时 分											符合□ 不符合□
日 时 分											符合□ 不符合□
日 时 分											符合□ 不符合□
日 时 分											符合□ 不符合□
日 时 分											符合□ 不符合□
日 时 分											符合□ 不符合□
日 时 分											符合□ 不符合□
日 时 分											符合□ 不符合□
日 时 分											符合□ 不符合□
日 时 分											符合□ 不符合□
日 时 分											符合□ 不符合□
日 时 分											符合□ 不符合□
日 时 分											符合□ 不符合□
日 时 分											符合□ 不符合□
日 时 分											符合□ 不符合□
日 时 分											符合□ 不符合□
日 时 分											符合□ 不符合□
日 时 分											符合□ 不符合□
日 时 分											符合□ 不符合□
日 时 分											符合□ 不符合□
日 时 分											符合□ 不符合□

操作人： 复核人： QA：

炙甘草外包装记录

<table>
<tr><td colspan="2">产品名称</td><td></td><td>产品规格</td><td></td><td>产品批号</td><td></td><td>批量</td><td colspan="2"></td></tr>
<tr><td colspan="2">生产日期</td><td colspan="3">年　月　日</td><td>班次</td><td></td><td colspan="2">工艺规程编号</td><td></td></tr>
<tr><td rowspan="6">生产前检查与准备</td><td colspan="6">检查项目</td><td colspan="3">确认结果</td></tr>
<tr><td colspan="6">确认中药饮片外包装岗位有清场合格证并在有效期内，确认工器具、设备处于“已清洁”及“待运行”状态</td><td colspan="3">□已确认</td></tr>
<tr><td colspan="6">确认岗位相应文件和记录齐全并受控</td><td colspan="3">□已确认</td></tr>
<tr><td colspan="6">确认已更换生产状态牌、设备状态牌</td><td colspan="3">□已确认</td></tr>
<tr><td colspan="6">确认饮片名称、数量、批号、状态标识齐全</td><td colspan="3">□已确认</td></tr>
<tr><td colspan="9">备注：如已确认，请确认人在确认结果项的方框里打“√”　确认人：　复核人：</td></tr>
<tr><td rowspan="12">外包装</td><td colspan="9">操作：1.按《包装岗位标准操作规程》《DBF–900连续式塑料薄膜封口机标准操作规程》操作；2.包装过程的废弃物入废弃物桶；3.包装结束后，填写“请验单”，入饮片成品库</td></tr>
<tr><td colspan="3">设备名称</td><td colspan="3">设备型号</td><td>设备编号</td><td colspan="2">操作间编号</td></tr>
<tr><td colspan="3">连续式塑料薄膜封口机</td><td colspan="3">DBF–900</td><td></td><td colspan="2"></td></tr>
<tr><td colspan="3">电子台秤</td><td colspan="3"></td><td></td><td colspan="2"></td></tr>
<tr><td rowspan="2">分装后合格小袋</td><td colspan="2">领料量</td><td>包装规格</td><td>入库数量</td><td>废品量</td><td>收率≥95%</td><td colspan="2">物料平衡 98%~100%</td></tr>
<tr><td colspan="2">（折袋）</td><td></td><td></td><td></td><td>%</td><td colspan="2">%</td></tr>
<tr><td rowspan="2">包装材料</td><td>领料量（个）</td><td>物料代码</td><td>进厂编号</td><td>使用量（个）</td><td>损耗量（个）</td><td>剩余量（个）</td><td>损耗率≤5%</td><td>物料平衡100%</td></tr>
<tr><td></td><td></td><td></td><td></td><td></td><td></td><td>%</td><td>%</td></tr>
<tr><td rowspan="4">计算公式</td><td colspan="8">收率=入库数量÷领料量×100%</td></tr>
<tr><td colspan="8">物料平衡率=（入库数量+废品量）÷领料量×100%</td></tr>
<tr><td colspan="8">包装材料损耗率=损耗量÷（领料量−剩余量）×100%</td></tr>
<tr><td colspan="8">包装材料物料平衡=（使用量+损耗量+剩余量）÷领料量×100%</td></tr>
<tr><td>偏差</td><td colspan="3">正常□　异常□</td><td colspan="6">包装质量检查、班中清场，允许办理入库手续。　QA确认：</td></tr>
<tr><td>入库</td><td colspan="9">将外包合格品交给饮片成品仓库</td></tr>
</table>

操作人：　　　　工序负责人：　　　　QA：

备注：

五、评价反馈

1. 车间主任评价

序号	重点评价内容	评价标准	标准分值	评价得分
1	物料及辅料称取	称量标准操作规程	10	
2	设备准备	准备标准操作规程	10	
3	设备操作	设备运行标准规程操作	20	
4	清场	清场标准操作规程操作	10	
5	工作态度	吃苦耐劳，态度认真，精益求精	10	
6	自主学习	提前预习、查阅资料能力	10	
7	问题探究	分析问题，解决问题，处理问题能力	20	
8	安全	药品质量安全意识，生产安全意识	10	
签名			合计	

2. 学生自我评价

学生姓名：	
你是否参与生产实训活动？	
你都完成了哪些具体任务？	
除了完成实训任务，你还做了哪些工作？	
你认为本次生产实训有什么需要改进的问题吗？	
本次课你有什么收获吗？你都学到了什么？	

任务二　酒炙

一、学习目标

1. 掌握酒炙的含义、炮制方法、成品性状、炮制作用及注意事项。
2. 能够独立完成常用药物的酒炙操作；能准确判断常用药物酒炙的成品性状。
3. 具备尊重生命、热爱炮制岗位的责任感和事业心；树立精益求精的大国工匠精神。

二、任务书

通过查阅《中国药典》（2020年版）一部“白芍”药材的酒炙炮制方法，结合学习酒炙法的基础知识，按照药典酒炙的检查标准和“酒炙白芍工艺规程”，完成酒白芍的炮制。

批生产指令单

批生产指令单号：

产品名称		规格		产品批号	
生产周期	年　月　日至　年　月　日			工艺规程编号	
批　　量		依据	《酒炙白芍工艺规程》		
名称	物料代码	单位	领料量	备注	
		kg			
		kg			
制表人：			制表日期：　年　月　日		
车间主管：			签发日期：　年　月　日		
质量管理部QA主管：			审核日期：　年　月　日		

三、获取资讯

（一）操作方法

1.先拌酒后炒药　此法适用于质地坚实的根及根茎类中药，如大黄、白芍、牛膝、川芎、黄芩等。

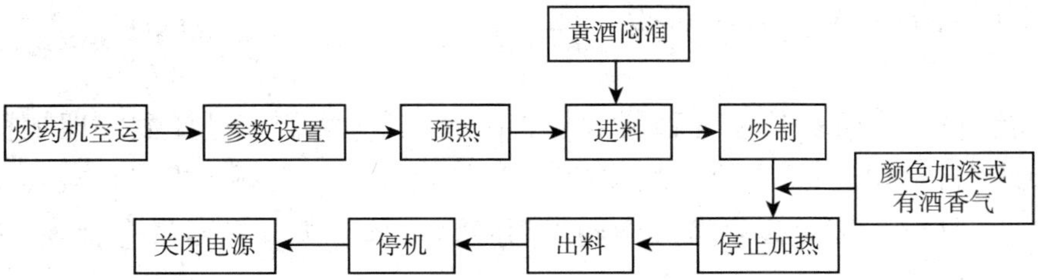

2.先炒药后加酒　此法适用于少数质地疏松的中药，如五灵脂。

酒炙法所用的酒以黄酒为主。酒的用量一般为每100kg药物用黄酒10~20kg。

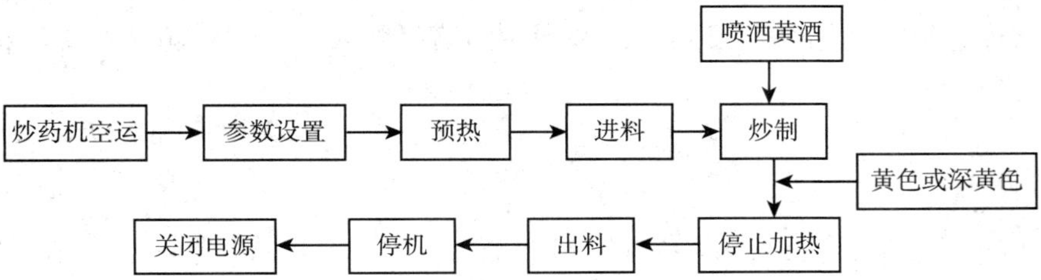

（二）具体示例

白芍

【来源】本品为毛茛科植物芍药*Paeonia lactiflora* Pall.的干燥根。夏、秋二季采挖，洗净，除去头尾及细根，置沸水中煮后除去外皮或去皮后再煮，晒干。

【功能与主治】具有养血调经，敛阴止汗，柔肝止痛，平抑肝阳的作用。用于血虚萎黄，月经不调，自汗，盗汗，胁痛、腹痛、四肢挛痛，头痛眩晕等。

【产品名称】酒白芍

【规格】酒炙

【制法】取原药材，除去杂质，大小条分开，洗净，润透，切薄片，干燥，筛去碎屑，酒炙，筛选，包装。每100kg净白芍片，用黄酒10kg。

【性状】本品形同白芍片，表面微黄色或淡棕黄色，有的可见焦斑，微有酒香气。

【质量标准】《中国药典》2020年版。

【具体操作】

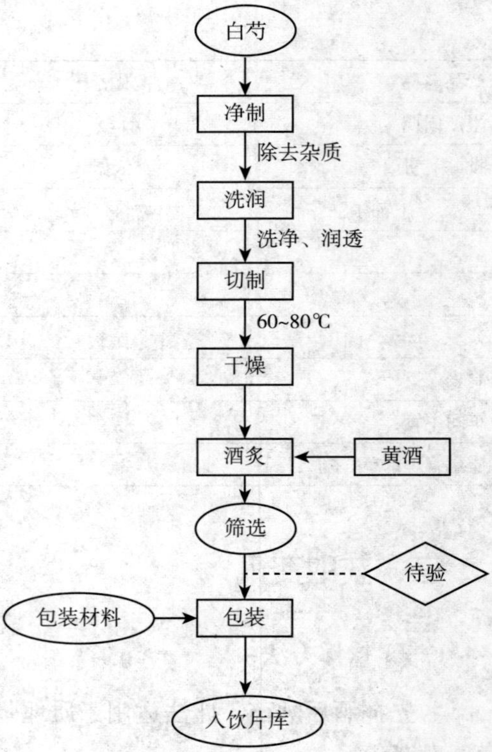

酒白芍生产工艺流程

1.领料操作　按生产管理部《批生产指令单》要求，车间物料员依据批指令填写《领料单》，领取白芍。

车间物料员、库管员依据《物料发放管理规程》《物料称量计数管理规程》《车间领用、发放物料管理规程》《物料发放标准操作规程》《领发料标准操作规程》的规定，称量、复核，领取中药材送至车间中药材暂存区，按种类、批号集中管理，分类码放整齐。

2.称量操作　操作前对操作间、设备设施等检查、确认后，依据《批生产指令单》

操作人员逐一称量、复核，称量完毕，贴《物料签》，入中药材暂存区。

3.净制操作　操作前对操作间、设备设施等事进行检查、确认后，将白芍药材置拣选操作台上，拣选出非药用部位及杂质；净制后的药材装入洁净周转箱，贴《物料签》，交洗润工序。

净制工序主要工艺参数表

项目	参数	备注
净制收率	≥97%	净制收率=净制后白芍重量 ÷ 白芍领料重量 ×100%
物料平衡限度	98%~100%	物料平衡限度=（净制后白芍重量+废品量）÷ 白芍领料重量 ×100%

4.洗润操作　将净制的白芍置清洗池中，喷淋清水清洗至净，将洗净的白芍入润药池中闷润2~3小时，润至透心，用洁净周转箱盛装，贴《物料签》，交切制工序。

洗润工序主要工艺参数表

项目	参数	备注
清洗	用水淘洗至净	流动水清洗，不回收利用
稍泡时间	10~20分钟	—
闷润时间	3~5小时	—

5.切制操作　调整切药机裁切厚度为1~2mm，取润制好的白芍药材，平铺于切药机的送料履带，试切，合格后开始操作，裁切白芍应均匀；每25~30分钟检查一次，将切好的白芍用洁净周转箱盛装，贴《物料签》，入干燥工序。

切制工序主要工艺参数表

项目	参数
切片厚度	薄片1~2mm

6.干燥操作　将切制好的白芍药材平铺于敞开式烘箱内，铺料厚度为1~10cm，控制蒸汽压力，保持干燥温度为60~80℃，温度达到60℃时，开始计时，干燥2~3小时，每30分钟翻动一次，待干燥达到工艺要求后，关闭蒸汽，继续送风，待药材降温至常温后，用洁净周转箱盛装，称量，贴《物料签》，进入下一工序。

干燥工序主要工艺参数表

项目	参数
干燥温度	50~60℃
干燥时间	2.0~3.0小时
铺料厚度	1~8cm

7.酒炙操作　按每100kg待炮制白芍用黄酒10kg称取黄酒，取白芍置不锈钢容器内（每锅10~120kg），均匀加入黄酒，混匀，闷润30分钟；闷润后的白芍置炒药机内，控制转筒速度40r/min或0~24（无级可调）r/min，温度控制120~150℃，炒至不黏手，取出，摊凉。装入洁净周转箱，贴《物料签》，入筛选工序。

酒炙工序主要工艺参数表

项目	参数	备注
黄酒	每100kg净甘草用黄酒10kg	—
闷润时间	30min	—
每锅数量	25~120kg	—
炒制温度	（110±10）℃	—
转筒速度	40r/min或0~24（无级可调）转/分	—
酒炙收率	≥90%	酒炙收率=炙白芍重量÷（干燥后白芍片重量+黄酒重量）×100%
物料平衡率	95%~100%	物料平衡率=（炙白芍重量+废品量）÷（干燥后白芍片重量+黄酒重量）×100%

8. 筛选操作 将炒炙后的酒白芍平铺于不锈钢筛或入CZS–0.7长方筛内：按《筛选岗位标准操作规程》《CZS–0.7长方筛标准操作规程》进行操作，筛去碎屑、灰屑，用编织袋（内衬PE袋）盛装，称量，由车间物料员填写请验单，车间现场QA取样，封口，贴合格证，入饮片成品库，待验。

筛选工序主要工艺参数表

项目	参数	备注
筛选收率	≥95%	收率=筛选后炙白芍重量÷筛选前炙白芍重量×100%
物料平衡率	98%~100%	物料平衡率=（筛选后炙白芍重量+废品量）÷筛选前炙白芍重量×100%
成品收率	≥75%	成品收率=筛选后炙白芍重量÷（原药材领料量+黄酒重量）×100%

9. 印制、制袋操作

（1）开启热转印分页一体机电源，取下墨盒，安装好色带；在设备处于离线状态时将印制内容（品名、规格、产地、净重、产品批号、生产日期、执行标准）分别录入数据库，根据饮片复合膜袋大小调节好宽度，设置分页速度、喷码速度、打印数量等参数，一人设置，一人复核，确定打印内容准确无误后方可打印。

（2）接通总电源，在操作屏上核对打印内容，如品名、规格、产地、净重、产品批号、生产日期、执行标准，取下墨盒，安装好色带，设置横封上温度（140℃ ±25℃）、横封下温度（75℃ ±25℃）、纵封温度（125℃ ±25℃）等参数；开启压缩空气（保持压缩空气在0.4~0.7MPa），按包装规格选择下料斗型号和复合膜规格，先安装好下料斗，再将复合膜按路径穿膜，走膜完毕后，调整好膜距及纵封边距，通过调整各锁紧手柄、螺丝，让纵封器适配复合膜的封边，然后上紧并锁紧手柄和螺丝；调节拉膜松紧锁母让拉膜套适当压紧料筒；将带膜穿越横封器之间；调节色标电眼，主要根据膜宽和观察出带切口位置是否正确，调节色标电眼走膜方向的距离，以达到正确的完整带形并锁紧即可，印制、制袋完毕后将印制或制袋好的中药饮片药用复合袋（或中药饮片复合膜袋）装入洁净容器内，贴《物料签》，入包装工序。

印制、制袋工序主要工艺参数表

项目	参数	备注
损耗率	≤5%	包装材料损耗率=损耗量÷（领料量-剩余量）×100%
物料平衡率	100%	包装材料物料平衡率=（使用量+损耗量+剩余量）÷包装材料领料量×100%

10. 包装、入库操作

（1）根据包装指令在饮片成品库领取物料，将合格的白芍按包装规格准确称量，用编织袋或编织袋内套PE袋、中药饮片复合袋定额分包装，每袋装0.5kg、每袋装1kg（根据市场需要调整包装规格），分装完毕，封口，贴合格证，车间物料员填写请验单，入饮片成品库。

（2）根据包装指令在饮片成品库领取物料，将合格后的白芍按包装规格定额准确称量，置入印制好的中药饮片复合袋（或制袋好的中药饮片复合膜袋）内，按《饮片包装岗位标准操作规程》进行分装，分装时根据不同规格装量差异，（范围：1.5~6.0g标示量的±7%，6.0g以上标示量的±5%）控制装量上限、下限，分装过程中每20分钟检查一次装量。将分装好的白芍小袋经连续式塑料薄膜热封机逐一热封封口，将分包装完毕的物料置入PE袋（或塑料周转箱套PE袋）洁净容器内，称量，贴《物料签》入外包装工序。

（3）根据包装指令在饮片成品库领取物料，将合格后的白芍按《饮片包装岗位标准操作规程》《全智能小包装机（半自动型）标准操作规程》、《全智能小包装机标准操作规程》进行分装，开启电源及压缩空气，取下墨盒安装好色带，根据包装规格安装好下料斗、复合膜，调节好中药饮片复合膜的松紧度和色标电眼的位置，设置横封上温度（140℃±25℃）、横封下温度（140℃±25℃）、纵封温度（125℃±25℃）等参数、复核显示屏打印内容确认准确无误后，启动输送带将合格后的白芍定额称量置入送料盘内，经输送带倾入料斗，点动设备点动按钮试包装，待包装打印清晰、密封严密、装量准确后方可分装；分装过程中每20分钟检查装量，根据不同规格装量差异（范围：1.5~6.0g标示量的±7%，6.0g以上标示量的±5%），将包装完毕的物料置入PE袋（或塑料周转箱套PE袋）洁净容器内，贴《物料签》入外包装工序。根据包装指令将分装后的中药饮片合格小袋外包，由车间现场QA抽样，外包完毕由车间物料员填写请验单待验，待验合格后贴合格证，入饮片成品库。

（4）根据包装指令将分装后的中药饮片合格小袋外包，封口，贴合格证，外包完毕由车间物料员填写请验单，入饮片成品库。

分装工序主要工艺参数表

项目	参数	备注
分装规格	—	根据需要量定额包装
分装收率	≥95%	分装收率=（合格小袋量-包装材料使用量）÷领料量×100%
物料平衡率	98%~100%	物料平衡率=（合格小袋量-包装材料使用量+废品量）÷领料量×100%
分装包装材料损耗率	≤5%	包装材料损耗率=损耗量÷（领料量-剩余量）×100%

包装工序主要工艺参数表

项目	参数	备注
包装规格	—	根据需要量定额包装
包装收率	≥95%	包装收率=入库数量 ÷ 领料量 × 100%
物料平衡率	98%~100%	物料平衡率=(入库数量+废品量)÷ 领料量 × 100%
包装材料损耗率	≤5%	包装材料损耗率=损耗量 ÷(领料量−剩余量)× 100%
包装材料物料平衡	100%	包装材料物料平衡=(使用量+损耗量+剩余量)÷ 领料量 × 100%

四、任务实施

附表 4-2-1

酒炙白芍称量记录

产品名称		产品规格		产品批号		批量	
操作日期	年 月 日		班次		工艺规程编号		

	检查项目	确认结果
生产前检查与准备	确认称量配料岗位有清场合格证并在有效期内，确认工器具、设备处于“已清洁”及“待运行”状态	□已确认
	确认需用衡器有校验合格证且在有效期内	□已确认
	确认岗位相应文件和记录齐全并受控	□已确认
	确认已更换生产状态牌、设备状态牌	□已确认
	复核检查物料标识、物料外观性状	□已确认
	备注：如已确认，请确认人在确认结果项的方框里打“√”；衡器的确认需要双人复核，其中包括称量的独立复核人 确认人： 复核人：	

按《称量配料岗位标准操作规程》执行

电子秤编号：

称量、复核	操作：根据酒白芍批生产指令，领取白芍；一人称量、一人单独复核，确认无误后，注明名称、代码、净重等，待用						
	物料名称	物料代码	物料批号	单位	批领料量	实际称料量	物料去向

称量人： 复核人： QA签字：

相对称量误差(≤1%)	计算公式：(最小感量值 ÷ 所称物料最小重量)× 100%			台秤最小感量值	
	相对称量误差	最大值：	称量读数	□正常	□异常
			偏差	□正常	□异常

操作人： 复核人： QA：

备注：

酒炙白芍净制记录

产品名称		产品规格		产品批号		批量	
生产日期	年　月　日	班次		工艺规程编号			

	检查项目	确认结果
生产前检查与准备	确认净制岗位有清场合格证并在有效期内，确认工器具、设备处于“已清洁”，及“待运行”状态	□已确认
	确认需用衡器有校验合格证且在有效期内	□已确认
	确认岗位相应文件和记录齐全并受控	□已确认
	确认已更换生产状态牌、设备状态牌	□已确认
	确认已开启除尘设备	□已确认
	原药材物料状态标识是否齐全	□已确认
	检查原药材外观质量、复核原药材名称、重量、代码	□已确认
	备注：如已确认，请确认人在确认结果项的方框里打“√”；衡器的确认需要双人复核，其中包括称量的独立复核人　确认人：　复核人：	

净制操作按《净制岗位标准操作规程》执行（执行□　未执行□）

物料复核	中药材名称	物料代码	批号	数量（kg）	是否与批指令相符	备注
					是□　否□	结果在方框里打“√”

操作间名称：　　　　操作间编号：

设备名称	拣选台	拣选台
设备编号	QCL-020　是□　否□	QCL-021　是□　否□
设备运行时间	日　时　分至　日　时　分	日　时　分至　日　时　分

根据净选设备，设备是否运行在方框里打“√”

工艺要求	净制前重量（kg）		净制标准	净制后重量（kg）	废品重量（kg）
1.开启除尘风机 2.将白芍药材置拣选操作台上，人工拣选出非药用部位及杂质 3.净制后合格白芍置洁净周转箱内，做好物料状态标识，注明药材品名、生产批号等内容 4.废弃物入废弃物桶					
	收率范围≥95%		收　率：　%　符合□　不符合□		
	物料平衡限度98%~100%		平衡限度：　%　符合□　不符合□		
	计算方式	收率=净制后白芍重量÷净制前白芍重量×100%			
		物料平衡率=（净制后白芍重量+废品量）÷净制前白芍重量×100%			
	偏差	正常□　异常□	净制质量检查、班中清场，允许流入下一工序。 QA确认：		

交接：净制后白芍重量________kg；共________件；交至________工序

操作人：　　　　工序负责人：　　　　QA签字：

备注：

酒炙白芍洗润记录

产品名称		产品规格		产品批号		批量	
生产日期	年　月　日	班次		工艺规程编号			

	检查项目	确认结果
生产前检查与准备	确认中药材洗润岗位有清场合格证并在有效期内，确认工器具处于“已清洁”状态	□已确认
	确认岗位相应文件和记录齐全并受控	□已确认
	确认已更换生产状态牌	□已确认
	备注：如已确认，请确认人在确认结果项的方框里打“√”　确认人：　复核人：	
物料复核	原药材物料状态标识是否齐全　齐全□　不齐全□	
	检查原药材外观质量、复核原药材名称、数量、代码	外观质量：

洗润操作：根据酒白芍工艺规程，按《药材洗润岗位标准操作规程》用流动饮用水将药材表面灰尘、泥沙或其他不洁物洗净。在清洗过程中，注意不要长时间浸泡药材以免有效成分流失，药材润至透心，沥干药材表面水分，用洁净周转箱盛装，运至下一工序（执行□　未执行□）

操作间名称：　操作间编号：

洗润	工艺要求 1.按照工艺要求将净制的白芍置清洗池中，喷淋清水清洗至净，沥水，取出 2.将洗净的白芍置入润药池中闷润2~3小时 3.润制好的白芍用洁净周转箱装好，沥水，贴签；及时递交下一工序 4.废弃物入废弃物桶	药材名称	物料代码	洗润前数量（kg）
		洗制方法	流动水淋洗	
		洗涤起止时间	时　分至　时　分	
		润药方法	闷润2~3小时	
		润药起止时间	时　分至　时　分	
		润制后白芍数量：______件		
偏差	正常□　异常□	洗润质量检查、班中清场，允许流入下一工序。　QA确认：		

交接：洗润后百部共________件；交至________工序。

操作人：　工序负责人：　QA签字：

备注：

酒炙白芍切制记录

品名		批号	
批量		指令时间	年　月　日

生产指令：

流程	净选→洗净→干燥→炒制→包装						
计划领料量	原料	包装材料					
		纸袋	纸箱	编织袋	标签	合格标签	检验合格证
	kg	个	个	个	张	张	张
工艺要求及参数	净选	进行挑选，除去杂质。收得率应不低于90.0%。物料平衡率为98.0%~100.0%					
	洗净	将净选后的车前子置洗药机（或洗润池）内洗净，取出					
	干燥	常温干燥（≤70℃）。测定水分，应在≤12.0%时结束干燥。收得率应不低于85.0%					
	炒制	取净药材，喷淋黄酒闷润至透，置炒药机内，用文火（110℃）炒至药材性状符合药典规定，取出，放凉。收得率应不低于90.0%					
	包装	（–）纸箱包装：________kg/袋×________袋/箱，袋装差异+________g，送入成品库 （√）编织袋装：50.00________kg/袋，袋装差异+____500____g，送入净料库					
执行标准及操作规程	《净选岗位标准操作规程》《洗泡闷润岗位标准操作规程》 《干燥岗位标准操作规程》《炒制岗位标准操作规程》 《包装岗位标准操作规程》						
说明	包装材料为计划用量，实际领用量按实际需求量领用						

填表人		时间	2022年　月　日
审核人		时间	2022年　月　日

酒炙白芍的干燥记录

产品名称		产品规格		产品批号		批量	
生产日期	年 月 日	班次		工艺规程编号			

	检查项目	确认结果
生产前检查与准备	确认中药材干燥岗位有清场合格证并在有效期内，确认工器具、设备处于“已清洁”及“待运行”状态	□已确认
	确认岗位相应文件和记录齐全并受控	□已确认
	确认已更换生产状态牌、设备状态	□已确认
	确认已开启除尘设备	□已确认
	备注：如已确认，请确认人在确认结果项的方框里打“√”　确认人：　复核人：	

物料复核	药材物料状态标识是否齐全　齐全□　不齐全□	
	检查原药材外观质量、复核原药材名称、数量、代码	外观质量：

按《药材干燥岗位标准操作规程》《HX-4敞开式烘箱标准操作规程》操作，将药材平铺于敞开式烘箱内，根据药材属性确定上料厚度；开启蒸汽及风机，根据药材的不同属性确定烘药温度、时间，控制药材水分。干燥时做到不影响颜色、气味，勤翻动（每30分钟翻动一次）（执行□　未执行□）

操作间名称		设备名称	HX-4敞开式烘箱
操作间编号		设备编号	QCL-012□　QCL-013□

1.铺料厚度1~10cm；2.控制蒸汽压力，干燥温度控制：60~80℃，温度达到60℃时，开始计时，干燥2~3小时；3.药材干燥达到工艺要求后，关闭蒸汽阀，继续送风，降温至常温；4.干燥后合格药材用洁净周转箱装好，称重，贴签，及时递交下一工序；5.废弃物入废弃物桶

干燥	药材名称						
	设备编号	QCL-012□			QCL-013□		
	锅次	铺料厚度（cm）	干燥温度	干燥时间	铺料厚度（cm）	干燥温度	干燥时间
	1			日　时　分至 日　时　分			日　时　分至 日　时　分
	2			日　时　分至 日　时　分			日　时　分至 日　时　分
	3			日　时　分至 日　时　分			日　时　分至 日　时　分
	4			日　时　分至 日　时　分			日　时　分至 日　时　分
	5			日　时　分至 日　时　分			日　时　分至 日　时　分
	6			日　时　分至 日　时　分			日　时　分至 日　时　分

偏差	正常□　异常□	干燥质量检查、班中清场，允许流入下一工序

交接：干燥后百部重量：________kg，共________件；交至________工序。

操作人：　　　　工序负责人：　　　　QA签字：

备注：

白芍酒炙记录

产品名称		规格		产品批号		批量	
生产日期	年 月 日			班次		工艺规程编号	

	检查项目	确认结果	设备名称	炒药机
生产前检查与准备	确认中药材炒炙岗位有清场合格证并在有效期内，确认工器具、设备处于“已清洁”及“待运行”状态	□已确认	设备型号	
			设备编号	
	确认岗位相应文件和记录齐全并受控	□已确认	设备名称	反应锅
	确认已更换生产状态牌、设备状态牌	□已确认	设备型号	
	确认已开启除尘设施	□已确认	设备编号	
	确认药材名称、批号、状态标识齐全	□已确认	操作间编号	
	备注：如已确认，请确认人在确认结果项的方框里打“√”		确认人：	复核人：

操作：根据酒白芍工艺规程要求控制好炒炙温度、时间，按《炒炙岗位标准操作规程》、《GCY-900炒药机标准操作规程》、《CTDC1000电磁炒药机标准操作规程》操作。

按每100kg待炮制白芍用黄酒10kg称取黄酒，取百部置不锈钢容器内（每锅10~120kg），均匀加入黄酒，混匀，闷润30分钟；闷润后的百部置炒药机内，控制转筒速度40r/min或0~24（无级可调）转/分，温度控制120~150℃，炒至不粘手，取出，摊凉

物料名称	物料代码	批号	数量（kg）	是否复核	操作间名称
				是□ 否□	
				是□ 否□	

蜂蜜数量（kg）	清水（kg）	煎煮温度	加热时间	煎煮时间	炼蜜数量（kg）
			时 分至 时 分	时 分至 时 分	

锅次	1	2	3	4	5	6	7	8
药材量（kg）								
炼蜜量（kg）								
开水量（kg）								
闷润时间（min）	时 分 时 分	时 分 时 分	时 分 时 分	时 分 时 分	时 分 时 分	时 分 时 分	时 分 时 分	时 分 时 分
炒筒转速（r/min）								
炒炙温度（℃）								
炒炙时间	时 分 时 分	时 分 时 分	时 分 时 分	时 分 时 分	时 分 时 分	时 分 时 分	时 分 时 分	时 分 时 分

炒炙起止时间： 日 时 分至 日 时 分	蜜百部重量： kg	废品重量： kg

收率范围≥75%	%	收率=酒白芍重量 ÷（干燥后白芍重量+蜂蜜重量）× 100%
物料平衡限度90%~100%	%	物料平衡限度=（酒白芍重量+废品重量）÷（干燥后白芍重量+黄酒重量）× 100%

偏差	正常□ 异常□	蜜炙质量检查、班中清场，允许流入筛选工序。 QA确认：

交接：蜜百部总量：________kg，共________件；交至________工一序。

操作人： 工序负责人： QA：

备注：

酒炙白芍的筛选记录

产品名称		产品规格		产品批号		批量	
生产日期	年　月　日	班次		工艺规程编号			

	检查项目	确认结果
生产前检查与准备	确认中药饮片筛选岗位有清场合格证并在有效期内，确认工器具、设备处于“已清洁”及“待运行”状态	□已确认
	确认岗位相应文件和记录齐全并受控	□已确认
	确认已更换生产状态牌、设备状态牌	□已确认
	确认已开启除尘设施	□已确认
	确认饮片名称、数量、批号、状态标识齐全	□已确认
	备注：如已确认，请确认人在确认结果项的方框里打“√”	确认人：　复核人：

	饮片名称	物料代码	批号	日期	数量kg	是否复核	备注
物料复核						是□　否□	结果在方框里打“√”

筛选				
	将蜜百部平铺于不锈钢筛或入CZS–0.7长方筛内：按《筛选岗位标准操作规程》《CZS–0.7长方筛标准操作规程》进行操作，筛去碎屑、灰屑，用编织袋（内衬PE袋）盛装，称量，封口，贴合格证，由车间物料员填写请验单，入饮片成品库，待验			
	设备名称	设备型号	设备编号	操作间编号
	长方筛	CZS–0.7		
	不锈钢筛	1、2、4、6、8、10、12、15mm		

筛选前白芍重量	筛选后酒白芍重量	废品量	收率范围：≥95%	物料平衡率98%~100%
kg	kg	kg	%	%

计算公式	
	收率=筛选后酒白芍重量 ÷ 筛选前酒白芍重量 ×100%
	物料平衡率=（筛选后酒白芍重量+废品量）÷ 筛选前酒白芍重量 ×100%

成品收率	收率范围：≥60%	%	收率=筛选后酒白芍重量 ÷（原药材领料量+黄酒重量）×100%
偏差	正常□　异常□	筛选质量检查、班中清场，允许入饮片成品库	

交接：蜜百部重量：________kg，共________件；交饮片成品库

操作人：　　　　工序负责人：　　　　QA：

备注：

酒炙白芍印制记录

产品名称		产品规格		产品批号		批量	
生产日期	年 月 日	班次		工艺规程编号			

	检查项目	确认结果
生产前检查与准备	确认中药饮片印制岗位有清场合格证并在有效期内，确认工器具、设备处于“已清洁”及“待运行”状态	□已确认
	确认岗位相应文件和记录齐全并受控	□已确认
	确认已更换生产状态牌、设备状态牌	□已确认
	确认包装材料名称、数量、状态标识齐全	□已确认
	备注：如已确认，请确认人在确认结果项的方框里打“√” 确认人： 复核人：	

印制制袋：

按《印制岗位标准操作规程》《热转印分页一体机标准操作规程》《全智能小包装机（半自动型）标准操作规程》操作

设备名称	设备型号	设备编号	房间编号
热转印分页一体机□	RYJ–FYJ001	QCL–024	2–1–118
全智能小包装机（半自动型）□	VPA–905AB	QCL–025	2–3–019

印制内容复核	
	品名： 规格： 产地： 净重： 产品批号： 生产日期： 执行标准：

物料名称	物料代码	进厂编号	领用量	使用量	损耗量	剩余量	损耗率 ≤ 5%	物料平衡 100%

物料平衡率 =（使用量 + 损耗量 + 剩余量）÷ 包装材料领料量 × 100%

损耗率 = 损耗量 ÷（领料量 – 剩余量）× 100%

偏差	正常□ 异常□	印制质量检查、班中清场，允许包装材料流入下一工序 QA 确认：

操作人： 工序负责人： QA：

备注：

酒炙白芍分装记录1

<table>
<tr><td>产品名称</td><td colspan="2"></td><td>产品规格</td><td colspan="2"></td><td>产品批号</td><td></td><td>批量</td><td></td></tr>
<tr><td>生产日期</td><td colspan="5">年 月 日至 年 月 日</td><td>班次</td><td></td><td>工艺规程编号</td><td></td></tr>
<tr><td rowspan="7">生产前检查与准备</td><td colspan="7">检查项目</td><td colspan="2">确认结果</td></tr>
<tr><td colspan="7">确认中药饮片分装岗位有清场合格证并在有效期内，确认工器具、设备处于“已清洁”及“待运行”状态</td><td colspan="2">□已确认</td></tr>
<tr><td colspan="7">确认岗位相应文件和记录齐全并受控</td><td colspan="2">□已确认</td></tr>
<tr><td colspan="7">确认已更换生产状态牌、设备状态牌</td><td colspan="2">□已确认</td></tr>
<tr><td colspan="7">确认饮片名称、数量、批号、状态标识齐全</td><td colspan="2">□已确认</td></tr>
<tr><td colspan="7">复核领用包装材料印制内容是否清晰准确完整。</td><td colspan="2">□已确认</td></tr>
<tr><td colspan="7">备注：如已确认，请确认人在确认结果项的方框里打“√” 确认人：</td><td colspan="2">复核人：</td></tr>
</table>

<table>
<tr><td rowspan="16">分装</td><td colspan="9">1.按《包装岗位标准操作规程》《连续式塑料薄膜封口机标准操作规程》操作，将待包装白芍按定包装量进行准确称量并封口；2.包装过程的废弃物入废弃物桶；3.分装结束后，交外包工序</td></tr>
<tr><td colspan="3">包装物料</td><td colspan="6">中药饮片复合袋□ 复合膜袋□</td></tr>
<tr><td colspan="3">设备名称</td><td colspan="2">设备型号</td><td colspan="2">设备编号</td><td colspan="2">操作间编号</td></tr>
<tr><td colspan="3">连续式塑料薄膜封口机</td><td colspan="2">DBF-900</td><td colspan="2"></td><td colspan="2"></td></tr>
<tr><td colspan="3">电子天平</td><td colspan="2"></td><td colspan="2"></td><td colspan="2"></td></tr>
<tr><td rowspan="2">饮片</td><td>领料量（kg）</td><td>包装规格</td><td colspan="2">合格小袋量</td><td colspan="2">废品量</td><td>收率≥95%</td><td>物料平衡98%~100%</td></tr>
<tr><td></td><td></td><td colspan="2"></td><td colspan="2"></td><td>%</td><td>%</td></tr>
<tr><td rowspan="2">包装材料</td><td>领料量</td><td>物料代码</td><td>进厂编号</td><td>使用量</td><td>损耗量</td><td>剩余量</td><td>损耗率≤5%</td><td>物料平衡100%</td></tr>
<tr><td></td><td></td><td></td><td></td><td></td><td></td><td>%</td><td>%</td></tr>
<tr><td rowspan="4">计算公式</td><td colspan="8">包装收率=（合格小袋量－包装材料使用量）÷ 领料量 ×100%</td></tr>
<tr><td colspan="8">物料平衡率 =（合格小袋量－包装材料使用量+废品量）÷ 领料量 ×100%</td></tr>
<tr><td colspan="8">包装材料损耗率=损耗量 ÷（领料量－剩余量）×100%</td></tr>
<tr><td colspan="8">包装材料物料平衡=（使用量+损耗量+剩余量）÷ 领料量 ×100%</td></tr>
</table>

<table>
<tr><td>偏差</td><td>正常□ 异常□</td><td>分装质量检查、班中清场，允许流入下一工序。 QA确认：</td></tr>
<tr><td>交接</td><td colspan="2">将分装合格小袋交至外包工序。</td></tr>
</table>

操作人： 工序负责人： QA：

备注：

酒炙白芍分装记录2

产品名称		规格		产品批号		批量	
操作日期	年 月 日	班次		工艺规程编号			

	检查项目	确认结果
生产前检查与准备	确认中药饮片分装岗位有清场合格证并在有效期内；确认工器具、设备处于“已清洁”及“待运行”状态	□已确认
	确认岗位相应文件和记录齐全并受控	□已确认
	确认需用仪器、仪表有校验合格证且在有效期内	□已确认
	确认已更换生产状态牌、设备状态牌	□已确认
	确认 VPA-905AB 全智能小包装机（半自动型）或VPA-928A 全智能小包装机完好并且试运行正常	□已确认
	确认需用天平有校验合格证且在有效期内，按《自动天平校验标准操作规程》进行校验	□已确认
	备注：如已确认，请确认人在确认结果项的方框里打“√”。	确认人： 复核人：

按《包装岗位标准操作规程》《VPA-905AB全智能小包装机（半自动型）标准操作规程》《VPA-928A全智能小包装机标准操作规程》操作

设备名称	设备型号	设备编号	操作间编号
全智能小包装机（半自动型） □	VPA-905AB	QCL-025	2-3-019
全智能小包装机 □	VPA-928A	QCL-031	2-3-020
电子天平			

操作：1.根据指令核对操作屏中复核或设置印制内容：产品名称、规格、产地、净重、产品批号、生产日期、执行标准等参数；2.按《VPA-905AB全智能小包装机（半自动型）标准操作规程》《VPA-928A全智能小包装机标准操作规程》操作；3.废弃物入废弃物桶

饮片分装	印制内容复核	品　名：　规　格：　产　地：　净重： 产品批号：　生产日期：　执行标准：	
	领取物料	中药饮片复合膜数量：________ kg　进厂批号：________ 待分装蜜百部重量：________ kg　批　号：________	确认人：________
	操作：按《VPA-905AB全智能小包装机（半自动型）标准操作规程》操作：取下墨盒，安装好色带；按包装规格选择型号安装好下料斗、复合膜，调整色标电眼，设置横封上温度140℃ ±25℃，横封下温度140℃ ±25℃，纵封温度125℃ ±25℃；启动输送带将准确称量的药材置入上料盘中经输送带倾入料斗中，点动设备点动按钮试包装，待包装打印清晰、密封严密、装量准确后方可包装；饮片包装过程中每隔20分钟记录一次装量检查情况		横封上温度：____℃ 横封下温度：____℃ 纵封温度：____℃
	操作：按《VPA-928A全智能小包装机标准操作规程》操作：取下墨盒安装好色带，按包装规格选择型号安装好下料斗、复合膜，调整色标电眼，在显示屏上设置包装打印信息，设置好横封上、横封下、纵封温度，目标重量、上偏差、下偏差等参数，将多头称置零，点动设备点动键试包装，待包装打印清晰、密封严密装量准确方可包装，包装过程中每隔20分钟记录一次装量检查情况		横封上温度：____℃；目标重量：____g 横封下温度：____℃；上偏差：____g 纵封温度：____℃；下偏差：____g

	领料量（kg）	包装规格	合格小袋量	废品量	收率≥95%	物料平衡98%~100%
饮片					%	%

	领料量	物料代码	进厂编号	使用量	损耗量	剩余量	损耗率≤5%	物料平衡100%
包装材料							%	%

续表

饮片分装	计算公式	包装收率=（合格小袋量－包装材料使用量）÷领料量×100%
		物料平衡率=（合格小袋量－包装材料使用量+废品量）÷领料量×100%
		包装材料损耗率=损耗量÷（领料量－剩余量）×100%
		包装材料物料平衡率=（使用量+损耗量+剩余量）÷领料量×100%
偏差	正常□　异常□	包装质量检查、班中清场，允许流入下一工序。　QA确认：
交接	将分装合格小袋交至外包工序	
操作人：	工序负责人：	QA：
备注：		

酒炙白芍装量检测记录

产品名称			规格			产品批号			批量		
操作日期	年　月　日					班次			电子天平编号		
设定装量	标示量：根据包装指令设置装量________/袋；根据不同规格设置装量差异，（范围：1.5~6.0g标示量的±7%，6.0g以上标示量的±5%），上限控制：________g/袋；下限控制：________g/袋。称10个空袋重量：________g；平均袋重：________g										
每袋重量	岗位装量控制范围：标示量+平均袋重				上限：____g/袋				下限：____g/袋		
操作标准	检测记录频次：20分/次；装量差异检查方法：每次抽查10袋，用1/100电子天平称量										
空袋											
序号	1	2	3	4	5	6	7	8	9	10	平均袋重
空袋（g）											
序号／时间	1	2	3	4	5	6	7	8	9	10	结果判定
日　时　分											符合□　不符合□
日　时　分											符合□　不符合□
日　时　分											符合□　不符合□
日　时　分											符合□　不符合□
日　时　分											符合□　不符合□
日　时　分											符合□　不符合□
日　时　分											符合□　不符合□
日　时　分											符合□　不符合□
日　时　分											符合□　不符合□
日　时　分											符合□　不符合□
日　时　分											符合□　不符合□
日　时　分											符合□　不符合□
日　时　分											符合□　不符合□
日　时　分											符合□　不符合□
日　时　分											符合□　不符合□

操作人：　　　　复核人：　　　　QA：

酒炙白芍外包装记录

产品名称		产品规格		产品批号		批量	
生产日期	年 月 日			班次		工艺规程编号	

	检查项目	确认结果
生产前检查与准备	确认中药饮片外包装岗位有清场合格证并在有效期内，确认工器具、设备处于“已清洁”及“待运行”状态	□已确认
	确认岗位相应文件和记录齐全并受控	□已确认
	确认已更换生产状态牌、设备状态牌	□已确认
	确认饮片名称、数量、批号、状态标识齐全	□已确认
	备注：如已确认，请确认人在确认结果项的方框里打“√” 确认人： 复核人：	

外包装

操作：1.按《包装岗位标准操作规程》《DBF-900连续式塑料薄膜封口机标准操作规程》操作；2.包装过程的废弃物入废弃物桶；3.包装结束后，填写“请验单”，入饮片成品库

设备名称	设备型号	设备编号	操作间编号
连续式塑料薄膜封口机	DBF-900		
电子台秤			

领料量	包装规格	入库数量	废品量	收率≥95%	物料平衡98%~100%
（折袋）				%	%

	物料名称	物料代码	进厂编号	领料量（个）	使用量（个）	损耗量（个）	剩余量（个）	损耗率≤5%	物料平衡100%
包装材料								%	%

计算公式	收率=入库数量÷领料量×100%
	物料平衡率=（入库数量+废品量）÷领料量×100%
	包装材料损耗率=损耗量÷（领料量-剩余量）×100%
	包装材料物料平衡率=（使用量+损耗量+剩余量）÷领料量×100%

偏差	正常□ 异常□	包装质量检查、班中清场，允许办理入库手续。 QA确认：
入库	将外包合格品交给饮片成品仓库	

操作人：	工序负责人：	QA：
备注：		

五、评价反馈

1. 车间主任评价

序号	重点评价内容	评价标准	标准分值	评价得分
1	物料及辅料称取	称量标准操作规程	10	
2	设备准备	准备标准操作规程	10	
3	设备操作	设备运行标准规程操作	20	
4	清场	清场标准操作规程操作	10	
5	工作态度	吃苦耐劳，态度认真，精益求精	10	
6	自主学习	提前预习、查阅资料能力	10	
7	问题探究	分析问题，解决问题，处理问题能力	20	
8	安全	药品质量安全意识，生产安全意识	10	
签名			合计	

2. 学生自我评价

学生姓名：	
你是否参与生产实训活动？	
你都完成了哪些具体任务？	
除了完成实训任务，你还做了哪些工作？	
你认为本次生产实训有什么需要改进的问题吗？	
本次课你有什么收获吗？你都学到了什么？	

任务三　盐炙

一、学习目标

1. 掌握盐炙的含义、炮制方法、成品性状、炮制作用及注意事项。
2. 能独立完成常用药物的盐炙操作，能准确判断常用药物盐炙的成品性状。
3. 具备尊重生命，热爱炮制岗位的责任感和事业心；树立精益求精的大国工匠精神。

二、任务书

通过查阅《中国药典》(2020年版)一部“杜仲”药材的盐炙炮制方法，结合学习盐炙法的基础知识，按照药典盐炙的检查标准和“盐炙杜仲工艺规程”，完成盐杜仲的炮制。

批生产指令单

批生产指令单号：

<table>
<tr><td>产品名称</td><td>盐炙杜仲</td><td>规格</td><td colspan="2">盐炙</td><td>产品批号</td><td></td></tr>
<tr><td>生产周期</td><td colspan="4">年　月　日至　年　月　日</td><td>工艺规程编号</td><td></td></tr>
<tr><td>批　量</td><td></td><td>依据</td><td colspan="4">《盐炙杜仲工艺规程》</td></tr>
<tr><td colspan="2">名称</td><td>物料代码</td><td>单位</td><td colspan="2">领料量</td><td>备注</td></tr>
<tr><td colspan="2">杜仲</td><td></td><td>kg</td><td colspan="2"></td><td></td></tr>
<tr><td colspan="2">食盐</td><td></td><td>kg</td><td colspan="2"></td><td></td></tr>
</table>

制表人：	制表日期：　年　月　日
车间主管：	签发日期：　年　月　日
质量管理部QA主管：	审核日期：　年　月　日

三、获取资讯

(一) 先拌盐水后炒药

适用于大多数需要盐炙的药物，如小茴香、杜仲、黄柏等。

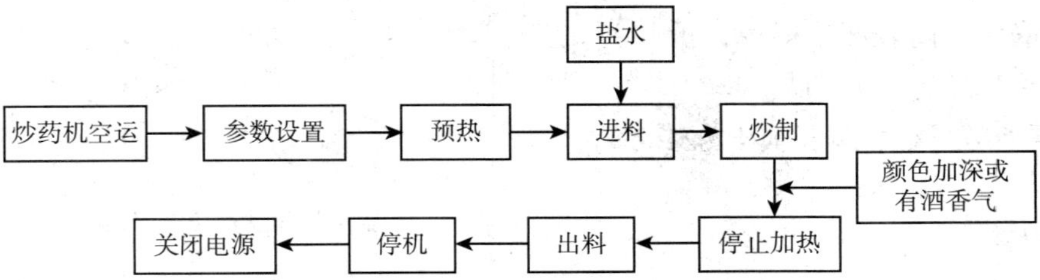

(二) 先炒药后加盐水

适用于少数含较多黏液质的药物，如知母、车前子等。

盐炙法所用盐的量一般为每100kg药物，用食盐2kg。

（三）具体示例

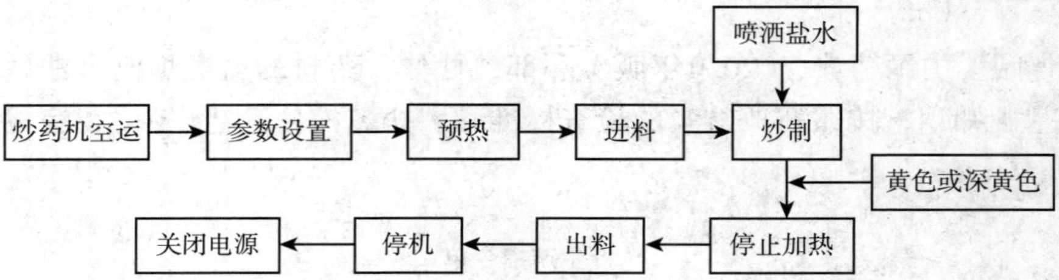

杜仲

【**来源**】本品为杜仲科植物杜仲 *Eucommia ulmoides* Oliv. 的干燥树皮。4~6月剥取，刮去粗皮，堆置"发汗"至内皮呈紫褐色，晒干。

【**功能与主治**】补肝肾，强筋骨，安胎。用于肝肾不足，腰膝酸痛，筋骨无力，头晕目眩，妊娠漏血，胎动不安。

【**产品名称**】盐杜仲

【**规格**】盐炙

【**制法**】取原药材杜仲，刮去残留粗皮，洗润，切块，干燥，照盐制法炒至断丝，表面呈焦黑色，筛去碎屑、灰屑，包装。每100kg净杜仲块或丝，用食盐2kg。

【**性状**】本品形如杜仲块或丝，表面呈黑褐色，内表面呈褐色，折断时胶丝弹性较差。味微咸。

【**质量标准**】《中国药典》2020年版。

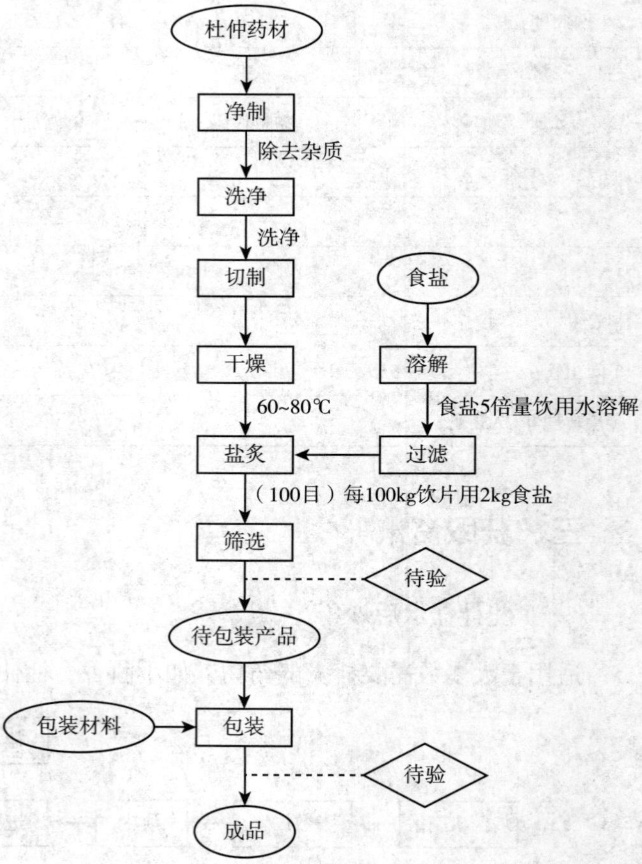

盐炙杜仲生产工艺流程

【**具体操作**】

1.领料操作　按生产管理部《批生产指令单》要求，车间物料员依据批指令填写《领料单》，领取杜仲、食盐。

车间物料员、仓管员依据《物料发放管理规程》《物料称量计数管理规程》《车间领用、发放物料管理规程》《物料发放标准操作规程》《领发料标准操作规程》的规定，称量、复核，领取中药材送至车间中药材暂存区，按种类、批号集中管理，分类码放整齐。

2. 称量操作 操作前对操作间、设备设施等检查、确认后，依据《批生产指令单》操作人员逐一称量、复核，称量完毕，贴《物料签》，入中药材暂存区。

3. 净制操作 操作前对操作间、设备设施等检查、确认后，将杜仲药材置拣选操作台上，人工刮去残留粗皮，拣选出非药用部位、霉变品及杂质；净制后的药材装入洁净周转箱，贴《物料签》，交洗润工序。

净制工序主要工艺参数表

项目	参数	备注
净制收率	≥90%	净制收率=净制后杜仲重量÷净制前杜仲重量×100%
物料平衡率	98%~100%	物料平衡率=（净制后杜仲重量+废品量）÷净制前杜仲重量×100%

4. 洗润操作 将净制的杜仲置于清洗池中，注意药材的吸水速度，用水快速冲洗至净，沥水，入方形润药机，每锅上料9.5~190kg，控制蒸汽压力，真空度-0.06~-0.07MPa，温度50~60℃，浸润25分钟，润至透心，沥干药材表面水分，装入洁净周转筐盛装，贴《物料签》，交切制工序。

洗润工序主要工艺参数表

项目	参数	备注
清洗	快速冲洗至净	流动水清洗，不回收利用
浸润真空压力	-0.06~-0.07MPa	—
浸润时间	25分钟	—
浸润温度	50~60℃	—
每锅数量	9.5~190kg	—

5. 切制操作 调整切药机裁切块长度为8~12mm，取浸润好的杜仲药材，平铺于切药机的送料履带，试切，合格后开始操作，裁切长度应均匀；每25~30分钟检查一次，将切好的药块用洁净周转箱盛装，贴《物料签》，入干燥工序。

切制工序主要工艺参数表

项目	参数
切块长度	块长8~12mm

6. 干燥操作 将切制好的杜仲块平铺于敞开式烘箱内，铺料厚度5~10cm，控制蒸汽压力，保持干燥温度为60~80℃，温度达到60℃时，开始计时，干燥2~2.5小时，每30分钟翻动一次，待干燥达到工艺要求后，关闭蒸汽阀，继续送风，使药材降温至常温后，用洁净周转箱盛装，称量，贴《物料签》，入炒制工序。

干燥工序主要工艺参数表

项目	参数	备注
干燥温度	60~80℃	每30分钟翻动一次
干燥时间	2~2.5小时	—
铺料厚度	5~10cm	—

7. 盐炙操作 每100kg杜仲饮片用食盐2kg称量食盐，加约5倍量饮用水溶解，溶液滤过100目，备用；取杜仲饮片置不锈钢容器内（每桶25~55kg），均匀加入食盐溶液，混匀，闷润30分钟；闷润后的杜仲饮片按每锅数量（25~120kg）置炒药机内，控制转筒速度40r/min或0~24（无级可调）r/min，文火（温度110℃ ±10℃）炒至断丝，表面呈焦黑色，取出，摊凉。装入洁净周转筐，贴《物料签》，一般生产区入饮片包装室。

盐炙工序主要工艺参数表

项目	参数	备注
食盐	每100kg杜仲饮片用2kg食盐	每2kg食盐加5倍量饮用水溶解
闷润时间	30分钟	—
每锅数量	25~120kg	—
炒制温度	120~150℃	—
转筒速度	40r/min或0~24（无级可调）r/min	—
收率	≥95%	炒炙收率=炒炙后盐杜仲重量 ÷ 干燥后杜仲重量 ×100%
物料平衡率	97%~100%	物料平衡率=（炒炙后盐杜仲重量+废品重量）÷ 干燥后杜仲重量 ×100%

8. 筛选操作 将盐杜仲平铺于不锈钢筛或入CZS–0.7长方筛内，按《筛选岗位标准操作规程》《CZS–0.7长方筛标准操作规程》进行操作，筛去碎屑、灰屑，用编织袋（内衬PE袋）盛装，称量，封口，贴合格证，车间物料员填写请验单，入饮片成品库。

筛选工序主要工艺参数表

项目	参数	备注
筛选收率	≥90%	收率=筛选后盐杜仲重量 ÷ 筛选前盐杜仲重量 ×100%
物料平衡率	98%~100%	物料平衡率=（筛选后盐杜仲重量+废品量）÷ 筛选前盐杜仲重量 ×100%
成品收率	≥75%	收率=筛选后盐杜仲重量 ÷ 原药材领料量 ×100%

9. 印制、制袋操作 开启热转印分页一体机电源，取下墨盒，安装好色带；在设备处于离线状态时将印制内容（品名、规格、产地、净重、产品批号、生产日期、执行标准）分别录入数据库，根据饮片复合膜袋大小调节好宽度，设置分页速度、喷码速度、打印数量等参数，一人设置，一人复核，确定打印内容准确无误后方可打印。

接通总电源，在操作屏上核对打印内容（品名、规格、产地、净重、产品批号、生产日期、执行标准），取下墨盒，安装好色带，设置横封上温度（140℃ ±25℃）、横封下温度（75℃ ±25℃）、纵封温度（140℃ ±25℃）等相关参数；开启压缩空气（保持压缩空气在0.4~0.7MPa），按包装规格选择下料斗型号和复合膜规格，先安装好下料斗，再将复合膜按路径穿膜，走膜完毕后，调整好膜距及纵封边距，通过调整各锁紧手柄、螺丝，让纵封器适配复合膜的封边，然后上紧并锁紧手柄和螺丝；调节拉膜松紧锁母让拉膜套适当压紧料筒；将带膜穿越横封器之间；调节色标电眼，主要根据膜宽和观察出带切口位置是否正确，调节色标电眼走膜方向的距离，以达到正确的完整带形并锁紧即可，印制、制袋完毕后将印制或制袋好的中药饮片药用复合袋（或中药饮片复合膜袋）装入洁净容器内，贴《物料签》，入包装工序。

印制、制袋工序主要工艺参数表

项目	参数	备注
损耗率	≤5%	包装材料损耗率=损耗量÷（领用量－剩余量）×100%
物料平衡率	100%	包装材料物料平衡率=（使用量+损耗量+剩余量）÷包装材料领料量×100%

10. 包装、入库操作　根据包装指令在饮片成品库领取物料，将合格后的盐杜仲按包装规格准确称量，用编织袋或编织袋内套PE袋、中药饮片复合袋定额分包装，每袋装0.5kg、每袋装1kg（根据市场需要调整包装规格），分装完毕，封口，贴合格证，车间物料员填写请验单，入饮片成品库。

根据包装指令在饮片成品库领取物料，将合格后的盐杜仲按包装规格定额准确称量，置入印制好的中药饮片复合袋（或制袋好的中药饮片复合膜袋）内，按《饮片包装岗位标准操作规程》进行分装，分装时根据不同规格装量差异，（范围：1.5~6.0g标示量的±7%，6.0g以上标示量的±5%）控制装量上限、下限，分装过程中每20分钟检查一次装量。将分装好的合格小袋经连续式塑料薄膜热封机逐一热封封口，将分装完毕的物料置入PE袋（或塑料周转箱套PE袋）洁净容器内，贴《物料签》入外包装工序。

根据包装指令在饮片成品库领取物料，将合格后的盐杜仲按《饮片包装岗位标准操作规程》《全智能小包装机（半自动型）标准操作规程》《全智能小包装机标准操作规程》进行分装，开启电源及压缩空气，取下墨盒安装好色带，根据包装规格安装好下料斗、复合膜，调节好中药饮片复合膜的松紧度和色标电眼的位置，设置横封上温度（140℃ ±25℃）、横封下温度（140℃ ±25℃）、纵封温度（125℃ ±25℃）等参数，复核显示屏打印内容确认准确无误后，启动输送带将盐杜仲定额称量置入送料盘内，经输送带倾入料斗，点动设备点动按钮试包装，待包装打印清晰、密封严密、装量准确后方可分装；分装过程中每20分钟检查装量，根据不同规格装量差异（范围：1.5~6.0g标示量的±7%，6.0g以上标示量的±5%），将包装完毕的物料置入PE袋（或塑料周转箱套PE袋）洁净容器内，贴《物料签》入外包装工序。

根据包装指令将分装后的中药饮片合格小袋外包，封口，贴合格证，外包完毕由车间物料员填写请验，入饮片成品库。

根据《物料接收入库管理规程》，由车间物料员申请入库，车间物料员、仓管员逐件称量、复核；分批集中存放，建卡建账。

分装工序主要工艺参数表

项目	参数	备注
包装规格	—	根据需要量定额包装
包装收率	≥90%	包装收率=（合格小袋量-包装材料使用量）÷领料量×100%
物料平衡率	98%~100%	物料平衡率=（合格小袋量-包装材料使用量+废品量）÷领料量×100%
分装包装材损耗率	≤5%	包装材料损耗率=损耗量÷（领料量-剩余量）×100%
包装材料物料平衡	100%	包装材料物料平衡率=（使用量+损耗量+剩余量）÷领料量×100%

外包工序主要工艺参数表

项目	参数	备注
包装规格	—	根据需要量定额包装
包装收率	≥95%	收率=入库数量÷领用量×100%
物料平衡率	98%~100%	物料平衡率=（入库数量+废品量）÷领用量×100%
包装材损耗率	≤5%	包装材料损耗率=损耗量÷（领料量-剩余量）×100%
包装材料物料平衡	100%	包装材料物料平衡率=（使用量+损耗量+剩余量）÷领料量×100%

菟丝子

【来源】 本品为旋花科植物南方菟丝子 *Cwscwia australis* R.Br. 或隻丝子 *Cuscuta chinensis* Lam. 的干燥成熟种子。

【功能与主治】 补益肝肾，固精缩尿，安胎，明目，止泻；外用消风祛斑。用于肝肾不足，腰膝酸软，阳痿遗精，遗尿尿频，肾虚胎漏，胎动不安，目昏耳鸣，脾肾虚泻；外治白癜风。

【产品名称】 盐菟丝子

【规格】 盐炙

【制法】 取原药材菟丝子，除去杂质、洗净、干燥、盐炙、筛选、包装。

【性状】 本品形如菟丝子，表面棕黄色，裂开，略有香气。

【质量标准】《中国药典》

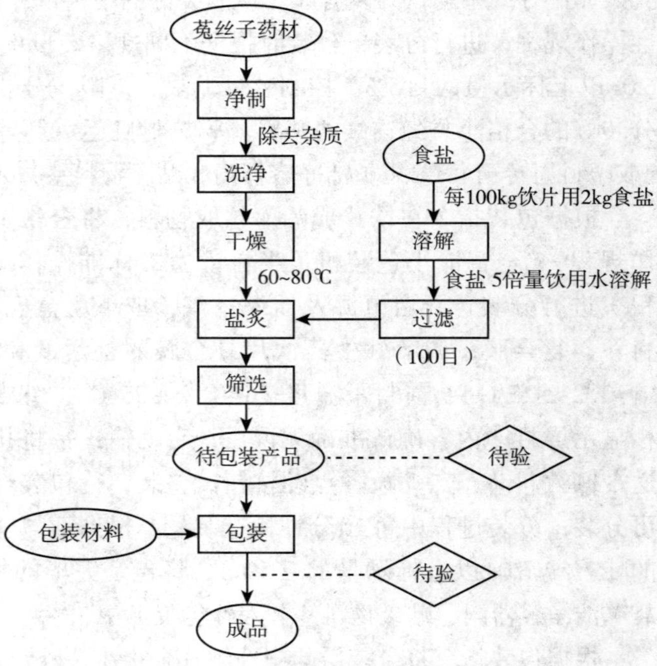

盐菟丝子生产工艺流程

2020年版。

【具体操作】

1.领料操作 按生产管理部《批生产指令单》要求，车间物料员依据批指令填写《领料单》，领取中药材。

车间物料员、仓管员依据《物料发放管理规程》《物料称量计数管理规程》《车间领用、发放物料管理规程》《物料发放标准操作规程》《领发料标准操作规程》的规定，称量、复核，领取中药材送至车间中药材暂存区，按种类、批号集中管理，分类码放整齐。

2.称量操作 操作前对操作间、设备设施等检查、确认后，依据《批生产指令单》操作人员逐一称量、复核，称量完毕，贴《物料签》，入中药材暂存区。

3.净制操作 操作前对操作间、设备设施等检查、确认后，将菟丝子药材置拣选操作台上，人工拣选出非药用部位、霉变品及杂质；净制后的药材用净制后的药材装入洁净周转箱，贴《物料签》，交洗润工序。

净制工序主要工艺参数表

项目	参数	备注
净制收率	≥95%	净制收率=净制后菟丝子重量÷净制前菟丝子重量×100%
物料平衡率	98%~100%	物料平衡率=（净制后菟丝子重量+废品量）÷净制前菟丝子重量×100%

4.净制操作 将净制后的菟丝子置于清洗池中，用水流动饮用水淘洗至净，用洁净周转箱盛装，贴《物料签》，交干燥工序。

洗净工序主要工艺参数表

项目	参数	备注
洗净	流动饮用水淘洗至净	流动水清洗，不回收利用

5.干燥操作 将洗净的菟丝子平铺于敞开式烘箱内，铺料厚度2~10cm，控制蒸汽压力，保持干燥温度为60~80℃，温度达到60℃时，开始计时，干燥2~3小时，每30分钟翻动一次，待干燥达到工艺要求时，关闭蒸汽阀，继续送风，降温至常温后，用洁净周转箱盛装，称量，贴《物料签》，入盐炙工序。

干燥工序主要工艺参数表

项目	参数	备注
干燥温度	50~60℃	—
干燥时间	2~3小时	每30分钟翻动一次
铺料厚度	2~10cm	—

6.盐炙操作 按每100kg菟丝子用食盐2kg称量食盐，加5倍量饮用水溶解，溶液滤过100目，备用；取菟丝子置不锈钢容器内（每锅25~120kg），均匀加入食盐溶液，混匀，将菟丝子按每锅数量置炒药机内，控制转筒速度40r/min或0~24（无级可调）r/min，（温度

120~150℃）炒至显棕黄色，裂开，略有香气，取出，摊凉。装入洁净周转箱，贴《物料签》，入饮片筛选工序。

7.筛选操作 将盐菟丝子平铺于不锈钢筛或入CZS–0.7长方筛内：按《筛选岗位标准操作规程》《CZS–0.7长方筛标准操作规程》进行操作，筛去碎屑、灰屑，用编织袋（内衬PE袋）盛装，称量，封口，贴合格证，入饮片成品库，待验。

筛选工序主要工艺参数表

项目	参数	备注
筛选收率	≥95%	收率=收率=筛选后盐菟丝子重量 ÷ 筛选前盐菟丝子重量 ×100%
物料平衡率	98%~100%	物料平衡率=（筛选后盐菟丝子重量+废品量）÷ 筛选前盐菟丝子重量 ×100%
成品收率	≥85%	收率=筛选后盐菟丝子重量 ÷ 原药材领料量 ×100%

8.印制、制袋操作 开启热转印分页一体机电源，取下墨盒，安装好色带；在设备处于离线状态时将印制内容（品名、规格、产地、净重、产品批号、生产日期、执行标准）分别录入数据库，根据中药饮片复合袋大小调节好宽度、设置分页速度、喷码速度，打印数量等参数，一人设置，一人复核，确定打印内容准确无误后方可打印；接通总电源，在操作屏上核对打印内容（品名、规格、产地、净重、产品批号、生产日期、执行标准），取下墨盒，安装好色带；设置制袋横封上温度（140℃ ±25℃），横封下温度（75℃ ±25℃），纵封温度（125℃ ±25℃）等相关参数，开启压缩空气（保持压缩空气在0.4~0.7MPa），按包装规格选择下料斗型号和复合膜规格，先安装好下料斗，再将复合膜按路径穿膜，走膜完毕后，调整好膜距及纵封边距，通过调整各锁紧手柄、螺丝，让纵封器适配复合膜的封边，然后上紧并锁紧手柄和螺丝；调节拉膜松紧锁母让拉膜套适当压紧料筒；将带膜穿越横封器之间；调节色标电眼，主要根据膜宽和观察出带切口位置是否正确，调节色标电眼走膜方向的距离，以达到正确的完整带形并锁紧即可，印制、制袋完毕后将印制或制袋好的中药饮片药用复合袋（或中药饮片复合膜袋）装入洁净容器内，贴《物料签》，入包装工序。

印制、制袋工序主要工艺参数表

项目	参数	备注
损耗率	≤5%	包装材料损耗率=损耗量 ÷（领用量–剩余量）×100%
物料平衡率	100%	包装材料物料平衡率=（合格量+损耗量+剩余量）÷ 包装材料领料量 ×100%

9.包装、入库操作 根据包装指令在饮片成品库领取物料，将待包装菟丝子按包装规格准确称量，用编织袋或用编织袋内套PE袋、中药饮片复合袋定额分包装，每袋装0.5kg、每袋装1kg（根据市场需要调整包装规格），分装完毕，封口，贴合格证，车间物料员填写请验单，入饮片成品库。

根据包装指令在饮片成品库领取物料，将合格后的盐菟丝子根据《饮片包装岗位标准操作规程》进行分装，分装时根据不同规格装量差异，（范围：1.5~6.0g标示量的±7%，6.0g以上标示量的±5%）控制装量上限、下限，分装过程中每20分钟检查一次装量。将分装好的盐菟丝子小袋经连续式塑料薄膜热封机逐一热封封口，将分装完毕后的合格小袋置入PE袋（或塑料周转箱套PE袋）洁净容器内，称量，贴《物料签》，入外包工序。

根据包装指令在饮片成品库领取物料，按《饮片包装岗位标准操作规程》《全智能小包装机（半自动型）标准操作规程》《全智能小包装机标准操作规程》进行分装，开启电源及压缩空气，取下墨盒安装好色带，根据包装规格安装好下料斗、复合膜，调节好中药饮片复合膜的松紧度和色标电眼的位置，设置横封上温度（140℃ ±25℃）、横封下温度（140℃ ±25℃）、纵封温度（125℃ ±25℃）等参数，复核显示屏打印内容确认准确无误后，启动输送带将盐菟丝子定额称量置入送料盘内，经输送带倾入料斗，点动设备点动按钮试包装，待包装打印清晰、密封严密、装量准确后方可分装；分装过程中每20分钟检查装量，根据不同规格装量差异（范围：1.5~6.0g标示量的±7%，6.0g以上标示量的±5%），将包装完毕的物料置入PE袋（或塑料周转箱套PE袋）洁净容器内，称量，贴《物料签》入外包装工序。

根据包装指令将分装后的中药饮片合格小袋外包，封口，贴合格证，外包完毕由车间物料员填写请验单，入饮片成品库。

根据《物料接收入库管理规程》，由车间物料员申请入库，车间物料员、仓管员逐件称量、复核；分批集中存放，建卡建账。

分装工序主要工艺参数表

项目	参数	备注
规格	—	根据需要量定额包装
包装收率	≥95%	包装收率=（合格小袋量-包装材料使用量）÷领料量×100%
物料平衡率	98%~100%	物料平衡率=（合格小袋量+废品量）÷领料量×100%
包装材料损耗率	≤5%	包装材料损耗率=损耗量÷（领用量-剩余量）×100%
包装材料物料平衡	100%	包装材料物料平衡=（使用量+损耗量+剩余量）÷领料量×100%

分装工序主要工艺参数表

项目	参数	备注
规格	—	根据需要量定额包装
收率	≥95%	收率=入库数量÷领用量×100%
物料平衡率	99%~100%	物料平衡率=（入库数量+废品量）÷领用量×100%
包装材料损耗率	≤5%	包装材料损耗率=损耗量÷（领料量-剩余量）×100%
包装材料物料平衡	100%	包装材料物料平衡=（使用量+损耗量+剩余量）÷领料量×100%

四、任务实施

附表4-3-1

盐杜仲称量记录

产品名称		产品规格		产品批号		批量	
操作日期	年　月　日	班次		工艺规程编号			

生产前检查与准备	检查项目	确认结果
	确认称量配料岗位有清场合格证并在有效期内，确认工器具、设备处于“已清洁”及“待运行”状态	□已确认
	确认需用衡器有校验合格证且在有效期内	□已确认
	确认岗位相应文件和记录齐全并受控	□已确认
	确认已更换生产状态牌、设备状态牌	□已确认
	复核检查物料标识、物料外观性状	□已确认
	备注：如已确认，请确认人在确认结果项的方框里打“√”；衡器的确认需要双人复核，其中包括称量的独立复核人 确认人：　复核人：	

按《称量配料岗位标准操作规程》执行

电子秤编号：

称量、复核	操作：根据盐杜仲批生产指令，领取杜仲、食盐；一人称量，一人单独复核，确认无误后，注明名称、代码、净重等，运至盐杜仲净制工序，待用						
	物料名称	物料代码	物料批号	单位	批领料量	实际称料量	物料去向

称量人：　复核人：

相对称量误差（≤1%）	计算公式：（最小感量值 ÷ 所称物料最小重量）× 100%			台秤最小感量值	
	相对称量误差	最大值：	偏差	□正常　□异常	
			称量读数	□正常　□异常	

操作人：　工序负责人：　QA：

备注：

盐杜仲净制记录

<table>
<tr><td>产品名称</td><td></td><td>产品规格</td><td></td><td>产品批号</td><td></td><td>批量</td><td></td></tr>
<tr><td>生产日期</td><td colspan="2">年　　月　　日</td><td>班次</td><td></td><td>工艺规程编号</td><td colspan="2"></td></tr>
</table>

<table>
<tr><td rowspan="9">生产前检查与准备</td><td>检查项目</td><td>确认结果</td></tr>
<tr><td>确认拣选岗位有清场合格证并在有效期内，确认工器具、设备处于“已清洁”及“待运行”状态</td><td>□已确认</td></tr>
<tr><td>确认需用衡器有校验合格证且在有效期内</td><td>□已确认</td></tr>
<tr><td>确认岗位相应文件和记录齐全并受控</td><td>□已确认</td></tr>
<tr><td>确认已更换生产状态牌、设备状态牌</td><td>□已确认</td></tr>
<tr><td>确认已开启除尘设备</td><td>□已确认</td></tr>
<tr><td>原药材物料状态标识是否齐全</td><td>□已确认</td></tr>
<tr><td>检查原药材外观质量、复核原药材名称、重量、代码</td><td>□已确认</td></tr>
<tr><td colspan="2">备注：如已确认，请确认人在确认结果项的方框里打“√”；衡器的确认需要双人复核，其中包括称量的独立复核人
确认人：　　　　复核人：</td></tr>
</table>

净制操作按《净制岗位标准操作规程》（执行□　　未执行□）

<table>
<tr><td rowspan="2">物料复核</td><td>中药材名称</td><td>物料代码</td><td>批号</td><td>数量（kg）</td><td>是否与批指令相符</td><td>备注</td></tr>
<tr><td></td><td></td><td></td><td></td><td>是□　　否□</td><td>结果在方框里打“√”</td></tr>
</table>

操作间名称：　　　　　　　　操作间编号：

<table>
<tr><td>设备名称</td><td>拣选台</td><td>拣选台</td></tr>
<tr><td>设备编号</td><td>QCL-020 是□　　否□</td><td>QCL-021 是□　　否□</td></tr>
<tr><td>运行时间</td><td colspan="2">日　　时　　分至　　日　　时　　分</td></tr>
</table>

<table>
<tr><td>工艺要求</td><td>净制前重量（kg）</td><td>净制标准</td><td>净制后重量（kg）</td><td colspan="2">废料重量（kg）</td></tr>
<tr><td rowspan="6">1.开启除尘风机
2.将药材放置在拣选台上，按工艺要求方法，人工刮去残留粗皮，拣选出非药用部位、霉变品及杂质
3.净制后合格药材置洁净塑料箱内或洁净包装袋内，密闭，做好物料状态标识，注明药材品名、生产批号等内容
4.废弃物入废弃物桶</td><td></td><td></td><td></td><td colspan="2"></td></tr>
<tr><td colspan="2">收率范围≥90%</td><td colspan="3">收　率：____%　　符合□　　不符合□</td></tr>
<tr><td colspan="2">物料平衡限度98%~100%</td><td colspan="3">平衡限度：____%　　符合□　　不符合□</td></tr>
<tr><td rowspan="2">计算方式</td><td colspan="4">收率=净制后杜仲重量 ÷ 净制前杜仲重量 × 100%</td></tr>
<tr><td colspan="4">物料平衡限度=（净制后杜仲重量+废品量）÷ 净制前杜仲重量 × 100%</td></tr>
<tr><td>偏差</td><td>正常□
异常□</td><td colspan="3">净制质量检查、班中清场，允许流入洗润工序。
QA确认：</td></tr>
</table>

交接：净制后杜仲重量________kg；共________件；交至________工序。

操作人：　　　　　　　　工序负责人：　　　　　　　　QA签字：

备注：

盐杜仲洗润记录

产品名称		产品规格		产品批号		批量	
生产日期	年 月 日	班次		工艺规程编号			

	检查项目	确认结果
生产前检查与准备	确认中药材洗润岗位有清场合格证并在有效期内，确认工器具处于“已清洁”状态	□已确认
	确认岗位相应文件和记录齐全并受控	□已确认
	确认已更换生产状态牌	□已确认
	备注：如已确认，请确认人在确认结果项的方框里打“√” 确认人：	复核人：
物料复核	原药材物料状态标识是否齐全 齐全□ 不齐全□	
	检查原药材外观质量、复核原药材名称、数量、代码	外观质量：

洗润操作：根据盐杜仲工艺规程，按《药材洗润岗位标准操作规程》用流动饮用水将药材表面的泥土、灰尘或其他不洁物洗净。在清洗过程中，注意不要长时间浸泡药材以免有效成分流失，有效成分易在水中损失的中药材，应采用快速抢水洗的方法。洗净的药材及时沥干，需润制的药材入润药机润制，合格后运至下工序（执行□ 未执行□）

操作间名称： 操作间编号：

	工艺要求	药材名称	物料代码	洗润前数量（kg）
洗制	1. 按照工艺要求将待洗涤的中药材放入洗润池中，按规定洗涤方法用流动饮用水进行洗涤至净，取出 2. 药材洗涤时间不宜过长，以免伤水 3. 洗涤后药材用洁净周转箱装好，沥水，贴签；及时递交下一工序 4. 废弃物入废弃物桶			
		洗制方法	抢水洗	
		洗涤起止时间	日 时 分至 日 时 分	
		洗涤后药材数量：＿＿＿＿件		

润制

工艺要求：1. 按照工艺要求将洗涤后或待浸润的杜仲放入润药机，按盐杜仲工艺规程进行润制，浸润25分钟；2. 使用润药机润制的杜仲要严格执行工艺参数；3. 浸润后药材用洁净周转箱装好，贴签；及时递交下一工序；4. 废弃物入废弃物桶

浸润方法	设备名称	RY–2000润药机
机润	设备编号	QCL–008

项目	1锅	2锅	3锅	4锅	5锅	6锅	7锅	8锅
浸润蒸汽压力								
浸润真空压力 –0.06~–0.07 MPa								
每锅数量约（kg）								
浸润时间（min）								
浸润温度（50~60℃）								
浸润起止时间	时分至 时分	时分至 时分	时分至 时分	时分至 时分	时分至 时分	时分至 时分	时分至 时分	时分至 时分

偏差	正常□ 异常□	洗润质量检查、班中清场，允许流入切制工序。 QA确认：

交接：洗润杜仲共＿＿＿＿件；交至＿＿＿＿工序。

操作人： 工序负责人： QA签字：

备注：

盐杜仲切制记录

产品名称		产品规格		产品批号		批量	
生产日期	年　月　日	班次		工艺规程编号			

	检查项目	确认结果
生产前检查与准备	确认中药材切制岗位有清场合格证并在有效期内，确认工器具、设备处于“已清洁”及“待运行”状态	□已确认
	确认岗位相应文件和记录齐全并受控	□已确认
	确认已更换生产状态牌、设备状态	□已确认
	确认已开启除尘设备	□已确认
	确认药材名称、批号、状态标识齐全	□已确认
	备注：如已确认，请确认人在确认结果项的方框里打“√” 确认人：　　　　复核人：	

物料复核	药材物料状态标识是否齐全	齐全□　不齐全□
	检查原药材外观质量、复核原药材名称、数量、代码	外观质量：

按《药材切制岗位标准操作规程》《QY-300高速截断往复式切药机标准操作规程》《WQY-240-Ⅱ往复式切药机标准操作规程》操作；每隔25~30分钟对切制情况进行检查并记录（执行□　　未执行□）

工艺要求	1.开启除尘风机 2.按照工艺要求及《中药材切制岗位操作规程》切制操作程序规定，将药材切制成相应饮片规格 块：8~12mm的方块 3.切制后合格杜仲用洁净周转箱装好，称重，贴签；及时递交干燥工序 4.废弃物入废弃物桶	操作间名称	
		操作间编号	
		设备名称	设备型号
		QY-300高速截断往复式切药机	QCL-010　□
		设备名称：WQY-240-Ⅱ往复式切药机	QCL-032　□
		切制规格	
		切制时间	日　时　分至　日　时　分

监控记录	时间							
	方块	mm	mm	mm	mm	mm	mm	mm
	时间							
	方块	mm	mm	mm	mm	mm	mm	mm

交接：切制杜仲共________件；交至________工序。

盐杜仲干燥记录

产品名称		产品规格		产品批号		批量	
生产日期	年 月 日	班次		工艺规程编号			

	检查项目	确认结果
生产前检查与准备	确认中药材干燥岗位有清场合格证并在有效期内，确认工器具、设备处于“已清洁”及“待运行”状态	□已确认
	确认岗位相应文件和记录齐全并受控	□已确认
	确认已更换生产状态牌、设备状态	□已确认
	确认已开启除尘设备	□已确认
	备注：如已确认，请确认人在确认结果项的方框里打“√” 确认人： 复核人：	
物料复核	药材物料状态标识是否齐全	齐全□ 不齐全□
	检查原药材外观质量、复核原药材名称、数量、代码	外观质量：

按《药材干燥岗位标准操作规程》《HX–4敞开式烘箱标准操作规程》操作，将药材平铺于不锈钢烘板上，根据盐杜仲工艺规程确定上料厚度、烘药温度、时间，控制药材水分。干燥时做到不影响颜色、气味，勤翻动（每30分钟翻动一次）（执行□ 未执行□）

操作间名称		设备名称	HX–4敞开式烘箱	
操作间编号		设备编号	QCL–012 □	QCL–013 □

干燥：1.铺盘厚度5~10cm，控制蒸汽压力；2.干燥温度控制：60~80℃，温度达到60℃时，开始计时，干燥2~2.5小时；3.杜仲干燥达到工艺要求后，关闭蒸汽阀，继续送风，放凉；4.干燥后合格杜仲用洁净周转箱装好，称重，贴签；及时递交盐炙工序；5.废弃物入废弃物桶

药材名称						
设备编号	QCL–012 □			QCL–013 □		
锅次	铺料厚度）（cm）	干燥温度（℃）	干燥时间	铺料厚度（cm）	干燥温度（℃）	干燥时间
1			日 时 分至 日 时 分			日 时 分至 日 时 分
2			日 时 分至 日 时 分			日 时 分至 日 时 分
3			日 时 分至 日 时 分			日 时 分至 日 时 分
4			日 时 分至 日 时 分			日 时 分至 日 时 分
5			日 时 分至 日 时 分			日 时 分至 日 时 分
6			日 时 分至 日 时 分			日 时 分至 日 时 分

偏差	正常□ 异常□	干燥质量检查、班中清场，允许流入盐炙工序。 QA确认：

交接：干燥杜仲总量：________kg，共________件；交至________工序。

操作人： 工序负责人： QA签字：

备注：

杜仲盐炙记录

产品名称		产品规格		产品批号		批量	
生产日期	年 月 日至 年 月 日			班次		工艺规程编号	

生产前检查与准备	检查项目	确认结果	设备名称	炒药机
	确认中药材炒炙岗位有清场合格证并在有效期内，确认工器具、设备处于“已清洁”及“待运行”状态	□已确认	设备型号	
	确认岗位相应文件和记录齐全并受控	□已确认	设备编号	
	确认已更换生产状态牌、设备状态牌	□已确认	操作间编号	
	确认已开启除尘设施	□已确认	备注：如已确认，请确认人在确认结果项的方框里打“√” 确认人： 复核人：	
	确认药材名称、批号、状态标识齐全	□已确认		

操作：根据盐杜仲工艺规程要求控制好炒制温度、时间，按《炒炙岗位标准操作规程》《GCY-900炒药机标准操作规程》《CTDC1000智能电磁炒药机》操作

盐制：按每100kg净药材用食盐2.0kg（另有规定除外）取食盐于洁净周转桶内，并加入适量饮用水（食盐5倍量）混合搅拌使其溶解

闷润：将药材装入不锈钢容器内，均匀加入食盐溶液并不断翻转混匀，闷润30分钟

炒炙标准：杜仲（盐炙，温度120~150℃，炒至断丝，表面呈焦黑色）

药材名称	净药材数量（kg）		辅料名称		辅料数量（kg）		备注	
锅次	1	2	3	4	5	6	7	8
药材量（kg）								
辅料量（kg）								
闷润时间（min）	时 分 时 分	时 分 时 分	时 分 时 分	时 分 时 分	时 分 时 分	时 分 时 分	时 分 时 分	时 分 时 分
炒筒转速（r/min）								
炒制温度（℃）								
炒制时间（分钟）	时 分 时 分	时 分 时 分	时 分 时 分	时 分 时 分	时 分 时 分	时 分 时 分	时 分 时 分	时 分 时 分

炒炙起止时间： 日 时 分至 日 时 分	盐杜仲重量：________kg	废品量：________kg

收率范围≥95%	%	收率=炒炙后盐杜仲重量÷干燥后杜仲重量×100%
物料平衡限度97%~100%	%	物料平衡限度=（炒炙后盐杜仲重量+废品量）÷干燥后杜仲重量×100%

偏差	正常□ 异常□	盐炙质量检查、班中清场，允许流入下一工序 QA确认：

交接：盐杜仲总量：________kg，共________件；交至________工序。

操作人： 工序负责人： QA：

备注：

杜仲筛选记录

产品名称		产品规格		产品批号		批量	
生产日期	年 月 日	班次		工艺规程编号			

	检查项目	确认结果
生产前检查与准备	确认中药饮片筛选岗位有清场合格证并在有效期内，确认工器具、设备处于“已清洁”及“待运行”状态	□已确认
	确认岗位相应文件和记录齐全并受控	□已确认
	确认已更换生产状态牌、设备状态牌	□已确认
	确认已开启除尘设施	□已确认
	确认饮片名称、数量、批号、状态标识齐全	□已确认
	备注：如已确认，请确认人在确认结果项的方框里打“√” 确认人： 复核人：	

	饮片名称	物料代码	批号	日期	数量（kg）	是否复核	备注
物料复核						是□ 否□	结果在方框里打“√”

筛选：

将盐杜仲平铺于不锈钢筛或入CZS-0.7长方筛内，按《筛选岗位标准操作规程》《CZS-0.7长方筛标准操作规程》进行操作，筛去碎屑、灰屑，用编织袋或编织袋（内衬PE袋）盛装，称量，封口，贴合格证，车间物料员填写请验单，入饮片成品库

设备名称	设备型号	设备编号	操作间编号
长方筛	CZS-0.7		
不锈钢筛	1、2、4、6、8、10、12、15mm		

筛选前盐杜仲重量	筛选后盐杜仲重量	废品量	收率范围：≥90%	物料平衡98%~100%
kg	kg	kg	%	%

计算公式	
	收率=筛选后盐杜仲重量 ÷ 筛选前盐杜仲重量 ×100%
	物料平衡率=（筛选后盐杜仲重量+废品量）÷ 筛选前盐杜仲重量 ×100%

成品收率	收率范围：≥75%		成品收率=筛选后盐杜仲重量 ÷ 原药材领料量 ×100%
偏差	正常□ 异常□	筛选质量检查、班中清场，允许入库。 QA确认：	

交接：筛选后盐杜仲重量：________kg，共________件；交至饮片成品库

操作人： 工序负责人： QA：

备注：

杜仲印制记录

产品名称		产品规格		产品批号		批量	
生产日期	年　　月　　日			班次		工艺规程编号	

生产前检查与准备	检查项目	确认结果
	确认中药饮片印制岗位有清场合格证并在有效期内，确认工器具、设备处于“已清洁”及“待运行”状态	□已确认
	确认岗位相应文件和记录齐全并受控	□已确认
	确认已更换生产状态牌、设备状态牌	□已确认
	确认包装材料名称、数量、状态标识齐全	□已确认
	备注：如已确认，请确认人在确认结果项的方框里打“√”　确认人：　复核人：	

印制制袋	按《印制岗位标准操作规程》《热转印分页一体机标准操作规程》《全智能小包装机（半自动型）标准操作规程》操作			
	设备名称	设备型号	设备编号	房间编号
	热转印分页一体机□	RYJ-FYJ001	QCL-024	2-1-118
	全智能小包装机（半自动型）□	VPA-905AB	QCL-025	2-3-019
	印制内容复核	品名： 规格： 产地： 净重： 产品批号： 生产日期： 执行标准：		

物料名称	物料代码	进厂编号	领料量	使用量	剩余量	损耗量	损耗率≤5%	物料平衡100%

物料平衡率 =（使用量 + 损耗量 + 剩余量）÷ 包装材料领料量 × 100%

损耗率 = 损耗量 ÷（领料量 − 剩余量）× 100%

偏差	正常□　异常□	印制质量检查、班中清场，允许包装材料流入下一工序。　QA 确认：

操作人：　　　　工序负责人：　　　　QA：

备注：

杜仲分装记录1

<table>
<tr><td>产品名称</td><td colspan="2"></td><td colspan="2">产品规格</td><td></td><td colspan="2">产品批号</td><td></td><td>批量</td><td></td></tr>
<tr><td>生产日期</td><td colspan="5">年　月　日至　年　月　日</td><td>班次</td><td></td><td colspan="2">工艺规程编号</td><td></td></tr>
<tr><td rowspan="7">生产前检查与准备</td><td colspan="7">检查项目</td><td colspan="3">确认结果</td></tr>
<tr><td colspan="7">确认中药饮片包装岗位有清场合格证并在有效期内，确认工器具、设备处于“已清洁”及“待运行”状态</td><td colspan="3">□已确认</td></tr>
<tr><td colspan="7">确认岗位相应文件和记录齐全并受控</td><td colspan="3">□已确认</td></tr>
<tr><td colspan="7">确认已更换生产状态牌、设备状态牌</td><td colspan="3">□已确认</td></tr>
<tr><td colspan="7">确认饮片名称、数量、批号、状态标识齐全</td><td colspan="3">□已确认</td></tr>
<tr><td colspan="7">复核领用包装材料印制内容是否清晰、准确、完整</td><td colspan="3">□已确认</td></tr>
<tr><td colspan="10">备注：如已确认，请确认人在确认结果项的方框里打“√”　确认人：　复核人：</td></tr>
<tr><td rowspan="18">分装</td><td colspan="10">1.按《包装岗位标准操作规程》《连续式塑料薄膜封口机标准操作规程》操作，将待包装盐杜仲按定包装量进行准确称量并封口；2.包装过程的废弃物入废弃物桶；3.分装结束后，交外包工序</td></tr>
<tr><td colspan="3">包装物料</td><td colspan="7">中药饮片复合袋□　复合膜袋□</td></tr>
<tr><td colspan="3">设备名称</td><td colspan="2">设备型号</td><td colspan="3">设备编号</td><td colspan="2">操作间编号</td></tr>
<tr><td colspan="3">连续式塑料薄膜封口机</td><td colspan="2">DBF-900</td><td colspan="3"></td><td colspan="2"></td></tr>
<tr><td colspan="3">电子天平</td><td colspan="2"></td><td colspan="3"></td><td colspan="2"></td></tr>
<tr><td rowspan="2">饮片</td><td>领料量（kg）</td><td colspan="2">包装规格</td><td>合格小袋量</td><td>废品量</td><td colspan="2">收率≥90%</td><td colspan="2">物料平衡98%~100%</td></tr>
<tr><td></td><td colspan="2"></td><td></td><td></td><td colspan="2">%</td><td colspan="2">%</td></tr>
<tr><td rowspan="2">包装材料</td><td>领料量</td><td>物料代码</td><td>进厂编号</td><td>使用量</td><td>剩余量</td><td>损耗量</td><td>损耗率≤5%</td><td colspan="2">物料平衡100%</td></tr>
<tr><td></td><td></td><td></td><td></td><td></td><td></td><td>%</td><td colspan="2">%</td></tr>
<tr><td rowspan="4">计算公式</td><td colspan="9">分装收率=（合格小袋量-包装材料使用量）÷领料量×100%</td></tr>
<tr><td colspan="9">物料平衡率=（合格小袋量-包装材料使用量+废品量）÷领料量×100%</td></tr>
<tr><td colspan="9">包装材料损耗率=损耗量÷（领料量-剩余量）×100%</td></tr>
<tr><td colspan="9">包装材料物料平衡率=（使用量+损耗量+剩余量）÷领料量×100%</td></tr>
<tr><td>偏差</td><td colspan="3">正常□　异常□</td><td colspan="7">包装质量检查、班中清场，允许流入下一工序。　QA确认：</td></tr>
<tr><td>交接</td><td colspan="10">将分装合格小袋交至外包工序。</td></tr>
</table>

操作人：　　工序负责人：　　QA：

备注：

杜仲分装记录2

产品名称		规格		产品批号		批量	
操作日期	年　月　日	班次		工艺规程编号			

生产前检查与准备	检查项目	确认结果
	确认中药饮片分装岗位有清场合格证并在有效期内；确认工器具、设备处于“已清洁”及“待运行”状态	□已确认
	确认岗位相应文件和记录齐全并受控	□已确认
	确认需用仪器、仪表有校验合格证且在有效期内	□已确认
	确认已更换生产状态牌、设备状态牌	□已确认
	确认VPA-905AB全智能小包装机（半自动型）或VPA-928A全智能小包装机完好并且试运行正常	□已确认
	确认需用天平有校验合格证且在有效期内，按《自动天平校验标准操作规程》进行校验	□已确认
	备注：如已确认，请确认人在确认结果项的方框里打“√”　确认人：　复核人：	

按《中药饮片分装岗位标准操作规程》《VPA-905AB全智能小包装机（半自动型）标准操作规程》《VPA-928A全智能小包装机标准操作规程》操作

设备名称	设备型号	设备编号	操作间编号
全智能小包装机（半自动型）□	VPA-905AB	QCL-025	2-3-019
全智能小包装机□	VPA-928A	QCL-031	2-3-020
电子天平			

操作：1.根据指令核对操作屏中印制内容（品名、规格、产地、净重、产品批号、生产日期、执行标准）；2.按《VPA-905AB全智能小包装机（半自动型）标准操作规程》、《VPA-928A全智能小包装机标准操作规程》操作；3.废弃物入废弃物桶

饮片分装			
	印制内容复核	品　名：　规　格：　产　地：　净重： 产品批号：　生产日期：　执行标准：	
	领取物料	中药饮片复合膜数量:________kg　进厂批号: 待分装盐杜仲重量:________kg　批　号:________	确认人:
	操作：按《VPA-905AB全智能小包装机（半自动型）标准操作规程》操作：取下墨盒，安装好色带；按包装规格选择型号安装好下料斗、复合膜，调整色标电眼，设置横封上温度140℃ ±25℃，横封下温度140℃ ±25℃，纵封温度125℃ ±25℃；启动输送带将准确称量的药材置入上料盘中经输送带倾入料斗中，点动设备点动按钮试包装，调试合格方可包装；饮片包装过程中每隔20分钟记录一次装量检查情况		横封上温度:________℃ 横封下温度:________℃ 纵封温度:________℃
	操作：按《VPA-928A全智能小包装机标准操作规程》操作：取下墨盒，安装好色带；按包装规格选择型号安装好下料斗、复合膜，调整色标电眼，在显示屏上设置包装打印信息，设置好横封上、横封下、纵封温度、目标重量、上偏差、下偏差等参数，将多头称置零，点动设备点动键试包装，调试合格方可包装，包装过程中每隔20分钟记录一次装量检查情况		横封上温度:____℃　目标重量:____g 横封下温度:____℃　上偏差:____g 纵封温度:____℃　下偏差:____g

饮片	领料量（kg）	包装规格	合格小袋量	废品量	收率≥90%	物料平衡98%~100%
					%	%

包装材料	领料量	物料代码	进厂编号	使用量	损耗量	剩余量	损耗率≤5%	物料平衡100%
							%	%

续表

产品名称			规格		产品批号		批量	
饮片分装	计算公式	包装收率=（合格小袋量－包装材料使用量）÷ 领料量 × 100%						
		物料平衡率=（合格小袋量－包装材料使用量＋废品量）÷ 领料量 × 100%						
		包装材料损耗率=损耗量 ÷（领料量－剩余量）× 100%						
		包装材料物料平衡率=（使用量＋损耗量＋剩余量）÷ 领料量 × 100%						
偏差	正常□　异常□		包装质量检查、班中清场，允许流入下一工序。			QA确认：		
交接	将分装合格小袋交至外包工序。							
操作人：			工序负责人：			QA：		
备注：								

杜仲装量检测记录

产品名称		规格		产品批号		批量	
操作日期	年　月　日			班　次		电子天平编号	
设定装量	标示量：根据包装指令设置装量______/袋；根据不同规格设置装量差异，（范围：1.5~6.0g标示量的 ±7%，6.0g以上标示量的 ±5%），上限控制：______g/袋；下限控制：______g/袋。称10个空袋重量：______g；平均袋重：______g						
每袋重量	岗位装量控制范围：标示量＋平均袋重			上限：______g/袋		下限：______g/袋	
操作标准	检测记录频次：20分钟/次；装量差异检查方法：每次抽查10袋，用1/100电子天平称量						

空袋

序号	1	2	3	4	5	6	7	8	9	10	平均袋重
空袋（g）											
时间＼序号	1	2	3	4	5	6	7	8	9	10	结果判定
日　时　分											符合□　不符合□
日　时　分											符合□　不符合□
日　时　分											符合□　不符合□
日　时　分											符合□　不符合□
日　时　分											符合□　不符合□
日　时　分											符合□　不符合□
日　时　分											符合□　不符合□
日　时　分											符合□　不符合□
日　时　分											符合□　不符合□
日　时　分											符合□　不符合□
日　时　分											符合□　不符合□
日　时　分											符合□　不符合□
日　时　分											符合□　不符合□
日　时　分											符合□　不符合□
操作人：					复核人：						QA：

杜仲外包装记录

产品名称		产品规格		产品批号		批量	
生产日期	年　月　日			班次		工艺规程编号	

	检查项目	确认结果
生产前检查与准备	确认中药饮片外包装岗位有清场合格证并在有效期内，确认工器具、设备处于“已清洁”及“待运行”状态	□已确认
	确认岗位相应文件和记录齐全并受控	□已确认
	确认已更换生产状态牌、设备状态牌	□已确认
	确认饮片名称、数量、批号、状态标识齐全	□已确认
	备注：如已确认，请确认人在确认结果项的方框里打“√”　确认人：　复核人：	

外包装

操作：1.按《包装岗位标准操作规程》《DBF-900连续式塑料薄膜封口机标准操作规程》操作；2.包装过程的废弃物入废弃物桶；3.包装结束后，填写“请验单”，入饮片成品库

设备名称	设备型号	设备编号	操作间编号
连续式塑料薄膜封口机	DBF-900		
电子台秤			

领料量	包装规格	入库数量	废品量	收率≥95%	物料平衡98%~100%
（折　袋）				%	%

包装材料	物料名称	物料代码	进厂编号	领料量（个）	使用量（个）	损耗量（个）	剩余量（个）	损耗率≤3%	物料平衡100%
								%	%

计算公式

收率=入库数量÷领料量×100%

物料平衡率=（入库数量+废品量）÷领料量×100%

包装材料损耗率=损耗量÷（领料量-剩余量）×100%

包装材料物料平衡率=（使用量+损耗量+剩余量）÷领料量×100%

偏差	正常□　异常□	包装质量检查、班中清场，允许办理入库手续。　QA确认：
入库	将外包合格品交给饮片成品仓库。	

操作人：　　　　工序负责人：　　　　QA：

备注：

附表4-3-2

盐菟丝子称量记录

产品名称		产品规格		产品批号		批量	
操作日期	年　月　日	班次		工艺规程编号			

	检查项目	确认结果
生产前检查与准备	确认称量配料岗位有清场合格证并在有效期内，确认工器具、设备处于“已清洁”及“待运行”状态	□已确认
	确认需用衡器有校验合格证且在有效期内	□已确认
	确认岗位相应文件和记录齐全并受控	□已确认
	确认已更换生产状态牌、设备状态牌	□已确认
	复核检查物料标识、物料外观性状	□已确认
	备注：请确认人在确认结果项的方框里打“√”；衡器的确认需要双人复核，其中包括称量的独立复核人 确认人：　　复核人：	

按《称量配料岗位标准操作规程》执行

电子秤编号：

称量、复核	操作：根据批生产指令，领取菟丝子；一人称量，一人单独复核，确认无误后，注明名称、代码、净重等，运至净选工序，待用						
	药材名称	物料代码	物料批号	单位	批领料量	实际称料量	物料去向

称量人：　　复核人：

相对称量误差（≤1%）	计算公式：（最小感量值 ÷ 所称物料最小重量）× 100%			台秤最小感量值	
	相对称量误差	最大值：	偏差	□正常　□异常	
			称量读数	□正常　□异常	

操作人：　　工序负责人：　　QA：

备注：

盐菟丝子净选记录

产品名称		产品规格		产品批号		批量	
生产日期	年 月 日	班次			工艺规程编号		

生产前检查与准备	检查项目	确认结果
	确认拣选岗位有清场合格证并在有效期内，确认工器具、设备处于“已清洁”及“待运行”状态	□已确认
	确认需用衡器有校验合格证且在有效期内	□已确认
	确认岗位相应文件和记录齐全并受控	□已确认
	确认已更换生产状态牌、设备状态牌	□已确认
	确认已开启除尘设备	□已确认
	原药材物料状态标识是否齐全	□已确认
	检查原药材外观质量、复核原药材名称、重量、代码	□已确认
	备注：请确认人在确认结果项的方框里打“√”；衡器的确认需要双人复核，其中包括称量的独立复核人 确认人： 复核人：	

净制操作按《净制岗位标准操作规程》执行（执行□ 未执行□）

物料复核	中药材名称	物料代码	批号	数量（kg）	是否与批指令相符	备注
					是□ 否□	结果在方框里打“√”

操作间名称： 操作间编号：

设备名称	拣选台	拣选台
设备编号	QCL–020是□ 否□	QCL–021是□ 否□
设备运行时间	时 分至 时 分	时 分至 时 分

根据净选设备，设备是否运行在方框里打“√”

工艺要求	净制前重量（kg）	净制标准	净制后重量（kg）	废品重量（kg）
1.开启除尘风机 2.将药材放置在拣选台上，按工艺要求方法，选出药材中的霉变品及杂质 3.净制后合格药材用洁净周转箱或洁净周转箱（内衬PE袋）盛装，称量，贴物料签，送至洗润工序 4.废弃物入废弃物桶				
	收率范围≥95%	收 率： % 符合□ 不符合□		
	物料平衡限度98%~100%	平衡限度： % 符合□ 不符合□		
	计算方式	收率=净制后菟丝子重量÷净制前菟丝子重量×100%		
		物料平衡率=（净制后菟丝子重量+废品量）÷净制前菟丝子重量×100%		
	偏差	正常□ 异常□	净制质量检查、班中清场，允许流入下一工序。 QA确认：	

交接：菟丝子重量________kg；共________件；交至洗润工序。

操作人： 工序负责人： QA签字：

备注：

盐菟丝子洗制记录

产品名称		产品规格		产品批号		批量	
生产日期	年 月 日	班次		工艺规程编号			

生产前检查与准备	检查项目	确认结果
	确认中药材洗润岗位有清场合格证并在有效期内，确认工器具处于“已清洁”状态	□已确认
	确认岗位相应文件和记录齐全并受控	□已确认
	确认已更换生产状态牌	□已确认
	备注：如已确认，请确认人在确认结果项的方框里打“√”	确认人：　复核人：
物料复核	原药材物料状态标识是否齐全	齐全□　不齐全□
	检查原药材外观质量、复核原药材名称、数量、代码	外观质量：

洗润操作：根据盐菟丝子工艺规程，按《药材洗润岗位标准操作规程》用流动饮用水将药材表面灰尘、泥沙或其他不洁物洗净。在清洗过程中，注意不要长时间浸泡药材以免有效成分流失，沥干药材表面水分，用洁净周转箱盛装，运至下工序（执行□　未执行□）

操作间名称：　　　　操作间编号：

洗净	工艺要求	药材名称	物料代码	洗润前数量（kg）
	1.按照工艺要求将净制后的菟丝子置清洗池中，用水淘洗至净，沥水，取出 2.洗净的菟丝子用洁净周转箱装好，沥水，贴签；及时递交下一工序 3.废弃物入废弃物桶			
		洗制方法	淘洗	
		洗涤起止时间	时　分至　时　分	
		洗净后菟丝子数量：＿＿＿件		
偏差	正常□　异常□	洗润质量检查、班中清场，允许流入下一工序。　QA确认：		

交接：洗净后菟丝子共＿＿＿件；交至＿＿＿工序。

操作人：　　　　工序负责人：　　　　QA签字：

备注：

盐菟丝子干燥记录

产品名称		产品规格		产品批号		批量	
生产日期	年 月 日	班次		工艺规程编号			

	检查项目	确认结果
生产前检查与准备	确认中药材干燥岗位有清场合格证并在有效期内，确认工器具、设备处于“已清洁”及“待运行”状态	□已确认
	确认岗位相应文件和记录齐全并受控	□已确认
	确认已更换生产状态牌、设备状态	□已确认
	确认已开启除尘设备	□已确认
	备注：如已确认，请确认人在确认结果项的方框里打“√” 确认人： 复核人：	
物料复核	药材物料状态标识是否齐全	齐全□ 不齐全□
	检查原药材外观质量、复核原药材名称、数量、代码	外观质量：

按《药材干燥岗位标准操作规程》《HX-4敞开式烘箱标准操作规程》操作，将药材平铺于敞开式烘箱内，根据药材属性确定上料厚度；开启蒸汽及风机，根据药材的不同属性确定烘药温度、时间，控制药材水分。干燥时做到不影响颜色、气味，勤翻动（每30分钟翻动一次）（执行□ 未执行□）

操作间名称		设备名称	HX-4敞开式烘箱
操作间编号		设备编号	QCL-012□ QCL-013□

干燥：

1.铺料厚度2~10cm；2.控制蒸汽压力，干燥温度控制在60~80℃，温度达到60℃时，开始计时，干燥2~3小时；3.药材干燥达到工艺要求后，关闭蒸汽阀，继续送风，降温至常温；4.干燥后合格药材用洁净周转箱装好，称重，贴签，及时递交下一工序；5.废弃物入废弃物桶

药材名称						
设备编号	QCL-012□			QCL-013□		
锅次	铺料厚度（cm）	干燥温度	干燥时间	铺料厚度（cm）	干燥温度	干燥时间
1			日 时 分至 日 时 分			日 时 分至 日 时 分
2			日 时 分至 日 时 分			日 时 分至 日 时 分
3			日 时 分至 日 时 分			日 时 分至 日 时 分
4			日 时 分至 日 时 分			日 时 分至 日 时 分
5			日 时 分至 日 时 分			日 时 分至 日 时 分
6			日 时 分至 日 时 分			日 时 分至 日 时 分

偏差	正常□ 异常□	干燥质量检查、班中清场，允许流入下一工序	QA确认：

交接：干燥后菟丝子重量：________kg，共________件；交至________工序

操作人： 工序负责人： QA签字：

备注：

盐菟丝子盐炙记录

产品名称		规格		产品批号		批量	
生产日期	年　月　日			班次		工艺规程编号	

生产前检查与准备	检查项目	确认结果	设备名称	炒药机
	确认中药材炒炙岗位有清场合格证并在有效期内，确认工器具、设备处于“已清洁”及“待运行”状态	□已确认	设备型号	
	确认岗位相应文件和记录齐全并受控	□已确认	设备编号	
	确认已更换生产状态牌、设备状态牌	□已确认	操作间编号	
	确认已开启除尘设施	□已确认	备注：如已确认，请确认人在确认结果项的方框里打“√” 确认人：　　复核人：	
	确认药材名称、批号、状态标识齐全	□已确认		

操作：根据盐菟丝子工艺规程要求控制好炒制温度、时间，按《炒炙岗位标准操作规程》《GCY-900炒药机标准操作规程》《CTDC1000智能电磁炒药机》操作

盐制：按每100kg净药材用食盐2.0kg（另有规定除外）取食盐于洁净周转桶内，并加入适量饮用水（食盐5倍量）混合搅拌使其溶解；将药材装入不锈钢容器内，均匀加入食盐溶液并不断翻转混匀

炒炙标准：盐菟丝子（盐炙，温度120~150℃，炒至呈棕黄色，裂开，略有香气，取出）

药材名称	净药材数量（kg）	辅料名称	辅料数量（kg）	备注

锅次	1	2	3	4	5	6	7	8
药材量（kg）								
辅料量（kg）								
炒筒转速（r/min）								
炒制温度（℃）								
炒制时间	时　分 时　分	时　分 时　分	时　分 时　分	时　分 时　分	时　分 时　分	时　分 时　分	时　分 时　分	时　分 时　分

炒炙起止时间：　日　时　分至　日　时　分		盐菟丝子重量：______kg	废料量：______kg
收率	收率范围：≥90%	%	计算公式：收率=炒炙后盐菟丝子重量÷炒炙前菟丝子重量×100%
物料平衡	物料平衡范围：95%~100%	%	物料平衡率=（炒炙后盐菟丝子重量+废料量）÷炒炙前菟丝子重量×100%
偏差	正常□　异常□	盐炙质量检查、班中清场，允许流入下一工序。　QA确认：	

交接：盐菟丝子总量：______kg，共______件；交至______工序。

操作人：　　　　工序负责人：　　　　QA：

备注：

盐菟丝子筛选记录

产品名称		产品规格		产品批号		批量	
生产日期	年 月 日	班次		工艺规程编号			

<table>
<tr><td rowspan="8">生产前检查与准备</td><td>检查项目</td><td>确认结果</td></tr>
<tr><td>确认中药饮片筛选岗位有清场合格证并在有效期内，确认工器具、设备处于“已清洁”及“待运行”状态</td><td>□已确认</td></tr>
<tr><td>确认岗位相应文件和记录齐全并受控</td><td>□已确认</td></tr>
<tr><td>确认已更换生产状态牌、设备状态牌</td><td>□已确认</td></tr>
<tr><td>确认已开启除尘设施</td><td>□已确认</td></tr>
<tr><td>确认饮片名称、数量、批号、状态标识齐全</td><td>□已确认</td></tr>
<tr><td colspan="2">备注：如已确认，请确认人在确认结果项的方框里打“√” 确认人： 复核人：</td></tr>
</table>

<table>
<tr><td rowspan="2">物料复核</td><td>饮片名称</td><td>物料代码</td><td>批号</td><td>日期</td><td>数量（kg）</td><td>是否复核</td><td>备注</td></tr>
<tr><td></td><td></td><td></td><td></td><td></td><td>是□ 否□</td><td>结果在方框里打“√”</td></tr>
</table>

<table>
<tr><td rowspan="9">筛选</td><td colspan="5">将盐菟丝子平铺于不锈钢筛或入CZS-0.7长方筛内：按《筛选岗位标准操作规程》《CZS-0.7长方筛标准操作规程》进行操作，筛去碎屑、灰屑，用编织袋（内衬PE袋）盛装，称量，封口，贴合格证，由车间物料员填写请验单，入饮片成品库，待验</td></tr>
<tr><td>设备名称</td><td colspan="2">设备型号</td><td>设备编号</td><td>操作间编号</td></tr>
<tr><td>长方筛</td><td colspan="2">CZS-0.7</td><td></td><td></td></tr>
<tr><td>不锈钢筛</td><td colspan="2">1、2、4、6、8、10、12、15mm</td><td></td><td></td></tr>
<tr><td>筛选前菟丝子重量</td><td>筛选后盐菟丝子重量</td><td>废品量</td><td>收率范围：≥95%</td><td>物料平衡率98%~100%</td></tr>
<tr><td>kg</td><td>kg</td><td>kg</td><td>%</td><td>%</td></tr>
<tr><td rowspan="2">计算公式</td><td colspan="4">收率=筛选后盐菟丝子重量 ÷ 筛选前盐菟丝子重量 × 100%</td></tr>
<tr><td colspan="4">物料平衡率=（筛选后盐菟丝子重量+废品量）÷ 筛选前盐菟丝子重量 × 100%</td></tr>
</table>

<table>
<tr><td>成品收率</td><td>收率范围：≥85%</td><td>%</td><td>成品收率=筛选后盐菟丝子重量 ÷ 原药材领料量 × 100%</td></tr>
<tr><td>偏差</td><td>正常□ 异常□</td><td colspan="2">筛选质量检查、班中清场，允许入饮片成品库。</td></tr>
</table>

交接：盐菟丝子重量:________kg，共________件；交饮片成品库。

操作人： 工序负责人： QA：

备注：

盐菟丝子印制记录

<table>
<tr><td>产品名称</td><td></td><td>产品规格</td><td></td><td>产品批号</td><td></td><td>批量</td><td></td></tr>
<tr><td>生产日期</td><td colspan="2">年 月 日</td><td>班次</td><td></td><td>工艺规程编号</td><td colspan="2"></td></tr>
<tr><td rowspan="6">生产前检查与准备</td><td colspan="5">检查项目</td><td colspan="2">确认结果</td></tr>
<tr><td colspan="5">确认中药饮片印制岗位有清场合格证并在有效期内，确认工器具、设备处于“已清洁”及“待运行”状态</td><td colspan="2">□已确认</td></tr>
<tr><td colspan="5">确认岗位相应文件和记录齐全并受控</td><td colspan="2">□已确认</td></tr>
<tr><td colspan="5">确认已更换生产状态牌、设备状态牌</td><td colspan="2">□已确认</td></tr>
<tr><td colspan="5">确认包装材料名称、数量、状态标识齐全</td><td colspan="2">□已确认</td></tr>
<tr><td colspan="7">备注：如已确认，请确认人在确认结果项的方框里打“√” 确认人： 复核人：</td></tr>
</table>

<table>
<tr><td rowspan="9">印制制袋</td><td colspan="9">按《印制岗位标准操作规程》《热转印分页一体机标准操作规程》《VPA-905AB全智能小包装机（半自动型）标准操作规程》操作</td></tr>
<tr><td colspan="2">设备名称</td><td colspan="2">设备型号</td><td colspan="3">设备编号</td><td colspan="2">操作间编号</td></tr>
<tr><td colspan="2">热转印分页一体机□</td><td colspan="2">RYJ-FYJ001</td><td colspan="3">QCL-024</td><td colspan="2">2-1-118</td></tr>
<tr><td colspan="2">全智能小包装机（半自动型）□</td><td colspan="2">VPA-905AB</td><td colspan="3">QCL-025</td><td colspan="2">2-3-019</td></tr>
<tr><td>印制内容</td><td colspan="8">品名：
规格：
产地：
净重：
产品批号：
生产日期：
执行标准：</td></tr>
<tr><td>物料名称</td><td>物料代码</td><td>进厂编号</td><td>领用量</td><td>使用量</td><td>损耗量</td><td>剩余量</td><td>损耗率≤5%</td><td>物料平衡100%</td></tr>
<tr><td></td><td></td><td></td><td></td><td></td><td></td><td></td><td></td><td></td></tr>
<tr><td colspan="9">物料平衡率=（使用量+损耗量+剩余量）÷包装材料领用量×100%</td></tr>
<tr><td colspan="9">包装材料损耗率=损耗量÷（领用量-剩余量）×100%</td></tr>
<tr><td>偏差</td><td colspan="2">正常□ 异常□</td><td colspan="7">印制质量检查、班中清场，允许包装材料流入下一工序。 QA确认：</td></tr>
<tr><td>交接</td><td colspan="9">将印制、制袋好的小袋交给分装工序。</td></tr>
</table>

操作人： 工序负责人： QA：

备注：

盐菟丝子分装记录1

产品名称		产品规格		产品批号		批量	
生产日期	年　月　日	班次		工艺规程编号			

	检查项目	确认结果
生产前检查与准备	确认中药饮片包装岗位有清场合格证并在有效期内，确认工器具、设备处于“已清洁”及“待运行”状态	□已确认
	确认岗位相应文件和记录齐全并受控	□已确认
	确认已更换生产状态牌、设备状态牌	□已确认
	确认饮片名称、数量、批号、状态标识齐全	□已确认
	复核领用包装材料印制内容是否清晰准确完整	□已确认
	备注：如已确认，请确认人在确认结果项的方框里打“√”　确认人：　复核人：	

分装	1.按《包装岗位标准操作规程》《连续式塑料薄膜封口机标准操作规程》操作，将待包装盐菟丝子按定包装量进行准确称量，封口；2.包装过程的废弃物入废弃物桶；3.分装结束后，入外包工序							
	包装物料	中药饮片复合袋□　中药饮片复合膜袋□						
	设备名称	设备型号	设备编号	操作间编号				
	连续式塑料薄膜封口机	DBF-900						
	电子天平							
	饮片	领料量（kg）	包装规格	合格小袋量	废品量	收率≥95%	物料平衡98%~100%	
						%	%	
	包装材料	领用量	物料代码	进厂编号	使用量	损耗量	剩余量	损耗率≤5%	物料平衡100%
								%	%
	计算公式	包装收率=（合格小袋量－包装材料使用量）÷ 领料量 × 100%						
		物料平衡率=（合格小袋量－包装材料使用量＋废品量）÷ 领料量 × 100%						
		包装材料损耗率＝损耗量 ÷（领用量－剩余量）× 100%						
		包装材料物料平衡率=（使用量＋损耗量＋剩余量）÷ 领料量 × 100%						

偏差	正常□　异常□	包装质量检查、班中清场，允许流入下一工序。　QA确认：
交接	将分装合格小袋交至外包工序。	

操作人：　　　　工序负责人：　　　　QA：

备注：

盐菟丝子分装记录2

产品名称		规格		产品批号		批量	
操作日期	年 月 日	班次		工艺规程编号			

	检查项目	确认结果
生产前检查与准备	确认中药饮片分装岗位有清场合格证并在有效期内；确认工器具、设备处于“已清洁”及“待运行”状态	□已确认
	确认岗位相应文件和记录齐全并受控	□已确认
	确认需用仪器、仪表有校验合格证且在有效期内	□已确认
	确认已更换生产状态牌、设备状态牌	□已确认
	确认VPA-905AB全智能小包装机（半自动型）或VPA-928A全智能小包装机完好并且试运行正常	□已确认
	确认需用天平有校验合格证且在有效期内，按《自动天平校验标准操作规程》进行校验	□已确认
	备注：如已确认，请确认人在确认结果项的方框里打“√”	确认人： 复核人：

按《中药饮片分装岗位标准操作规程》《VPA-905AB全智能小包装机（半自动型）标准操作规程》《VPA-928A全智能小包装机标准操作规程》操作

设备名称	设备型号	设备编号	操作间编号
全智能小包装机（半自动型）□	VPA-905AB	QCL-025	2-3-019
全智能小包装机□	VPA-928A	QCL-031	2-3-020
电子天平			

操作：1.根据指令核对操作屏中印制内容（品名、规格、产地、净重、产品批号、生产日期、执行标准）；2.按《VPA-905AB全智能小包装机（半自动型）标准操作规程》《VPA-928A全智能小包装机标准操作规程》操作；3.废弃物入废弃物桶

饮片分装	印制内容复核	品 名： 规 格： 产 地： 净重： 产品批号： 生产日期： 执行标准：	
	领取物料	中药饮片复合膜数量：________kg 进厂批号： 待分装盐菟丝子重量：________kg 批号：________	确认人：
	操作：按《VPA-905AB全智能小包装机（半自动型）标准操作规程》操作：.取下墨盒，安装好色带；按包装规格选择型号安装好下料斗、复合膜，调整色标电眼，设置横封上温度140℃ ±25℃，横封下温度140℃ ±25℃，纵封温度125℃ ±25℃；启动输送带将准确称量的药材置入上料盘中经输送带倾入料斗中，点动设备点动按钮试包装，调试合格方可包装；饮片包装过程中每隔20分钟记录一次装量检查情况		横封上温度：________℃ 横封下温度：________℃ 纵封温度：________℃
	操作：按《VPA-928A全智能小包装机标准操作规程》操作：取下墨盒安装好色带，按包装规格选择型号安装好下料斗、复合膜，调整色标电眼，在显示屏上设置包装打印信息，设置好横封上、横封下、纵封温度，及目标重量、上偏差、下偏差等参数，将多头称置零，点动设备点动键试包装，调试合格方可包装，包装过程中每隔20分钟记录一次装量检查情况		横封上温度：____℃ 目标重量：____g 横封下温度：____℃ 上偏差：____g 纵封温度：____℃ 下偏差：____g

	领料量（kg）	包装规格	合格小袋量	废品量	收率≥95%	物料平衡98%~100%
饮片					%	%

	领料量	物料代码	进厂编号	使用量	损耗量	剩余量	损耗率≤5%	物料平衡100%
包装材料							%	%

续表

产品名称			规格		产品批号		批量	
饮片分装	计算公式	包装收率=（合格小袋量－包装材料使用量）÷ 领料量 ×100%						
		物料平衡率=（合格小袋量－包装材料使用量+废品量）÷ 领料量 ×100%						
		包装材料损耗率=损耗量 ÷（领料量－剩余量）×100%						
		包装材料物料平衡率=（使用量+损耗量+剩余量）÷ 领料量 ×100%						
偏差	正常□　异常□		包装质量检查、班中清场，允许流入下一工序。　QA确认：					
交接	将分装合格小袋交至外包工序。							
操作人：			工序负责人：				QA：	

盐菟丝子装量检测记录

产品名称		规格		产品批号		批量	
操作日期	年　月　日			班次		电子天平编号	
设定装量	标示量：根据包装指令设置装量________/袋；根据不同规格设置装量差异，（范围：1.5~6.0g标示量的 ±7%，6.0g以上标示量的 ±5%），上限控制：________g/袋；下限控制：________g/袋。称10个空袋重量：________g；平均袋重：________g						
每袋重量	岗位装量控制范围：标示量+平均袋重			上限：________g/袋		下限：________g/袋	
操作标准	检测记录频次：20分/次；装量差异检查方法：每次抽查10袋，用1/100电子天平称量						

空袋

序号	1	2	3	4	5	6	7	8	9	10	平均袋重
空袋（g）											
序号 时间	1	2	3	4	5	6	7	8	9	10	结果判定
日　时　分											符合□　不符合□
日　时　分											符合□　不符合□
日　时　分											符合□　不符合□
日　时　分											符合□　不符合□
日　时　分											符合□　不符合□
日　时　分											符合□　不符合□
日　时　分											符合□　不符合□
日　时　分											符合□　不符合□
日　时　分											符合□　不符合□
日　时　分											符合□　不符合□
日　时　分											符合□　不符合□
日　时　分											符合□　不符合□
日　时　分											符合□　不符合□
日　时　分											符合□　不符合□
日　时　分											符合□　不符合□

操作人：　　　　　　　　　　　　复核人：　　　　　　　　　　　　QA：

盐菟丝子外包装记录

产品名称		产品规格		产品批号		批量	
生产日期	年 月 日			班次		工艺规程编号	

	检查项目	确认结果
生产前检查与准备	确认中药饮片外包装岗位有清场合格证并在有效期内，确认工器具、设备处于“已清洁”及“待运行”状态	□已确认
	确认岗位相应文件和记录齐全并受控	□已确认
	确认已更换生产状态牌、设备状态牌	□已确认
	确认饮片名称、数量、批号、状态标识齐全	□已确认
	备注：如已确认，请确认人在确认结果项的方框里打“√” 确认人： 复核人：	

外包装

操作：1.按《包装岗位标准操作规程》《DBF-900连续式塑料薄膜封口机标准操作规程》操作；2.包装过程的废弃物入废弃物桶；3.包装结束后，填写“请验单”，入饮片成品库，待检

设备名称	设备型号	设备编号	操作间编号
连续式塑料薄膜封口机	DBF-900		
电子台秤			

领料量	包装规格	入库数量	废品量	收率≥95%	物料平衡98%~100%
（折袋）				%	%

	物料名称	物料代码	进厂编号	领料量（个）	使用量（个）	损耗量（个）	剩余量（个）	损耗率≤5%	物料平衡100%
包装材料								%	%

计算公式	收率=入库数量 ÷ 领料量 ×100%
	物料平衡率=（入库数量+废品量）÷ 领料量 ×100%
	包装材料损耗率=损耗量 ÷（领料量-剩余量）×100%
	包装材料物料平衡率=（使用量+损耗量+剩余量）÷ 领料量 ×100%

偏差	正常□ 异常□	包装质量检查、班中清场，允许办理入库手续。 QA确认：
入库	将外包合格品交给饮片成品仓库。	

操作人： 工序负责人： QA：

备注：

五、评价反馈

1.车间主任评价

序号	重点评价内容	评价标准	标准分值	评价得分
1	物料及辅料称取	称量标准操作规程	10	
2	设备准备	准备标准操作规程	10	
3	设备操作	设备运行标准规程	20	
4	清场	清场标准操作规程	10	
5	工作态度	吃苦耐劳，态度认真，精益求精	10	
6	自主学习	提前预习、查阅资料能力	10	
7	问题探究	分析问题，解决问题，处理问题能力	20	
8	安全	药品质量安全意识，生产安全意识	10	
签名			合计	

2.学生自我评价

学生姓名：	
你是否参与生产实训活动？	
你都完成了哪些具体任务？	
除了完成实训任务，你还做了哪些工作？	
你认为本次生产实训有什么需要改进的问题吗？	
本次课你有什么收获吗？你都学到了什么？	

任务四　姜炙

一、学习目标

1.掌握姜炙的含义、炮制方法、成品性状、炮制作用及注意事项。

2.能够独立完成常用药物的姜炙操作；能准确判断常用药物姜炙的成品性状。

3.具备尊重生命，热爱炮制岗位的责任感和事业心；树立精益求精的大国工匠精神。

二、任务书

通过查阅《中国药典》（2020年版）一部“厚朴”药材的姜炙炮制方法，结合学习姜炙法的基础知识，按照药典姜炙的检查标准和“姜炙厚朴工艺规程”，完成姜厚朴的炮制。

批生产指令单

批生产指令单号：

产品名称		规格		产品批号	
生产周期	年 月 日至 年 月 日			工艺规程编号	
批量		依 据	《姜炙厚朴工艺规程》		
名称	物料代码	单位	领料量		备注
厚朴		kg			
生姜		kg			
制表人：			制表日期：	年 月 日	
车间主管：			签发日期：	年 月 日	
质量管理部QA主管：			审核日期：	年 月 日	

三、获取资讯

（一）姜汁的制备

1.捣汁（榨汁） 生姜洗净切碎置适宜容器内，捣烂，加水适量，压榨取汁，残渣再加水共捣，压榨取汁，如此反复2~3次，合并姜汁，即得，备用。

2.煮汁（煎汁） 取净生姜片，放置于锅内，加入适量水煎煮，滤过，残渣再加水煎煮，滤过，合并两次滤液，适当浓缩，即得，备用。

（二）操作方法

1.先加姜汁后炒药

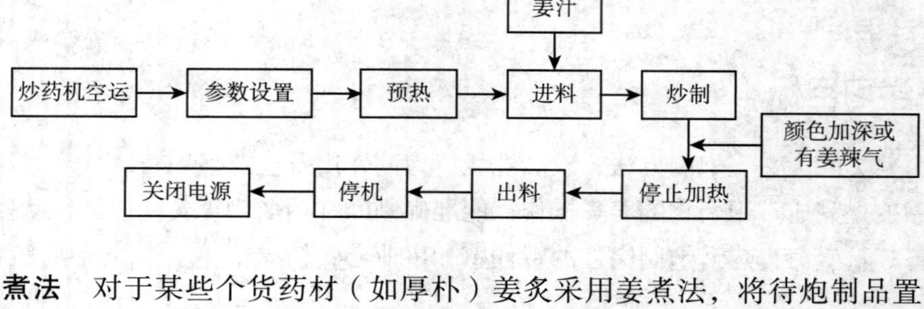

2.姜煮法 对于某些个货药材（如厚朴）姜炙采用姜煮法，将待炮制品置煮制容器内，加入一定量的姜汁（也可直接加入生姜片）和适量水，以平药面为宜，文火煎煮两个小时，待姜汁被药物吸尽，取出，进行切片，干燥。

一般每100kg净药物，用生姜10kg。若无生姜，可用干姜煎汁，用量约为生姜的1/3。

（三）具体示例

厚朴

【来源】本品为木兰科植物厚朴*Magnolia officinalis* Rehd.et Wils.或凹叶厚朴*Magnolia officinalis* Rehd.et Wils.var.*biloba* Rehd.et Wils.的干燥干皮、根皮及枝皮。4~6月剥取，根皮和枝皮直接阴干；干皮置沸水中微煮后，堆置阴湿处，“发汗”至内表面变紫褐色或棕褐色时，蒸软，取出，卷成筒状，干燥。

【功能与主治】燥湿消痰，下气除满。用于湿滞伤中，脘痞吐泻，食积气滞，腹胀便秘，痰饮喘咳。

【产品名称】盐厚朴

【规格】姜汁炙

【制法】取原药材厚朴，刮去粗皮，洗净，润透，切丝，干燥，取厚朴丝，照姜汁炙法炒干，筛选，包装。

【性状】本品形如厚朴丝，表面灰褐色，偶见焦斑。略有姜辣气。

【质量标准】《中国药典》2020年版。

【具体操作】

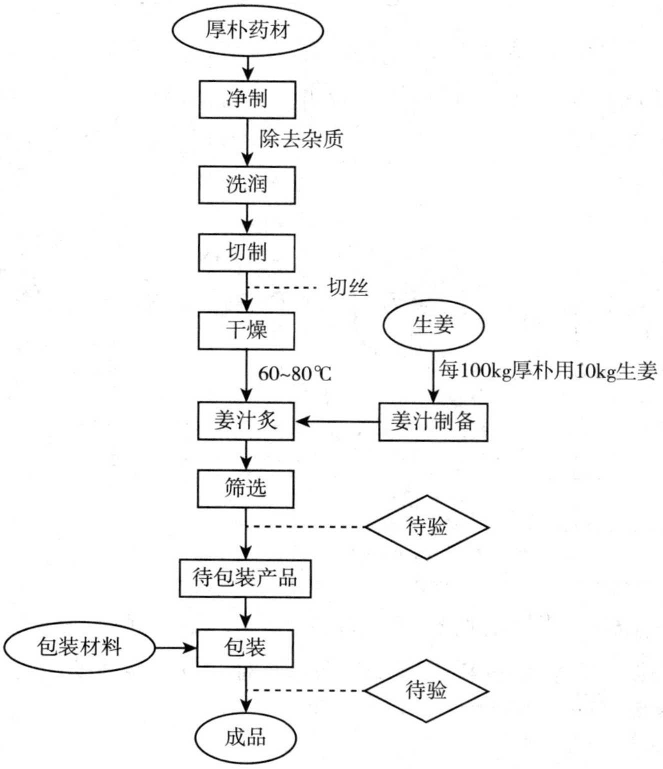

姜炙厚朴生产工艺流程

1. 领料操作 按生产管理部《批生产指令单》要求，车间物料员依据批指令填写《领料单》，领取厚朴药材或厚朴丝。

车间物料员、仓管员依据《物料发放管理规程》《物料称量计数管理规程》《车间领用、发放物料管理规程》《物料发放标准操作规程》《领发料标准操作规程》的规定，称量、复核，领取中药材送至车间中药材暂存区，按种类、批号集中管理，分类码放整齐。

2. 称量操作 操作前对操作间、设备设施等检查、确认后，依据《批生产指令单》操作人员逐一称量、复核，称量完毕，贴《物料签》，入中药材暂存区。

3. 净制操作 操作前对操作间、设备设施等检查、确认后，将厚朴药材置拣选操作台上，人工刮去残留粗皮，拣选出非药用部位、霉变品及杂质；净制后的药材装入洁净周转筐，贴《物料签》，交洗润工序。

净制工序主要工艺参数表

项目	参数	备注
净制收率	≥90%	净制收率=净制后厚朴重量÷净制前厚朴重量×100%
物料平衡限度	98%~100%	物料平衡限度=（净制后厚朴重量+废料重量）÷净制前厚朴重量×100%

4. 洗润操作 将净制的厚朴置于清洗池中，注意药材的吸水速度，用水快速冲洗至净，沥水，入方形润药机，每锅上料9.5~190kg，控制蒸汽压力，真空度-0.06~-0.07MPa，温度50~60℃，浸润25分钟，润至透心，沥干药材表面水分，装入洁净周转箱盛装，贴《物料签》，交切制工序。

洗润工序主要工艺参数表

项目	参数	备注
清洗	快速冲洗至净	流动水清洗，不回收利用
浸润真空压力	-0.06~-0.07MPa	—
浸润时间	25分钟	—
浸润温度	50~60℃	—
每锅数量	9.5~190kg	—

5. 切制操作 调整切药机裁切丝宽度为2~10mm，取浸润好的厚朴药材，平铺于切药机的送料履带，切丝；在切制过程中每25~30分钟对切制情况检查并记录，将切制后的药材用洁净周转箱盛装，贴《物料签》，入干燥工序。

切制工序主要工艺参数表

项目	参数
切丝宽度	2~10mm

6. 干燥操作　将切制好的厚朴丝平铺于敞开式烘箱内，铺料厚度5~25cm，控制蒸汽压力，保持干燥温度为60~80℃，温度达到60℃时，开始计时，干燥1.5~2小时，每30分钟翻动一次，待干燥达到工艺要求后，关闭蒸汽阀，送风，降温至常温后，用洁净周转箱盛装，称量，贴《物料签》，入炮制工序。

干燥工序主要工艺参数表

项目	参数	备注
干燥温度	60~80℃	—
干燥时间	1.5~2小时	每30分钟翻动一次
铺料厚度	5~25cm	—

7. 姜汁炙操作　按每100kg厚朴丝用生姜10kg称量生姜，将生姜洗净，捣烂，加水适量，压榨取汁，姜渣再加水适量重复压榨一次，合并汁液，滤过100目。姜汁与生姜的比例为1∶1，备用。

取厚朴丝置不锈钢容器内（每桶装25~120kg），均匀加入姜汁，混匀，闷润30分钟；闷润后的厚朴丝置炒药机内，控制转筒速度，40r/min或0~24（无级可调）r/min，温度110℃ ±10℃或180~220℃，炒至表面灰褐色，偶见焦斑，略有姜辣气，取出，摊凉。将摊凉的姜厚朴装入洁净周转箱，张贴《物料签》，进入下一工序。

姜汁炙工序主要工艺参数表

项目	参数	备注
生姜	每100kg厚朴丝用10kg生姜	姜汁∶生姜为1∶1
闷润时间	30min	—
每锅数量	25~120kg	—
转筒速度	40r/min或0~24（无级可调）r/min	—
炒制温度	110℃ ±10℃	—
收率	≥91%	姜汁炙收率=姜厚朴总量 ÷ 炒炙前厚朴丝重量 ×100%
物料平衡限度	97%~100%	物料平衡限度=（姜厚朴总量+废品重量）÷ 炒炙前厚朴丝重量 ×100%

8. 筛选操作　将干燥好的姜厚朴平铺于不锈钢筛或入CZS-0.7长方筛内：按《筛选岗位标准操作规程》《CZS-0.7长方筛标准操作规程》进行操作，筛去碎屑、灰屑，用编织袋

（内衬PE袋）盛装，称量，封口，贴合，车间物料员填写请验单，入饮片成品库，待验。

筛选工序主要工艺参数表

项目	参数	备注
筛选收率	≥90%	收率=筛选后姜厚朴重量 ÷ 筛选前姜厚朴重量 ×100%
物料平衡率	98%~100%	物料平衡率=（筛选后姜厚朴重量+废品量）÷ 筛选前姜厚朴重量 ×100%
成品收率	≥75%	收率=筛选后姜厚朴重量 ÷ 原药材领料量 ×100%

9. 印制、制袋操作 开启热转印分页一体机电源，取下墨盒，安装好色带；在设备处于离线状态时将印制内容（品名、规格、产地、净重、产品批号、生产日期、执行标准）分别录入数据库，根据饮片复合膜袋大小调节好宽度，设置分页速度、喷码速度、打印数量等参数，一人设置，一人复核，确定打印内容准确无误后方可打印。

接通总电源，在操作屏上核对打印内容（品名、规格、产地、净重、产品批号、生产日期、执行标准），取下墨盒，安装好色带，设置好制袋各参数；开启压缩空气（保持压缩空气在0.4~0.7MPa），按包装规格选择下料斗型号和复合膜规格，先安装好下料斗，再将复合膜按路径穿膜，走膜完毕后，调整好膜距及纵封边距，通过调整各锁紧手柄和螺丝，让纵封器适配复合膜的封边，然后上紧并锁紧手柄和螺丝；调节拉膜松紧锁母让拉膜套适当压紧料筒；将带膜穿越横封器之间；调节色标电眼，主要根据膜宽和观察出带切口位置是否正确，调节色标电眼走膜方向的距离，以达到正确的完整带形并锁紧即可，印制、制袋完毕后将印制或制袋好的中药饮片药用复合袋（或中药饮片复合膜袋）装入洁净容器内，贴《物料签》，入包装工序。

印制、制袋工序主要工艺参数表

项目	参数	备注
损耗率	≤5%	包装材料损耗率=损耗量 ÷（领料量-剩余量）×100%
物料平衡率	100%	包装材料物料平衡率=（使用量+损耗量+剩余量）÷ 包装材料领料量 ×100%

10. 包装、入库操作 根据包装指令在饮片成品库领取物料，将合格后的姜厚朴按包装规格准确称量，用编织袋或编织袋内套PE袋、中药饮片复合袋定额分包装，每袋装0.5kg、每袋装1kg（根据市场需要调整包装规格），分装完毕，封口，贴合格证，车间物料员填写请验单，入饮片成品库。根据包装指令在饮片成品库领取物料，将合格后的姜厚朴按包装规格定额准确称量，置入印制好的中药饮片复合袋（或制袋好的中药饮片复合膜袋）内，按《饮片包装岗位标准操作规程》进行分装，分装时根据不同规格装量差异（范围：1.5~6.0g标示量的 ±7%，6.0g以上标示量的 ±5%）控制装量上限、下限，分装过程中每20分钟检查一次装量。将分装好的三棱小袋经连续式塑料薄膜热封机逐一热封封口，将分装完毕的物料置入PE袋（或塑料周转箱套PE袋）洁净容器内，贴《物料签》入外包装

工序。

根据包装指令在饮片成品库领取物料，将合格姜厚朴按《饮片包装岗位标准操作规程》《全智能小包装机（半自动型）标准操作规程》《全智能小包装机标准操作规程》进行分装，开启电源及压缩空气，取下墨盒安装好色带，根据包装规格安装好下料斗、复合膜，调节好中药饮片复合膜的松紧度和色标电眼的位置，设置横封上温度（140±25℃）、横封下温度（140℃ ±25℃）、纵封温度（125℃ ±25℃）等参数，复核显示屏打印内容确认准确无误后，启动输送带将待包装的姜厚朴定额称量置入送料盘内，经输送带倾入料斗，点动设备点动按钮试包装，待包装打印清晰、密封严密、装量准确后方可分装；分装时根据不同规格装量差异（范围：1.5~6.0g标示量的 ±7%，6.0g以上标示量的 ±5%）控制装量上限、下限，分装过程中每20分钟检查装量。将分装好的姜厚朴小袋置入PE袋（或塑料周转箱套PE袋）洁净容器内，贴《物料签》入外包装工序。

根据包装指令将分装后的中药饮片合格小袋外包，封口，贴合格证，外包完毕由车间物料员填写请验，入饮片成品库。

根据《物料接收入库管理规程》，由车间物料员申请入库，车间物料员、仓管员逐件称量、复核；分批集中存放，建卡建账。

分装工序主要工艺参数表

项目	参数	备注
包装规格	—	根据需要量定额包装
分装收率	≥90%	分装收率=（合格小袋量-包装材料使用量）÷ 领料量 ×100%
物料平衡率	98%~100%	物料平衡率=（合格小袋量-包装材料使用量+废品量）÷ 领料量 ×100%
分装包装材料损耗率	≤5%	包装材料损耗率=损耗量 ÷（领料量-剩余量）×100%
包装材料物料平衡	100%	包装材料物料平衡率=（使用量+损耗量+剩余量）÷ 领料量 ×100%

包装工序主要工艺参数表

项目	参数	备注
包装规格	—	根据需要量定额包装
包装收率	≥95%	包装收率=入库数量 ÷ 领料量 ×100%
物料平衡率	98%~100%	物料平衡率=（入库数量+废品量）÷ 领料量 ×100%
包装材料损耗率	≤5%	包装材料损耗率=损耗量 ÷（领料量-剩余量）×100%
包装材料物料平衡	100%	包装材料物料平衡=（使用量+损耗量+剩余量）÷ 领料量 ×100%

四、任务实施

附表4-4-1

姜厚朴称量记录

产品名称		产品规格		产品批号		批量	
操作日期	年 月 日	班次		工艺规程编号			

	检查项目	确认结果
生产前检查与准备	确认称量配料岗位有清场合格证并在有效期内，确认工器具、设备处于“已清洁”及“待运行”状态	□已确认
	确认需用衡器有校验合格证且在有效期内	□已确认
	确认岗位相应文件和记录齐全并受控	□已确认
	确认已更换生产状态牌、设备状态牌	□已确认
	复核检查物料标识、物料外观性状	□已确认
	备注：如已确认，请确认人在确认结果项的方框里打“√”；衡器的确认需要双人复核，其中包括称量的独立复核人 确认人： 复核人：	

按《称量配料岗位标准操作规程》执行

电子秤编号：

称量、复核	操作：根据姜厚朴批生产指令，领取厚朴、生姜；一人称量、一人单独复核，确认无误后，注明名称、代码、净重等，运至净制工序，待用						
	物料名称	物料代码	物料批号	单位	批领料量	实际称料量	物料去向

称量人： 复核人：

相对称量误差（≤1%）	计算公式：（最小感量值 ÷ 所称物料最小重量）× 100%			台秤最小感量值	
	相对称量误差	最大值：	偏差	□正常	□异常
			称量读数	□正常	□异常

操作人： 工序负责人： QA：

备注：

姜厚朴净制记录

产品名称		产品规格		产品批号		批量	
生产日期	年 月 日	班次		工艺规程编号			

	检查项目	确认结果
生产前检查与准备	确认拣选岗位有清场合格证并在有效期内，确认工器具、设备处于“已清洁”及“待运行”状态	□已确认
	确认需用衡器有校验合格证且在有效期内	□已确认
	确认岗位相应文件和记录齐全并受控	□已确认
	确认已更换生产状态牌、设备状态牌	□已确认
	确认已开启除尘设备	□已确认
	原药材物料状态标识是否齐全	□已确认
	检查原药材外观质量、复核原药材名称、重量、代码	□已确认
	备注：如已确认，请确认人在确认结果项的方框里打“√”；衡器的确认需要双人复核，其中包括称量的独立复核人 确认人： 复核人：	

净制操作按《净制岗位标准操作规程》（执行□ 未执行□）

物料复核	中药材名称	物料代码	批号	数量（kg）	是否与批指令相符	备注
					是□ 否□	结果在方框里打“√”

操作间名称： 操作间编号：

设备名称	拣选台	拣选台
设备编号	QCL-020 是□ 否□	QCL-021 是□ 否□
设备运行时间	时 分至 时 分	时 分至 时 分

工艺要求	净制前重量（kg）	净制标准	净制后重量（kg）	废料重量（kg）
1.开启除尘风机 2.将厚朴放置在拣选台上，按工艺要求方法，人工刮去残留粗皮，拣选出非药用部位、霉变品及杂质 3.净制后合格药材置洁净塑料筐内，密闭，做好物料状态标识，注明药材品名、生产批号等内容 4.废弃物入废弃物桶				
	收率范围≥90%	收 率： %	符合□ 不符合□	
	物料平衡限度98%~100%	平衡限度： %	符合□ 不符合□	
	计算方式	收率=净制后厚朴重量÷净制前厚朴重量×100%		
		物料平衡限度=（净制后厚朴重量+废料重量）÷净制前厚朴重量×100%		
	偏差	正常□ 异常□	净制质量检查、班中清场，允许流入下一工序 QA确认：	

交接：净制厚朴重量________kg；共________件；交至________工序。

操作人： 工序负责人： QA签字：

备注：

姜厚朴洗润记录

产品名称		产品规格		产品批号		批量	
生产日期	年 月 日	班次		工艺规程编号			

生产前检查与准备	检查项目	确认结果
	确认中药材洗润岗位有清场合格证并在有效期内，确认工器具处于“已清洁”状态	□已确认
	确认岗位相应文件和记录齐全并受控	□已确认
	确认已更换生产状态牌	□已确认
	备注：如已确认，请确认人在确认结果项的方框里打“√”	确认人： 复核人：
物料复核	原药材物料状态标识是否齐全	齐全□ 不齐全□
	检查原药材外观质量、复核原药材名称、数量、代码	外观质量：

洗润操作：根据姜厚朴工艺规程，按《药材洗润岗位标准操作规程》净制后的厚朴置清洗池中，注意药材的吸水速度，用水快速冲洗至净，洗净的厚朴及时沥干，入润药机润制，润制透心，沥干表面水分，装入洁净周转筐盛装，贴《物料签》，交切制工序（执行□ 未执行□）

操作间名称： 操作间编号：

洗制	工艺要求	药材名称	物料代码	洗润前数量（kg）
	1.按照工艺要求将净制后的厚朴放入清洗池中，按规定洗涤方法用流动饮用水进行洗涤至净，取出 2.药材洗涤时间不宜过长，注意药材吸水速度 3.洗涤后的厚朴用洁净周转箱装好，沥水，贴签，及时递交润制工序 4.废弃物入废弃物桶			
		洗制方法	抢水洗	
		洗涤起止时间	时 分至 时 分	
		洗涤后厚朴数量：________件		

润制	工艺要求：1.按照工艺要求将洗制后的厚朴放入润药机中，按姜厚朴工艺规程进行润制；2按照工艺要求参数使用润药机润制厚朴，浸润25分钟；3.浸润后的厚朴用洁净周转箱装好，贴签；及时递交下一工序；4.废弃物入废弃物桶								
	浸润方法			设备名称			RY-2000润药机		
	机润			设备编号			QCL-008		
	项目	1锅	2锅	3锅	4锅	5锅	6锅	7锅	8锅
	浸润蒸汽压力								
	浸润真空压力 -0.06~-0.07 MPa								
	每锅数量（kg）								
	浸润时间（min）								
	浸润温度 （50~60℃）								
	浸润起止时间	时 分至 时 分	时 分至 时 分	时 分至 时 分	时 分至 时 分	时 分至 时 分	时 分至 时 分	时 分至 时 分	时 分至 时 分
偏差	正常□ 异常□	洗润质量检查、班中清场，允许流入切制工序。 QA确认：							

交接：润制后厚朴共________件；交至________工序。

操作人： 工序负责人： QA签字：

备注：

姜厚朴干燥记录

产品名称		产品规格		产品批号		批量	
生产日期	年　　月　　日	班次		工艺规程编号			

	检查项目	确认结果
生产前检查与准备	确认中药材干燥岗位有清场合格证并在有效期内，确认工器具、设备处于“已清洁”，及“待运行”状态	□已确认
	确认岗位相应文件和记录齐全并受控	□已确认
	确认已更换生产状态牌、设备状态	□已确认
	确认已开启除尘设备	□已确认
	备注：如已确认，请确认人在确认结果项的方框里打“√”　　确认人：　　复核人：	
物料复核	药材物料状态标识是否齐全	齐全□　不齐全□
	检查原药材外观质量、复核原药材名称、数量、代码	外观质量：

按《药材干燥岗位标准操作规程》《HX-4敞开式烘箱标准操作规程》操作，将药材平铺于不锈钢烘板上，根据药材属性确定上料厚度；开启蒸汽及风机，根据药材的不同属性确定烘药温度、时间，控制药材水分。干燥时做到不影响颜色、气味，勤翻动（每30分钟翻动一次）（执行□　　未执行□）

操作间名称		设备名称	HX-4敞开式烘箱
操作间编号		设备编号	QCL-012□　　QCL-013□

干燥：

1. 铺料厚度5~25cm.控制蒸汽压力；2. 干燥温度控制60~80℃，温度到60℃开始计时，干燥1.5~2小时；3. 药材干燥达到工艺要求后，关闭蒸汽阀，继续送风，降至室温；4. 干燥后合格药材用洁净周转箱装好，称重，贴签；及时递交下一工序；5. 废弃物入废弃物桶

药材名称						
设备编号	QCL-012□			QCL-013□		
锅次	铺料厚度（cm）	干燥温度（℃）	干燥时间	铺料厚度（cm）	干燥温度（℃）	干燥时间
1			日　时　分至 日　时　分			日　时　分至 日　时　分
2			日　时　分至 日　时　分			日　时　分至 日　时　分
3			日　时　分至 日　时　分			日　时　分至 日　时　分
4			日　时　分至 日　时　分			日　时　分至 日　时　分
5			日　时　分至 日　时　分			日　时　分至 日　时　分
6			日　时　分至 日　时　分			日　时　分至 日　时　分

偏差	正常□　异常□	干燥质量检查、班中清场，允许流入下一工序。　QA确认：

交接：干燥厚朴丝总量：________kg，共________件；交至________工序.

操作人：　　　　工序负责人：　　　　QA签字：

备注：

姜厚朴姜汁炙记录

产品名称		规格		产品批号		批量	
生产日期	年 月 日至 年 月 日			班次		工艺规程编号	

	检查项目	确认结果	设备名称	炒药机
生产前检查与准备	确认中药材炒炙岗位有清场合格证并在有效期内，确认工器具、设备处于“已清洁”及“待运行”状态	□已确认	设备型号	
	确认岗位相应文件和记录齐全并受控	□已确认	设备编号	
	确认已更换生产状态牌、设备状态牌	□已确认	操作间编号	
	确认已开启除尘设施	□已确认	备注：如已确认，请确认人在确认结果项的方框里打“√” 确认人： 复核人：	
	确认药材名称、批号、状态标识齐全	□已确认		

操作：根据姜厚朴工艺规程要求控制好炒制温度、时间，按《炒炙岗位标准操作规程》《GCY-900炒药机标准操作规程》、《CTDC1000电磁炒药机标准操作规程》操作

炒炙火力控制范围为：温度110℃ ±10℃

姜汁炙：按每100kg净药材用生姜10kg（另有规定除外）。将生姜洗净，切块，加水适量，压榨取汁，姜渣再加水适量重复压榨一次，合并汁液，姜汁与生姜的比例为1：1，备用；取待炮制品置不锈钢容器内，均匀加入姜汁，混匀，闷润30分钟；闷润后置炒药机内炒至符合工艺要求

姜厚朴炒制标准：炒至表面灰褐色，偶见焦斑，略有姜辣气

药材名称	净药材数量（kg）	辅料名称	辅料数量（kg）	备注

锅次	1	2	3	4	5	6	7	8
厚朴重量（kg）								
姜汁重量（kg）								
闷润时间（min）	时 分 时 分	时 分 时 分	时 分 时 分	时 分 时 分	时 分 时 分	时 分 时 分	时 分 时 分	时 分 时 分
炒筒转速（r/min）								
炒制温度（℃）								
炒制时间（分钟）	时 分 时 分	时 分 时 分	时 分 时 分	时 分 时 分	时 分 时 分	时 分 时 分	时 分 时 分	时 分 时 分

炒炙起止时间： 日 时 分至 日 时 分	姜厚朴重量： kg	废料重量： kg
收率范围≥91%	%	收率=姜厚朴总量 ÷ 炒炙前厚朴丝重量 ×100%
物料平衡限度97%~100%	%	物料平衡限度=（姜厚朴总量+废品重量）÷ 炒炙前厚朴丝重量 ×100%
偏差	正常□ 异常□	姜汁炙厚朴质量检查、班中清场，允许流入下一工序。 QA确认：

交接：姜厚朴总量：________kg，共________件；交至________工序。

操作人： 工序负责人： QA：

备注：

姜厚朴筛选记录

产品名称		产品规格		产品批号		批量	
生产日期	年　月　日	班次		工艺规程编号			

	检查项目	确认结果
生产前检查与准备	确认中药饮片筛选岗位有清场合格证并在有效期内，确认工器具、设备处于“已清洁”及“待运行”状态	□已确认
	确认岗位相应文件和记录齐全并受控	□已确认
	确认已更换生产状态牌、设备状态牌	□已确认
	确认已开启除尘设施	□已确认
	确认饮片名称、数量、批号、状态标识齐全	□已确认
	备注：如已确认，请确认人在确认结果项的方框里打“√”　确认人：　复核人：	

物料复核	饮片名称	物料代码	批号	日期	数量（kg）	是否复核	备注
						是□　否□	结果在方框里打“√”

筛选					
	将干燥好的姜厚朴平铺于不锈钢筛或入CZS–0.7长方筛内：按《筛选岗位标准操作规程》《CZS–0.7长方筛标准操作规程》进行操作，筛去碎屑、灰屑，用编织袋（内衬PE袋）盛装，称量，封口，贴合格证，车间物料员填写请验单，入饮片成品库，待验				
	设备名称	设备型号		设备编号	操作间编号
	长方筛	CZS–0.7			
	不锈钢筛	1、2、4、6、8、10、12、15mm			
	筛选前姜厚朴重量	筛选后姜厚朴重量	废品量	收率范围：≥90%	物料平衡98%~100%
	kg	kg	kg	%	%
	计算公式	收率=筛选后姜厚朴重量 ÷ 筛选前姜厚朴重量 ×100%			
		物料平衡率=（筛选后姜厚朴重量+废品量）÷ 筛选前姜厚朴重量 ×100%			

成品收率≥75%	%	成品收率=筛选后姜厚朴重量 ÷ 原药材领料量 ×100%
偏差	正常□　异常□	筛选质量检查、班中清场，允许流入下一工序　QA确认：

交接：姜厚朴重量：________kg，共________件；交至饮片成品库

操作人：　　　　工序负责人：　　　　QA：

备注：

姜厚朴印制记录

产品名称		产品规格		产品批号		批量	
生产日期	年　月　日			班次		工艺规程编号	

	检查项目	确认结果
生产前检查与准备	确认中药饮片印制岗位有清场合格证并在有效期内，确认工器具、设备处于“已清洁”及“待运行”状态	□已确认
	确认岗位相应文件和记录齐全并受控	□已确认
	确认已更换生产状态牌、设备状态牌	□已确认
	确认包装材料名称、数量、状态标识齐全	□已确认
	备注：如已确认，请确认人在确认结果项的方框里打“√”　确认人：　复核人：	

印制制袋：

按《印制岗位标准操作规程》《热转印分页一体机标准操作规程》《全智能小包装机（半自动型）标准操作规程》操作

设备名称	设备型号	设备编号	房间编号
热转印分页一体机□	RYJ-FYJ001	QCL-024	2-1-118
全智能小包装机（半自动型）□	VPA-905AB	QCL-025	2-3-019

印制内容复核	
	品名： 规格： 产地： 净重： 产品批号： 生产日期： 执行标准：

物料名称	规格	进厂编号	领料量	使用量	剩余量	损耗量	损耗率≤5%	物料平衡100%

计算公式	
	物料平衡率 =（使用量 + 损耗量 + 剩余量）÷ 包装材料领料量 × 100%
	损耗率 = 损耗量 ÷（领料量 − 剩余量）× 100%

偏差	正常□　异常□	印制质量检查、班中清场，允许包装材料流入下一工序。　QA确认：

操作人：　　工序负责人：　　QA：

备注：

姜厚朴分装记录1

产品名称		产品规格		产品批号		批量	
生产日期	年　月　日至　年　月　日	班次		工艺规程编号			

	检查项目	确认结果
生产前检查与准备	确认中药饮片包装岗位有清场合格证并在有效期内，确认工器具、设备处于“已清洁”及“待运行”状态	□已确认
	确认岗位相应文件和记录齐全并受控	□已确认
	确认已更换生产状态牌、设备状态牌	□已确认
	确认饮片名称、数量、批号、状态标识齐全	□已确认
	复核领用包装材料印制内容是否清晰、准确、完整	□已确认
	备注：如已确认，请确认人在确认结果项的方框里打“√”　　确认人：　　复核人：	

分装	1.按《包装岗位标准操作规程》《连续式塑料薄膜封口机标准操作规程》操作，将待包装姜厚朴按包装量进行准确称量并封口；2.包装过程的废弃物入废弃物桶；3.分装结束后，交外包工序
	包装物料：中药饮片复合袋□　复合膜袋□

设备名称	设备型号	设备编号	操作间编号
连续式塑料薄膜封口机	DBF-900		
电子天平			

饮片	领料量(kg)	包装规格	合格小袋量	废品量	收率≥90%	物料平衡98%~100%
					%	%

包装材料	领料量	物料代码	进厂编号	使用量	损耗量	剩余量	损耗率≤5%	物料平衡100%
							%	%

计算公式	
	分装收率=(合格小袋量-包装材料使用量)÷领料量×100%
	物料平衡率=(合格小袋量-包装材料使用量+废品量)÷领料量×100%
	包装材料损耗率=损耗量÷(领料量-剩余量)×100%
	包装材料物料平衡率=(使用量+损耗量+剩余量)÷领料量×100%

偏差	正常□　异常□	包装质量检查、班中清场，允许流入下一工序。　QA确认：
交接	将分装合格小袋交至外包工序。	

操作人：　　　　工序负责人：　　　　QA：

备注：

姜厚朴分装记录2

产品名称		规格		产品批号		批量	
操作日期	年 月 日	班次		工艺规程编号			

	检查项目	确认结果
生产前检查与准备	确认中药饮片分装岗位有清场合格证并在有效期内；确认工器具、设备处于“已清洁”及“待运行”状态	□已确认
	确认岗位相应文件和记录齐全并受控	□已确认
	确认需用仪器、仪表有校验合格证且在有效期内	□已确认
	确认已更换生产状态牌、设备状态牌	□已确认
	确认VPA-905AB全智能小包装机（半自动型）或VPA-928A全智能小包装机完好并且试运行正常	□已确认
	确认需用天平有校验合格证且在有效期内，按《自动天平校验标准操作规程》进行校验	□已确认
	备注：如已确认，请确认人在确认结果项的方框里打“√” 确认人： 复核人：	

按《中药饮片分装岗位标准操作规程》《VPA-905AB全智能小包装机（半自动型）标准操作规程》《VPA-928A全智能小包装机标准操作规程》操作

设备名称	设备型号	设备编号	操作间编号
全智能小包装机（半自动型）□	VPA-905AB	QCL-025	2-3-019
全智能小包装机□	VPA-928A	QCL-031	2-3-020
电子天平			

操作：1.根据指令核对操作屏中印制内容（品名、规格、产地、净重、产品批号、生产日期、执行标准）；2.按《VPA-905AB全智能小包装机（半自动型）标准操作规程》《VPA-928A全智能小包装机标准操作规程》操作；3.废弃物入废弃物桶

饮片分装	印制内容复核	品 名： 规 格： 产 地： 净重： 产品批号： 生产日期： 执行标准：	
	领取物料	中药饮片复合膜数量：________kg 进厂批号： 待分装姜厚朴重量：________kg 批 号：________	确认人：
	操作：按《VPA-905AB全智能小包装机（半自动型）标准操作规程》操作：取下墨盒，安装好色带；按包装规格选择型号安装好下料斗、复合膜，调整色标电眼，设置横封上温度140℃ ±25℃，横封下温度140℃ ±25℃，纵封温度125℃ ±25℃；启动输送带将准确称量的药材置入上料盘中经输送带倾入料斗中，点动设备点动按钮试包装，调试合格方可包装；饮片包装过程中每隔20分钟记录一次装量检查情况		横封上温度：________℃ 横封下温度：________℃ 纵封温度：________℃
	操作：按《VPA-928A全智能小包装机标准操作规程》操作：取下墨盒安装好色带，按包装规格选择型号安装好下料斗、复合膜，调整色标电眼，在显示屏上设置包装打印信息，设置好横封上、横封下、纵封温度及目标重量、上偏差、下偏差等参数，将多头称置零，点动设备点动键试包装，调试合格方可包装，包装过程中每隔20分钟记录一次装量检查情况		横封上温度：____℃ 目标重量：____g 横封下温度：____℃ 上偏差：____g 纵封温度：____℃ 下偏差：____g

	领料量（kg）	包装规格	合格小袋量	废品量	收率≥90%	物料平衡98%~100%
饮片					%	%

	领料量	物料代码	进厂编号	使用量	损耗量	剩余量	损耗率≤5%	物料平衡100%
包装材料							%	%

续表

产品名称			规格		产品批号		批量	
饮片分装	计算公式	包装收率 =（合格小袋量 – 包装材料使用量）÷ 领料量 × 100%						
		物料平衡率 =（合格小袋量 – 包装材料使用量 + 废品量）÷ 领料量 × 100%						
		包装材料损耗率 = 损耗量 ÷（领料量 – 剩余量）× 100%						
		包装材料物料平衡率 =（使用量 + 损耗量 + 剩余量）÷ 领料量 × 100%						
偏差	正常☐　　异常☐		包装质量检查、班中清场，允许流入下一工序。　QA 确认：					
交接	将分装合格小袋交至外包工序。							
操作人：				工序负责人：			QA：	
备注：								

差厚朴装量检测记录

产品名称		规格		产品批号		批量	
操作日期	年　月　日			班次		电子天平编号	
设定装量	标示量：根据包装指令设置装量________/袋；根据不同规格设置装量差异，（范围：1.5~6.0g 标示量的 ±7%，6.0g 以上标示量的 ±5%），上限控制：________g/袋；下限控制：________g/袋。称 10 个空袋重量：________g；平均袋重：________g						
每袋重量	岗位装量控制范围：标示量 + 平均袋重			上限：________g/袋		下限：________g/袋	
操作标准	检测记录频次：20 分 / 次；装量差异检查方法：每次抽查 10 袋，用 1/100 电子天平称量						

空袋											
序号	1	2	3	4	5	6	7	8	9	10	平均袋重
空袋（g）											
序号 / 时间	1	2	3	4	5	6	7	8	9	10	结果判定
日　时　分											符合☐　不符合☐
日　时　分											符合☐　不符合☐
日　时　分											符合☐　不符合☐
日　时　分											符合☐　不符合☐
日　时　分											符合☐　不符合☐
日　时　分											符合☐　不符合☐
日　时　分											符合☐　不符合☐
日　时　分											符合☐　不符合☐
日　时　分											符合☐　不符合☐
日　时　分											符合☐　不符合☐
日　时　分											符合☐　不符合☐
日　时　分											符合☐　不符合☐
日　时　分											符合☐　不符合☐
日　时　分											符合☐　不符合☐
日　时　分											符合☐　不符合☐
操作人：					复核人：				QA：		

姜厚朴外包装记录

产品名称		产品规格		产品批号		批量	
生产日期	年　月　日			班次		工艺规程编号	

	检查项目	确认结果
生产前检查与准备	确认中药饮片外包装岗位有清场合格证并在有效期内，确认工器具、设备处于“已清洁”及“待运行”状态	□已确认
	确认岗位相应文件和记录齐全并受控	□已确认
	确认已更换生产状态牌、设备状态牌	□已确认
	确认饮片名称、数量、批号、状态标识齐全	□已确认
	备注：如已确认，请确认人在确认结果项的方框里打“√”　确认人：　复核人：	

外包装

操作：1.按《包装岗位标准操作规程》《DBF–900连续式塑料薄膜封口机标准操作规程》操作；2.包装过程的废弃物入废弃物桶；3.包装结束后，填写“请验单”，入饮片成品库。

设备名称	设备型号	设备编号	操作间编号
连续式塑料薄膜封口机	DBF–900		
电子台秤			

领料量	包装规格	入库数量	废品量	收率≥95%	物料平衡98%~100%
				%	%

包装材料	物料名称	物料代码	进厂编号	领料量（个）	使用量（个）	损耗量（个）	剩余量（个）	损耗率≤5%	物料平衡100%
								%	%

计算公式	
	收率=入库数量 ÷ 领料量 ×100%
	物料平衡率=（入库数量+废品量）÷ 领料量 ×100%
	包装材料损耗率=损耗量 ÷（领料量–剩余量）×100%
	包装材料物料平衡率=（使用量+损耗量+剩余量）÷ 领料量 ×100%

偏差	正常□　异常□	包装质量检查、班中清场，允许办理入库手续。　QA确认：
入库	将外包合格品交给饮片成品仓库。	

操作人：　　　　工序负责人：　　　　QA：

备注：

五、评价反馈

1. 车间主任评价

序号	重点评价内容	评价标准	标准分值	评价得分
1	物料及辅料称取	称量标准操作规程	10	
2	设备准备	准备标准操作规程	10	
3	设备操作	设备运行标准规程操作	20	
4	清场	清场标准操作规程操作	10	
5	工作态度	吃苦耐劳，态度认真，精益求精	10	
6	自主学习	提前预习、查阅资料能力	10	
7	问题探究	分析问题，解决问题，处理问题能力	20	
8	安全	药品质量安全意识，生产安全意识	10	
签名			合计	

2. 学生自我评价

学生姓名：	
你是否参与生产实训活动？	
你都完成了哪些具体任务？	
除了完成实训任务，你还做了哪些工作？	
你认为本次生产实训有什么需要改进的问题吗？	
本次课你有什么收获吗？你都学到了什么？	

项目五　蒸煮焯法

任务一　焯法

一、学习目标

1. 掌握焯法的含义、炮制方法、成品性状、炮制作用及注意事项。

2. 能够独立完成常用药物的焯法炮制；能准确判断焯法常用药物的成品性状。

3. 具备尊重生命、热爱炮制岗位的责任感和事业心；树立精益求精的大国工匠精神。

二、任务书

通过查阅《中国药典》（2020年版）一部“桃仁”药材的焯法炮制，结合学习焯法的基础知识，按照药典焯法药物的检查标准和“焯桃仁工艺规程”，完成桃仁的炮制。

批生产指令单

批生产指令单号：

产品名称		规格		产品批号	
生产周期	年　月　日至　年　月　日			工艺规程编号	
批量		依据			
名称		物料代码	单位	领料量	备注
			kg		
			kg		

制表人：　　　　制表日期：　年　月　日

车间主管：　　　　签发日期：　年　月　日

质量管理部QA主管：　　　　审核日期：　年　月　日

三、获取资讯

（一）焯法

将药物置沸水中浸煮短暂时间，取出，分离种皮的操作方法称为焯法。种子类药物如苦桃仁、杏仁、白扁豆，除去种皮采用焯法。

（二）焯法炮制流程

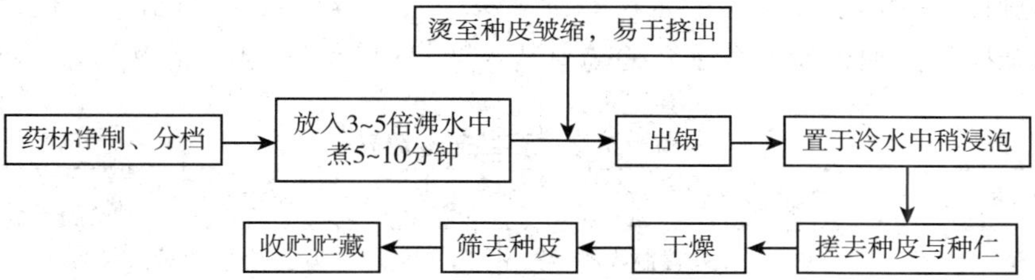

（三）具体示例

桃仁

【来源】本品为蔷薇科植物山杏 *Prunus arm-eniaca* L.*var.ansu* Maxim.、西伯利亚杏 *Prunus sibirica* L.、东北杏 *Prunus mandshurica*（Maxim.）Koehne 或 杏 *Prunus armeniaca* L. 的干燥成熟种子。夏季采收成熟果实，除去果肉及核壳，取出种子，晒干。

【功能与主治】活血祛瘀，润肠通便，止咳平喘。用于经闭痛经，癥瘕痞块，肺痈肠痈，跌扑损伤，肠燥便秘，咳嗽气喘。

【产品名称】焯桃仁

【规格】焯制

【制法】取原药材焯桃仁，除去杂质，焯制，干燥，筛选，包装。

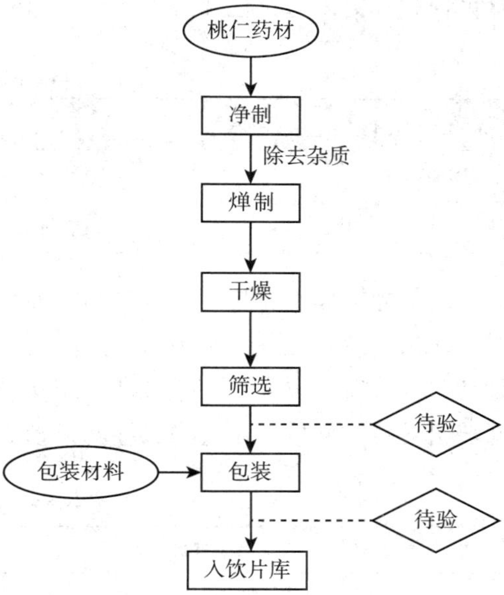

焯桃仁生产工艺流程

【性状】本品呈扁长卵形，长1.2~1.8cm，宽0.8~1.2cm，厚0.2~0.4cm。表面呈浅黄白色，一端尖，中部膨大，另一端钝圆稍偏斜，边缘较薄。子叶2，富油性。气微香，味微苦。

焯山桃仁呈类卵圆形，较小而肥厚，长约1cm，宽约0.7cm，厚约0.5cm。

【质量标准】《中国药典》2020年版。

【具体操作】

1.领料操作 按生产管理部《批生产指令单》(OR-09-040)要求，车间物料员依据批指令填写《领料单》，领取桃仁。

车间物料员、库管员依据《物料发放管理规程》《物料称量计数管理规程》《车间领用、发放物料管理规程》《物料发放标准操作规程》《领发料标准操作规程》的规定，称量、复核，领取中药材送至车间中药材暂存区，按种类、批号集中管理，分类码放整齐。

2.称量操作 操作前对操作间、设备设施等检查、确认后，依据《批生产指令单》操作人员逐一称量、复核，称量完毕，贴《物料签》，入中药材暂存区。

3.净制操作 操作前对操作间、设备设施等检查、确认后，将桃仁药材置拣选操作台上，拣选出杂质及泛油种粒；净制后的药材装入洁净周转箱，贴《物料签》，交焯制工序。

净制工序主要工艺参数表

项目	参数	备注
净制收率	≥95%	净制收率=净制后桃仁重量÷净制前桃仁重量×100%
物料平衡限度	98%~100%	物料平衡限度=(净制后桃仁重量+废品量)÷净制前桃仁重量×100%

4.焯制操作 夹层锅内加入3倍量饮用水，控制蒸汽压力，煮沸，将净制后的桃仁投入沸水中，翻动3~5min，种皮皱缩至舒展，捞出，放入冷水中略浸，捞出，送入脱皮机中除去种皮；去皮后桃仁装入洁净周转箱内，贴《物料签》，交干燥工序。

焯制工序主要工艺参数表

序号	项目	参数
1	加水量	净桃仁三倍量
2	煮制时间	3~5分钟

5.干燥操作 将焯后去皮的桃仁平铺于敞开式烘箱内，铺料厚度1~5cm，控制蒸汽压力，保持干燥温度为50~60℃，温度达到50℃时，开始计时，干燥1~1.5小时，每30分钟翻动一次，待干燥达到工艺要求后，关闭蒸汽，继续送风，待药材降温至常温后，用洁净周转箱盛装，称量，贴《物料签》，进入下一工序。

干燥工序主要工艺参数表

项目	参数	备注
干燥温度	50~60℃	—
干燥时间	1~1.5小时	—
铺料厚度	1~5cm	—
干燥收率	≥75%	收率=干燥后焯桃仁重量÷净制后桃仁重量×100%

6.筛选操作　将干燥好的焯桃仁平铺于不锈钢筛或入CZS-0.7长方筛内，按《筛选岗位标准操作规程》《CZS-0.7长方筛标准操作规程》进行操作，筛去碎屑、灰屑，用编织袋（内衬PE袋）盛装，称量，封口，贴合格证，车间物料员填写请验单，入饮片成品库，待验。

筛选工序主要工艺参数表

项目	参数	备注
筛选收率	≥90%	收率=筛选后焯桃仁重量÷干燥后焯桃仁重量×100%
物料平衡率	98%~100%	物料平衡率=（筛选后焯桃仁重量+废品量）÷干燥后焯桃仁重量×100%
成品收率	≥70%	收率=筛选后焯桃仁重量÷原药材领料量×100%

7.印制、制袋操作

（1）开启热转印分页一体机电源，取下墨盒，安装好色带；在设备处于离线状态时将印制内容（品名、规格、产地、净重、产品批号、生产日期、执行标准）分别录入数据库，根据饮片复合膜袋大小调节好宽度，设置分页速度、喷码速度、打印数量等参数，一人设置，一人复核，确定打印内容准确无误后方可打印。

（2）接通总电源，在操作屏上核对打印内容（品名、规格、产地、净重、产品批号、生产日期、执行标准），取下墨盒，安装好色带，设置横封上温度（140℃ ±25℃）、横封下温度（75℃ ±25℃）、纵封温度（125℃ ±25℃）等参数；开启压缩空气（保持压缩空气在0.4~0.7MPa），按包装规格选择下料斗型号和复合膜规格，先安装好下料斗，再将复合膜按路径穿膜，走膜完毕后，调整好膜距及纵封边距，通过调整各锁紧手柄和螺丝，让纵封器适配复合膜的封边，然后上紧并锁紧手柄和螺丝；调节拉膜松紧锁母让拉膜套适当压紧料筒；将带膜穿越横封器之间；调节色标电眼，主要根据膜宽和观察出带切口位置是否正确，调节色标电眼走膜方向的距离，以达到正确的完整带形并锁紧即可，印制、制袋完毕后将印制或制袋好的中药饮片药用复合袋（或中药饮片复合膜袋）装入洁净容器内，贴《物料签》，入包装工序。

印制、制袋工序主要工艺参数表

项目	参数	备注
损耗率	≤5%	包装材料损耗率=损耗量÷（领料量-剩余量）×100%
物料平衡率	100%	包装材料物料平衡率=（使用量+损耗量+剩余量）÷包装材料领料量×100%

8.包装、入库操作

（1）根据包装指令在饮片成品库领取物料，将合格的焯桃仁按包装规格准确称量，用编织袋或编织袋内套PE袋、中药饮片复合袋定额分包装，每袋装0.5kg、每袋装1kg（根据市场需要调整包装规格），分装完毕，封口，贴合格证，车间物料员填写请验单，入饮片成品库。

（2）根据包装指令在饮片成品库领取物料，将合格后的焯桃仁按包装规格定额准确称量，置入印制好的中药饮片复合袋（或制袋好的中药饮片复合膜袋）内，按《饮片包装岗位标准操作规程》进行分装，分装时根据不同规格装量差异，（范围：1.5~6.0g标示量的±7%，6.0g以上标示量的±5%）控制装量上限、下限，分装过程中每20分钟检查一次装量。将分装好的焯桃仁小袋经连续式塑料薄膜热封机逐一热封封口，将分包装完毕的物料置入PE袋（或塑料周转箱套PE袋）洁净容器内，称量，贴《物料签》入外包装工序。

（3）根据包装指令在饮片成品库领取物料，将合格后的焯桃仁按《饮片包装岗位标准操作规程》《全智能小包装机（半自动型）标准操作规程》《全智能小包装机标准操作规程》进行分装，开启电源及压缩空气，取下墨盒安装好色带，根据包装规格安装好下料斗、复合膜，调节好中药饮片复合膜的松紧度和色标电眼的位置，设置横封上温度（140℃ ±25℃）、横封下温度（140℃ ±25℃）、纵封温度（125℃ ±25℃）等参数、复核显示屏打印内容确认准确无误后，启动输送带将合格后的焯桃仁定额称量置入送料盘内，经输送带倾入料斗，点动设备点动按钮试包装，待包装打印清晰、密封严密、装量准确后方可分装；分装过程中每20分钟检查装量，根据不同规格装量差异（范围：1.5~6.0g标示量的±7%，6.0g以上标示量的±5%），将包装完毕的物料置入PE袋（或塑料周转箱套PE袋）洁净容器内，贴《物料签》入外包装工序。根据包装指令将分装后的中药饮片合格小袋外包，由车间现场QA抽样，外包完毕由车间物料员填写请验单待验，待验合格后贴合格证，入饮片成品库。

（4）根据包装指令将分装后的中药饮片合格小袋外包，封口，贴合格证，外包完毕由车间物料员填写请验单，入饮片成品库。

分装工序主要工艺参数表

序号	项目	参数	备注
1	包装规格	—	根据需要量定额包装
2	分装收率	≥95%	包装收率=（合格小袋量-包装材料使用量）÷领料量×100%
3	物料平衡率	98%~100%	物料平衡率=（合格小袋量-包装材料使用量+废品量）÷领料量×100%
4	包装材料损耗率	≤5%	包装材料损耗率=损耗量÷（领料量-剩余量）×100%
5	包装材料物料平衡率	100%	包装材料物料平衡率=（使用量+损耗量+剩余量）÷领料量×100%

外包工序主要工艺参数表

序号	项目	参数	备注
1	包装规格	—	根据需要量定额包装
2	包装收率	≥95%	收率=入库数量÷领料量×100%
3	物料平衡率	98%~100%	物料平衡率=（入库数量+废品量）÷领料量×100%
4	包装材料损耗率	≤5%	包装材料损耗率=损耗量÷（领料量-剩余量）×100%
5	包装材料物料平衡率	100%	包装材料物料平衡率=（使用量+损耗量+剩余量）÷领料量×100%

苦杏仁

【来源】本品为蔷薇科植物山杏 *Prunus armeniaca* L.var.*ansu* Maxim.、西伯利亚杏 *Prunus sibirica* L.、东北杏 *Prunus mandshurica* (Maxim.) Koehne 或杏 *Prunus armeniaca* L. 的干燥成熟种子。

【功能与主治】降气止咳平喘，润肠通便。用于咳嗽气喘，胸满痰多，肠燥便秘。

【产品名称】焯苦杏仁

【规格】焯制

【制法】取原药材苦杏仁，净制，焯制，干燥，筛选，包装。

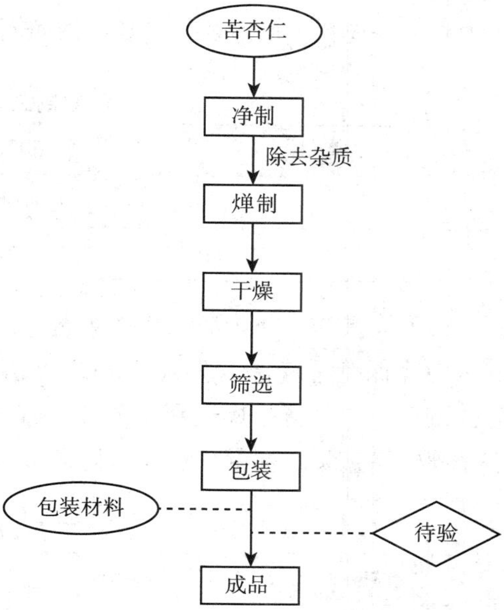

焯苦杏仁生产工艺流程

【性状】本品呈扁心形。表面呈乳白色或黄白色，一端尖，另一端钝圆，肥厚，左右不对称，富油性。有特异的香气，味苦。

焯山桃仁呈类卵圆形，较小而肥厚，长约1cm，宽约0.7cm，厚约0.5cm。

【质量标准】《中国药典》2020年版。

【具体操作】

1.领料操作　按生产管理部《批生产指令单》要求，车间物料员依据批指令填写《领料单》，领取苦杏仁。

车间物料员、库管员依据《物料发放管理规程》《物料称量计数管理规程》《车间领用、发放物料管理规程》《物料发放标准操作规程》《领发料标准操作规程》的规定，称量、复核，领取中药材送至车间中药材暂存区，按种类、批号集中管理，分类码放整齐。

2.称量操作　操作前对操作间、设备设施等检查、确认后，依据《批生产指令单》操作人员逐一称量、复核，称量完毕，贴《物料签》，入中药材暂存区。

3.净制操作　操作前对操作间、设备设施等检查、确认后，将苦杏仁药材置拣选操作台上，人工拣选出霉变品及杂质；净制后的药材装入洁净周转筐，贴《物料签》，交焯制工序。

净制工序主要工艺参数表

项目	参数	备注
净制收率	≥95%	净制收率=净制后苦杏仁重量÷净制前苦杏仁重量×100%
物料平衡限度	98%~100%	物料平衡限度=(净制后苦杏仁重量+废品量)÷净制前苦杏仁重量×100%

4.焯制操作 夹层锅内加入三倍量饮用水，控制蒸汽压力，煮沸，将净制后的苦杏仁投入沸水中，翻动3~5分钟，种皮皱缩至舒展，捞出，放入冷水中略浸，捞出，送入脱皮机中除去种皮；去皮后苦杏仁装入洁净周转箱内，贴《物料签》，交干燥工序。

焯制工序主要工艺参数表

序号	项目	参数
1	加水量	净苦杏仁三倍量
2	煮制时间	3-5分钟

5.干燥操作 将焯后去皮的焯苦杏仁平铺于敞开式烘箱内，铺料厚度1~5cm，控制蒸汽压力，保持干燥温度为50~60℃，温度达到50℃时，开始计时，干燥1~1.5小时，每30分钟翻动一次，待干燥达到工艺要求后，关闭蒸汽，继续送风，待药材降温至常温后，用洁净周转箱盛装，称量，贴《物料签》，进入下一工序。

干燥工序主要工艺参数表

项目	参数	备注
干燥温度	60~80℃	—
干燥时间	1~1.5小时	—
铺料厚度	1~5cm	—
收率范围	≥85%	干燥收率=干燥后焯苦杏仁重量÷净制后苦杏仁重量×100%
物料平衡限度	95%~100%	物料平衡限度=（干燥后焯苦杏仁重量+废料重量）÷净制后苦杏仁重量×100%

6.筛选操作 将干燥好的焯苦杏仁平铺于不锈钢筛或入CZS-0.7长方筛内，按《筛选岗位标准操作规程》《CZS-0.7长方筛标准操作规程》进行操作，筛去灰屑杂质，用编织袋（内衬PE袋）盛装，称量，贴《物料签》，包装结束后，填写"请验单"，入饮片成品库，待检。

筛选工序主要工艺参数表

项目	参数	备注
筛选收率	≥95%	收率=筛选后焯苦杏仁重量÷筛选前焯苦杏仁重量×100%
物料平衡率	98%~100%	物料平衡率=（筛选后焯苦杏仁重量+废品量）÷筛选前焯苦杏仁重量×100%
成品收率	≥80%	成品收率=筛选后焯苦杏仁重量÷原药材领料量×100%

7.印制、制袋操作

（1）开启热转印分页一体机电源，取下墨盒，安装好色带；在设备处于离线状态时将印制内容（品名、规格、产地、净重、产品批号、生产日期、执行标准）分别录入数据库，根据饮片复合膜袋大小调节好宽度，设置分页速度、喷码速度、打印数量等参数，一人设置，一人复核，确定打印内容准确无误后方可打印。

（2）接通总电源，在操作屏上核对打印内容（品名、规格、产地、净重、产品批号、生产日期、执行标准），取下墨盒，安装好色带，设置横封上温度（140℃ ±25℃）、横封下温度（75℃ ±25℃）、纵封温度（125℃ ±25℃）等参数；开启压缩空气（保持压缩空气在0.4~0.7MPa），按包装规格选择下料斗型号和复合膜规格，先安装好下料斗，再将复合膜按路径穿膜，走膜完毕后，调整好膜距及纵封边距，通过调整各锁紧手柄和螺丝，让纵封器适配复合膜的封边，然后上紧并锁紧手柄和螺丝；调节拉膜松紧锁母让拉膜套适当压紧料筒；将带膜穿越横封器之间；调节色标电眼，主要根据膜宽和观察出带切口位置是否正确，调节色标电眼走膜方向的距离，以达到正确的完整带形并锁紧即可，印制、制袋完毕后将印制或制袋好的中药饮片药用复合袋（或中药饮片复合膜袋）装入洁净容器内，贴《物料签》，入包装工序。

印制、制袋工序主要工艺参数表

项目	参数	备注
损耗率	≤5%	包装材料损耗率=损耗量÷（领料量−剩余量）×100%
物料平衡率	100%	包装材料物料平衡率=（使用量+损耗量+剩余量）÷包装材料领料量×100%

8.包装、入库操作

（1）根据包装指令在饮片成品库领取物料，将合格的苦杏仁按包装规格准确称量，用编织袋或编织袋内套PE袋、中药饮片复合袋定额分包装，每袋装0.5kg、每袋装1kg（根据市场需要调整包装规格），分装完毕，封口，贴合格证，车间物料员填写请验单，入饮片成品库。

（2）根据包装指令在饮片成品库领取物料，将合格后的苦杏仁按包装规格定额准确称量，置入印制好的中药饮片复合袋（或制袋好的中药饮片复合膜袋）内，按《饮片包装岗位标准操作规程》进行分装，分装时根据不同规格装量差异，（范围：1.5~6.0g标示量的 ±7%，6.0g以上标示量的 ±5%）控制装量上限、下限，分装过程中每20分钟检查一次装量。将分装好的苦杏仁小袋经连续式塑料薄膜热封机逐一热封封口，将分包装完毕的物料置入PE袋（或塑料周转箱套PE袋）洁净容器内，称量，贴《物料签》入外包装工序。

（3）根据包装指令在饮片成品库领取物料，将合格后的苦杏仁按《饮片包装岗位标准操作规程》《全智能小包装机（半自动型）标准操作规程》《全智能小包装机标准操作规程》进行分装，开启电源及压缩空气，取下墨盒安装好色带，根据包装规格安装好下料斗、复合膜，调节好中药饮片复合膜的松紧度和色标电眼的位置，设置横封上温度（140℃ ±25℃）、横封下温度（140℃ ±25℃）、纵封温度（125℃ ±25℃）等参数、复核显示屏打印内容确认准确无误后，启动输送带将合格后的苦杏仁定额称量置入送料盘内，经输送带倾入料斗，点动设备点动按钮试包装，待包装打印清晰、密封严密、装量准确后方可分装；分装过程中每20分钟检查装量，根据不同规格装量差异（范围：1.5~6.0g标示量的±7%，6.0g以上标示量的±5%），将包装完毕的物料置入PE袋（或塑料周转箱套PE袋）洁净容器内，贴《物料签》入外包装工序。根据包装指令将分装后的中药饮片合格小袋外包，由车间现场QA抽样，外包完毕由车间物料员填写请验单待验，待验合格后贴合格证，入饮片成品库。

（4）根据包装指令将分装后的中药饮片合格小袋外包，封口，贴合格证，外包完毕由车间物料员填写请验单，入饮片成品库。

分装工序主要工艺参数表

序号	项目	参数	备注
1	包装规格	—	根据需要量定额包装
2	分装收率	≥95%	包装收率=（合格小袋量－包装材料使用量）÷领料量×100%
3	物料平衡率	98%~100%	物料平衡率=（合格小袋量－包装材料使用量+废品量）÷领料量×100%
4	包装材料损耗率	≤5%	包装材料损耗率=损耗量÷（领料量－剩余量）×100%
5	包装材料物料平衡率	100%	包装材料物料平衡率=（使用量+损耗量+剩余量）÷领料量×100%

外包工序主要工艺参数表

序号	项目	参数	备注
1	包装规格	—	根据需要量定额包装
2	包装收率	≥95%	收率=入库数量÷领料量×100%
3	物料平衡率	98~100%	物料平衡率=（入库数量+废品量）÷领料量×100%
4	包装材料损耗率	≤5%	包装材料损耗率=损耗量÷（领料量－剩余量）×100%
5	包装材料物料平衡率	100%	包装材料物料平衡率=（使用量+损耗量+剩余量）÷领料量×100%

四、任务实施

可倾式反应锅的标准操作规程如下。

1.开机前准备工作 更换设备状态标志；检查可倾式反应锅的清洁是否符合要求；检查可倾式反应锅的附属阀门是否完好；检查蒸汽的供给是否正常。

2.开机运行 将需加热的物料倒入锅内；打开排水阀、排汽阀，排尽夹层内冷水、汽；打开蒸汽阀门，将锅内物料加热2~3分钟后，调节蒸汽压力至0.1~0.15MPa；需降温时，打开排汽阀，排放夹层内热气、热水，打开冷水阀向夹层内供应冷却水。

3.操作结束停机 摇动操作手柄，让锅体倾斜，将锅内物料倒入盛装器具内；打开排汽阀，排净夹层内水、汽。

4. 设备清洁　执行《200L可倾式反应锅清洁管理规程》。

附表5-1-1

焯桃仁称量记录

产品名称		产品规格		产品批号		批量	
操作日期	年　月　日	班次		工艺规程编号			

	检查项目	确认结果
生产前检查与准备	确认称量配料岗位有清场合格证并在有效期内，确认工器具、设备处于“已清洁”及“待运行”状态	□已确认
	确认需用衡器有校验合格证且在有效期内	□已确认
	确认岗位相应文件和记录齐全并受控	□已确认
	确认已更换生产状态牌、设备状态牌	□已确认
	复核检查物料标识、物料外观性状	□已确认
	备注：如已确认，请确认人在确认结果项的方框里打“√”；衡器的确认需要双人复核，其中包括称量的独立复核人　确认人：　复核人：	

按《称量配料岗位标准操作规程》执行

电子秤编号：

	操作：根据焯桃仁批生产指令，领取桃仁；一人称量、一人单独复核，确认无误后，注明名称、代码、净重等，运至净制工序，待用						
称量、复核	物料名称	物料代码	物料批号	单位	批领料量	实际称料量	物料去向

称量人：　　　复核人：　　　QA签字：

相对称量误差（≤1%）	计算公式：（最小感量值 ÷ 所称物料最小重量）× 100%			台秤最小感量值	
	相对称量误差	最大值：	称量读数	□正常　□异常	
			偏差	□正常　□异常	

操作人：　　　复核人：　　　QA：

备注：

焯桃仁净制记录

产品名称		产品规格		产品批号		批量	
生产日期	年 月 日		班次		工艺规程编号		

	检查项目	确认结果
生产前检查与准备	确认净制岗位有清场合格证并在有效期内，确认工器具、设备处于“已清洁”及“待运行”状态	□已确认
	确认需用衡器有校验合格证且在有效期内	□已确认
	确认岗位相应文件和记录齐全并受控	□已确认
	确认已更换生产状态牌、设备状态牌	□已确认
	确认已开启除尘设备	□已确认
	原药材物料状态标识是否齐全	□已确认
	检查原药材外观质量、复核原药材名称、重量、代码	□已确认
	备注：如已确认，请确认人在确认结果项的方框里打“√”；衡器的确认需要双人复核，其中包括称量的独立复核人 确认人： 复核人：	

净制操作按《净制岗位标准操作规程》执行（执行□ 未执行□）

物料复核	中药材名称	物料代码	批号	数量（kg）	是否与批指令相符	备注
					是□ 否□	结果在方框里打“√”

操作间名称： 操作间编号：

设备名称	拣选台	拣选台
设备编号	QCL-020 是□ 否□	QCL-021 是□ 否□
设备运行时间	时 分至 时 分	时 分至 时 分

根据净制设备，设备是否运行在方框里打“√”

工艺要求	净制前重量（kg）	净制标准	净制后重量（kg）	废品重量（kg）
1.开启除尘风机 2.将桃仁药材置拣选操作台上，人工拣选出非药用部位、霉变品及杂质 3.净制后合格桃仁置洁净周转箱内，做好物料状态标识，注明药材品名、生产批号等内容 4.废弃物入废弃物桶				
	收率范围≥95%		收 率： %	符合□ 不符合□
	物料平衡限度98%~100%		平衡限度： %	符合□ 不符合□
	计算方式	收率=净制后桃仁重量÷净制前桃仁重量×100%		
		物料平衡限度=（净制后桃仁重量+废品量）÷净制前桃仁重量×100%		
	偏差	正常□ 异常□	净制质量检查、班中清场，允许流入下一工序。 QA确认：	

交接：净制后桃仁重量________kg；共________件；交至________工序。

操作人： 工序负责人： QA签字：

备注：

焯桃仁焯制记录

产品名称		产品规格		产品批号		批量	
生产日期	年　月　日	班次		工艺规程编号			

	检查项目	确认结果
生产前检查与准备	确认中药材焯制岗位有清场合格证并在有效期内，确认工器具、设备处于“已清洁”及“待运行”状态	□已确认
	确认岗位相应文件和记录齐全并受控	□已确认
	确认需用仪表有校验合格证且在有效期内	□已确认
	确认已更换生产状态牌、设备状态牌，开启除尘设施	□已确认
	备注：如已确认，请确认人在确认结果项的方框里打“√”　确认人：　　复核人：	

物料复核	中药材名称	物料代码	批号	数量（kg）	是否复核	备注
					是□　否□	结果在方框里打“√”

设备名称	设备型号	设备编号	操作间编号
可倾式夹层锅	JCG-500-00		
脱皮机	TP-300		

焯制	操作：按《中药材蒸煮焯制岗位标准操作规程》于可倾式夹层锅内加入净药材3倍的饮用水，煮沸，取净药材投入沸水中翻烫3~5分钟，控制蒸汽压力，种皮由皱缩至舒展、能搓去皮时，立即捞出于冷水中浸漂，置脱皮机内除去种皮，沥干水分，将经焯制品做好物料状态标识，送至干燥间						
	锅次	第一锅	第二锅	第三锅	第四锅	第五锅	第六锅
	桃仁重量（kg）						
	饮用水量（kg）						
	蒸汽压力						
	加热时间	时　分 时　分	时　分 时　分	时　分 时　分	时　分 时　分	时　分 时　分	时　分 时　分
	沸烫时间	时　分 时　分	时　分 时　分	时　分 时　分	时　分 时　分	时　分 时　分	时　分 时　分
	焯制起止时间：　日　时　分至　日　时　分						

偏差	正常□　异常□	焯桃仁质量检查、班中清场，允许流入下一工序。　QA确认：

交接：焯制后桃仁共________件；交至________工序。

操作人：　　　　工序负责人：　　　　QA：

备注：

烊桃仁干燥记录

产品名称		产品规格		产品批号		批量	
生产日期	年 月 日	班次		工艺规程编号			

	检查项目	确认结果
生产前检查与准备	确认中药材干燥岗位有清场合格证并在有效期内，确认工器具、设备处于“已清洁”及“待运行”状态	□已确认
	确认岗位相应文件和记录齐全并受控	□已确认
	确认已更换生产状态牌、设备状态	□已确认
	确认已开启除尘设备	□已确认
	备注：如已确认，请确认人在确认结果项的方框里打“√” 确认人： 复核人：	

物料复核	药材物料状态标识是否齐全	齐全□ 不齐全□
	检查原药材外观质量、复核原药材名称、数量、代码	外观质量：

按《药材干燥岗位标准操作规程》《HX-4敞开式烘箱标准操作规程》操作，将药材平铺于敞开式烘箱内，根据药材属性确定上料厚度；开启蒸汽及风机，根据药材的不同属性确定烘药温度、时间，控制药材水分。干燥时做到不影响颜色、气味，勤翻动（每30分钟翻动一次）（执行□ 未执行□）

操作间名称		设备名称	HX-4敞开式烘箱
操作间编号		设备编号	QCL-012□ QCL-013□

干燥	1.铺料厚度1~5cm；2.控制蒸汽压力，干燥温度控制为50~60℃，温度达到55℃时，开始计时，干燥1~1.5小时；3.药材干燥达到工艺要求后，关闭蒸汽阀，继续送风，降温至常温；4.干燥后合格药材用洁净周转箱装好，称重，贴签，及时递交下一工序；5.废弃物入废弃物桶						
	药材名称						
	设备编号	QCL-012□			QCL-013□		
	锅次	铺料厚度(cm)	干燥温度	干燥时间	铺料厚度（cm）	干燥温度	干燥时间
	1			日 时 分至 日 时 分			日 时 分至 日 时 分
	2			日 时 分至 日 时 分			日 时 分至 日 时 分
	3			日 时 分至 日 时 分			日 时 分至 日 时 分
	4			日 时 分至 日 时 分			日 时 分至 日 时 分
	5			日 时 分至 日 时 分			日 时 分至 日 时 分
	6			日 时 分至 日 时 分			日 时 分至 日 时 分
收率范围	≥75%	收率：	%	收率=干燥后烊桃仁重量÷净制后桃仁重量×100%			
偏差	正常□ 异常□			干燥质量检查、班中清场，允许流入下一工序。			

交接：干燥后烊桃仁重量：________kg，共________件；交至________工序。

操作人： 工序负责人： QA签字：

备注：

烊桃仁筛选记录

<table>
<tr><td>产品名称</td><td></td><td>产品规格</td><td></td><td>产品批号</td><td></td><td>批量</td><td></td></tr>
<tr><td>生产日期</td><td colspan="2">年　　月　　日</td><td>班次</td><td></td><td>工艺规程编号</td><td colspan="2"></td></tr>
<tr><td rowspan="7">生产前检查与准备</td><td colspan="4">检查项目</td><td colspan="3">确认结果</td></tr>
<tr><td colspan="4">确认中药饮片筛选岗位有清场合格证并在有效期内，确认工器具、设备处于“已清洁”及“待运行”状态</td><td colspan="3">□已确认</td></tr>
<tr><td colspan="4">确认岗位相应文件和记录齐全并受控</td><td colspan="3">□已确认</td></tr>
<tr><td colspan="4">确认已更换生产状态牌、设备状态牌</td><td colspan="3">□已确认</td></tr>
<tr><td colspan="4">确认已开启除尘设施</td><td colspan="3">□已确认</td></tr>
<tr><td colspan="4">确认饮片名称、数量、批号、状态标识齐全</td><td colspan="3">□已确认</td></tr>
<tr><td colspan="7">备注：如已确认，请确认人在确认结果项的方框里打“√”　　确认人：　　复核人：</td></tr>
<tr><td rowspan="2">物料复核</td><td>饮片名称</td><td>物料代码</td><td>批号</td><td>日期</td><td>数量(kg)</td><td>是否复核</td><td>备注</td></tr>
<tr><td></td><td></td><td></td><td></td><td></td><td>是□　否□</td><td>结果在方框里打“√”</td></tr>
<tr><td rowspan="9">筛选</td><td colspan="7">将干燥好的烊桃仁平铺于不锈钢筛或入CZS–0.7长方筛内：按《筛选岗位标准操作规程》《CZS–0.7长方筛标准操作规程》进行操作，筛去碎屑、灰屑，用编织袋（内衬PE袋）盛装，称量，封口，贴合格证，入饮片成品库</td></tr>
<tr><td>设备名称</td><td colspan="2">设备型号</td><td colspan="2">设备编号</td><td colspan="2">操作间编号</td></tr>
<tr><td>长方筛</td><td colspan="2">CZS–0.7</td><td colspan="2"></td><td colspan="2"></td></tr>
<tr><td>不锈钢筛</td><td colspan="2">1、2、4、6、8、10、12、15mm</td><td colspan="2"></td><td colspan="2"></td></tr>
<tr><td>筛选前烊桃仁重量</td><td>筛选后烊桃仁重量</td><td>废品量</td><td colspan="2">收率范围：≥90%</td><td colspan="2">物料平衡率98%~100%</td></tr>
<tr><td>kg</td><td>kg</td><td>kg</td><td colspan="2">%</td><td colspan="2">%</td></tr>
<tr><td rowspan="2">计算公式</td><td colspan="6">收率=筛选后烊桃仁重量 ÷ 干燥后烊桃仁重量 × 100%</td></tr>
<tr><td colspan="6">物料平衡率=（筛选后烊桃仁重量+废品量）÷ 干燥后烊桃仁重量 × 100%</td></tr>
<tr><td colspan="7"></td></tr>
<tr><td>成品收率</td><td>收率范围：≥70%</td><td>%</td><td colspan="5">收率=筛选后烊桃仁重量 ÷ 原药材领料量 × 100%</td></tr>
<tr><td>偏差</td><td>正常□　异常□</td><td colspan="6">筛选质量检查、班中清场，允许入库　　QA确认：</td></tr>
<tr><td colspan="8">交接：烊桃仁重量：________kg，共________件；交至饮片成品库</td></tr>
<tr><td colspan="8">操作人：　　　　工序负责人：　　　　QA：</td></tr>
<tr><td colspan="8">备注：</td></tr>
</table>

烊桃仁印制记录

<table>
<tr><td>产品名称</td><td></td><td>产品规格</td><td colspan="2"></td><td>产品批号</td><td colspan="2"></td><td>批量</td><td></td></tr>
<tr><td>生产日期</td><td colspan="4">年　月　日</td><td>班次</td><td colspan="2"></td><td>工艺规程编号</td><td></td></tr>
<tr><td rowspan="6">生产前检查与准备</td><td colspan="6">检查项目</td><td colspan="3">确认结果</td></tr>
<tr><td colspan="6">确认中药饮片印制岗位有清场合格证并在有效期内，确认工器具、设备处于“已清洁”及“待运行”状态</td><td colspan="3">□已确认</td></tr>
<tr><td colspan="6">确认岗位相应文件和记录齐全并受控</td><td colspan="3">□已确认</td></tr>
<tr><td colspan="6">确认已更换生产状态牌、设备状态牌</td><td colspan="3">□已确认</td></tr>
<tr><td colspan="6">确认包装材料名称、数量、状态标识齐全</td><td colspan="3">□已确认</td></tr>
<tr><td colspan="9">备注：如已确认，请确认人在确认结果项的方框里打“√”　　确认人：　　复核人：</td></tr>
<tr><td rowspan="10">印制制袋</td><td colspan="9">按《印制岗位标准操作规程》《热转印分页一体机标准操作规程》《全智能小包装机（半自动型）标准操作规程》操作</td></tr>
<tr><td colspan="4">设备名称</td><td colspan="2">设备型号</td><td colspan="2">设备编号</td><td>房间编号</td></tr>
<tr><td colspan="4">热转印分页一体机□</td><td colspan="2">RYJ–FYJ001</td><td colspan="2">QCL–024</td><td>2–1–118</td></tr>
<tr><td colspan="4">全智能小包装机（半自动型）□</td><td colspan="2">VPA–905AB</td><td colspan="2">QCL–025</td><td>2–3–019</td></tr>
<tr><td>印制内容复核</td><td colspan="8">品名：
规格：
产地：
净重：
产品批号：
生产日期：
执行标准：</td></tr>
<tr><td>物料名称</td><td>物料代码</td><td>进厂编号</td><td>领用量</td><td>使用量</td><td>剩余量</td><td>损耗量</td><td>损耗率≤5%</td><td>物料平衡100%</td></tr>
<tr><td></td><td></td><td></td><td></td><td></td><td></td><td></td><td></td><td></td></tr>
<tr><td rowspan="2">计算公式</td><td colspan="8">物料平衡率 =（使用量 + 损耗量 + 剩余量）÷ 包装材料领料量 × 100%</td></tr>
<tr><td colspan="8">损耗率 = 损耗量 ÷（领料量 – 剩余量）× 100%</td></tr>
</table>

偏差	正常□　异常□	印制质量检查、班中清场，允许包装材料流入下一工序。　QA 确认：

操作人：　　　　工序负责人：　　　　QA：

备注：

焯桃仁分装记录 1

<table>
<tr><td>产品名称</td><td colspan="3"></td><td>产品规格</td><td colspan="2"></td><td>产品批号</td><td colspan="2"></td><td>批量</td><td></td></tr>
<tr><td>生产日期</td><td colspan="6">年 月 日至 年 月 日</td><td>班次</td><td></td><td colspan="2">工艺规程编号</td><td></td></tr>
<tr><td rowspan="7">生产前检查与准备</td><td colspan="8">检查项目</td><td colspan="3">确认结果</td></tr>
<tr><td colspan="8">确认中药饮片分装岗位有清场合格证并在有效期内，确认工器具、设备处于“已清洁”及“待运行”状态</td><td colspan="3">□已确认</td></tr>
<tr><td colspan="8">确认岗位相应文件和记录齐全并受控</td><td colspan="3">□已确认</td></tr>
<tr><td colspan="8">确认已更换生产状态牌、设备状态牌</td><td colspan="3">□已确认</td></tr>
<tr><td colspan="8">确认饮片名称、数量、批号、状态标识齐全</td><td colspan="3">□已确认</td></tr>
<tr><td colspan="8">复核领用包装材料印制内容是否清晰、准确、完整</td><td colspan="3">□已确认</td></tr>
<tr><td colspan="11">备注：如已确认，请确认人在确认结果项的方框里打“√” 确认人： 复核人：</td></tr>
<tr><td rowspan="15">分装</td><td colspan="11">1. 按《包装岗位标准操作规程》《连续式塑料薄膜封口机标准操作规程》操作，将待包装焯桃仁按定额包装量进行准确称量并封口；2. 包装过程的废弃物入废弃物桶；3. 分装结束后，交外包工序</td></tr>
<tr><td colspan="3">包装物料</td><td colspan="8">中药饮片复合袋□ 复合膜袋□</td></tr>
<tr><td colspan="3">设备名称</td><td colspan="2">设备型号</td><td colspan="4">设备编号</td><td colspan="2">操作间编号</td></tr>
<tr><td colspan="3">连续式塑料薄膜封口机</td><td colspan="2">DBF-900</td><td colspan="4"></td><td colspan="2"></td></tr>
<tr><td colspan="3">电子天平</td><td colspan="2"></td><td colspan="4"></td><td colspan="2"></td></tr>
<tr><td rowspan="2">饮片</td><td>领料量（kg）</td><td colspan="2">包装规格</td><td>合格小袋量</td><td colspan="2">废品量</td><td colspan="2">收率≥95%</td><td colspan="2">物料平98%~100%</td></tr>
<tr><td></td><td colspan="2"></td><td></td><td colspan="2"></td><td colspan="2">%</td><td colspan="2">%</td></tr>
<tr><td rowspan="2">包装材料</td><td>领料量</td><td>物料代码</td><td>进厂编号</td><td>使用量</td><td>损耗量</td><td>剩余量</td><td colspan="2">损耗率≤5%</td><td colspan="2">物料平衡100%</td></tr>
<tr><td></td><td></td><td></td><td></td><td></td><td></td><td colspan="2">%</td><td colspan="2">%</td></tr>
<tr><td rowspan="4">计算公式</td><td colspan="10">包装收率=(合格小袋量-包装材料使用量)÷领料量×100%</td></tr>
<tr><td colspan="10">物料平衡率=(合格小袋量-包装材料使用量+废品量)÷领料量×100%</td></tr>
<tr><td colspan="10">包装材料损耗率率=损耗量÷(领料量-剩余量)×100%</td></tr>
<tr><td colspan="10">包装材料物料平衡率=(使用量+损耗量+剩余量)÷领料量×100%</td></tr>
<tr><td>偏差</td><td colspan="3">正常□ 异常□</td><td colspan="8">分装质量检查、班中清场，允许流入下一工序。 QA 确认：</td></tr>
<tr><td>交接</td><td colspan="11">将分装合格小袋交至外包工序。</td></tr>
<tr><td colspan="12">操作人： 工序负责人： QA：</td></tr>
<tr><td colspan="12">备注：</td></tr>
</table>

燀桃仁分装记录2

产品名称		规格		产品批号		批量	
操作日期	年 月 日	班次		工艺规程编号			

	检查项目	确认结果
生产前检查与准备	确认中药饮片分装岗位有清场合格证并在有效期内；确认工器具、设备处于“已清洁”及“待运行”状态	□已确认
	确认岗位相应文件和记录齐全并受控	□已确认
	确认需用仪器、仪表有校验合格证且在有效期内	□已确认
	确认已更换生产状态牌、设备状态牌	□已确认
	确认VPA-905AB全智能小包装机（半自动型）或VPA-928A全智能小包装机完好并且试运行正常	□已确认
	确认需用天平有校验合格证且在有效期内，按《自动天平校验标准操作规程》进行校验	□已确认
	备注：如已确认，请确认人在确认结果项的方框里打“√”	确认人： 复核人：

按《中药饮片分装岗位标准操作规程》《VPA-905AB全智能小包装机（半自动型）标准操作规程》《VPA-928A全智能小包装机标准操作规程》操作

设备名称	设备型号	设备编号	操作间编号
全智能小包装机（半自动型） □	VPA-905AB	QCL-025	2-3-019
全智能小包装机 □	VPA-928A	QCL-031	2-3-020
电子天平			

操作：1.根据指令核对操作屏中印制内容（品名、规格、产地、净重、产品批号、生产日期、执行标准）；2.按《VPA-905AB全智能小包装机（半自动型）标准操作规程》《VPA-928A全智能小包装机标准操作规程》操作；3.废弃物入废弃物桶

饮片分装	印制内容复核	品 名： 规 格： 产 地： 净重： 产品批号： 生产日期： 执行标准：	
	领取物料	中药饮片复合膜数量：________kg 进厂批号：________ 待分装燀桃仁重量：________kg 批 号：________	确认人：
	操作：按《VPA-905AB全智能小包装机（半自动型）标准操作规程》操作：取下墨盒，安装好色带；按包装规格选择型号安装好下料斗、复合膜，调整色标电眼，设置横封上温度140℃±25℃，横封下温度140℃±25℃，纵封温度125℃±25℃；启动输送带将准确称量的药材置入上料盘中经输送带倾入料斗中，点动设备点动按钮试包装，调试合格方可包装；饮片包装过程中每隔20分钟记录一次装量检查情况		横封上温度：______℃ 横封下温度：______℃ 纵封温度：______℃
	操作：按《VPA-928A全智能小包装机标准操作规程》操作：取下墨盒，安装好色带，按包装规格选择型号安装好下料斗、复合膜，调整色标电眼，在显示屏上设置包装打印信息，设置好横封上、横封下、纵封温度及目标重量、上偏差、下偏差等参数，将多头称置零，点动设备点动键试包装，调试合格方可包装，包装过程中每隔20分钟记录一次装量检查情况		横封上温度：______℃ 目标重量：______g 横封下温度：______℃ 上偏差：______g 纵封温度：______℃ 下偏差：______g

	领料量（kg）	包装规格	合格小袋量	废品量	收率≥95%	物料平衡98%~100%
饮片					%	%

续表

饮片分装	包装材料	领料量	物料代码	进厂编号	使用量	损耗量	剩余量	损耗率≤5%	物料平衡100%
								%	%
	计算公式	包装收率=(合格小袋量–包装材料使用量)÷领料量×100%							
		物料平衡率=(合格小袋量–包装材料使用量+废品量)÷领料量×100%							
		包装材料损耗率=损耗量÷(领料量–剩余量)×100%							
		包装材料物料平衡率=(使用量+损耗量+剩余量)÷领料量×100%							
偏差	正常□ 异常□			包装质量检查、班中清场，允许流入下一工序。 QA确认：					
交接	将分装合格小袋交至外包工序。								
操作人：				工序负责人：				QA：	
备注：									

焯桃仁装量检测记录

产品名称			规格			产品批号			批量	
操作日期	年 月 日					班次			电子天平编号	
设定装量	标示量：根据包装指令设置装量__袋；根据不同规格设置装量差异（范围：1.5~6.0g标示量的±7%，6.0g以上标示量的±5%），上限控制：________g/袋；下限控制：________g/袋。称10个空袋重量：________g；平均袋重：________g									
每袋重量	岗位装量控制范围：标示量+平均袋重				上限：____g/袋				下限：____g/袋	
操作标准	检测记录频次：20分/次；装量差异检查方法：每次抽查10袋，用1/100电子天平称量									
空袋										
序号	1	2	3	4	5	6	7	8	9	10	平均袋重
空袋（g）											
序号/时间	1	2	3	4	5	6	7	8	9	10	结果判定
日 时 分											符合□ 不符合□
日 时 分											符合□ 不符合□
日 时 分											符合□ 不符合□
日 时 分											符合□ 不符合□
日 时 分											符合□ 不符合□
日 时 分											符合□ 不符合□
日 时 分											符合□ 不符合□
日 时 分											符合□ 不符合□
日 时 分											符合□ 不符合□
日 时 分											符合□ 不符合□
日 时 分											符合□ 不符合□

续表

日　时　分											符合□　不符合□
日　时　分											符合□　不符合□
日　时　分											符合□　不符合□
日　时　分											符合□　不符合□

操作人：　　　　　　　　　　复核人：　　　　　　　　　　QA：

焯桃仁外包装记录

产品名称		产品规格		产品批号		批量	
生产日期	年　月　日			班次		工艺规程编号	

生产前检查与准备	检查项目	确认结果
	确认中药饮片外包装岗位有清场合格证并在有效期内，确认工器具、设备处于“已清洁”及“待运行”状态	□已确认
	确认岗位相应文件和记录齐全并受控	□已确认
	确认已更换生产状态牌、设备状态牌	□已确认
	确认饮片名称、数量、批号、状态标识齐全	□已确认
	备注：如已确认，请确认人在确认结果项的方框里打“√”　确认人：　复核人：	

外包装

操作：1.按《包装岗位标准操作规程》《DBF-900连续式塑料薄膜封口机标准操作规程》操作；2.包装过程的废弃物入废弃物桶；3.包装结束后，填写“请验单”，入饮片成品库

设备名称	设备型号	设备编号	操作间编号
连续式塑料薄膜封口机	DBF-900		
电子台秤			

领料量（折袋）	包装规格	入库数量	废品量	收率≥95%	物料平衡98%~100%
				%	%

包装材料	物料名称	物料代码	进厂编号	领料量（个）	使用量（个）	损耗量（个）	剩余量（个）	损耗率≤5%	物料平衡100%
								%	%

计算公式	收率=入库数量÷领料量×100%
	物料平衡率=（入库数量+废品量）÷领料量×100%
	包装材料损耗率=损耗量÷（领料量-剩余量）×100%
	包装材料物料平衡率=（使用量+损耗量+剩余量）÷领料量×100%

偏差	正常□　异常□	包装质量检查、班中清场，允许办理入库手续。　QA确认：
入库	将外包合格品交给饮片成品仓库。	

操作人：　　　　　　　　　　工序负责人：　　　　　　　　　　QA：

备注：

附表5-1-2

焯苦杏仁称量记录

产品名称		产品规格		产品批号		批量	
操作日期	年 月 日	班次		工艺规程编号			

	检查项目	确认结果
生产前检查与准备	确认称量配料岗位有清场合格证并在有效期内，确认工器具、设备处于“已清洁”及“待运行”状态	□已确认
	确认需用衡器有校验合格证且在有效期内	□已确认
	确认岗位相应文件和记录齐全并受控	□已确认
	确认已更换生产状态牌、设备状态牌	□已确认
	复核检查物料标识、物料外观性状	□已确认
	备注：如已确认，请确认人在确认结果项的方框里打“√”；衡器的确认需要双人复核，其中包括称量的独立复核人 确认人： 复核人：	

按《称量配料岗位标准操作规程》执行

电子秤编号：

称量、复核	操作：根据焯苦杏仁批生产指令，领取苦杏仁；一人称量、一人单独复核，确认无误后，注明名称、代码、净重等，运至净制工序，待用						
	物料名称	物料代码	物料批号	单位	批领料量	实际称料量	物料去向

称量人： 复核人： QA签字：

相对称量误差（≤1%）	计算公式：（最小感量值 ÷ 所称物料最小重量）× 100%		台秤最小感量值	
	相对称量误差	最大值：	称量读数	□正常 □异常
			偏差	□正常 □异常

操作人： 复核人： QA：

备注：

烊苦杏仁净制记录

产品名称		产品规格		产品批号		批量	
生产日期	年 月 日	班次		工艺规程编号			

	检查项目	确认结果
生产前检查与准备	确认净制岗位有清场合格证并在有效期内，确认工器具、设备处于“已清洁”及“待运行”状态	□已确认
	确认需用衡器有校验合格证且在有效期内	□已确认
	确认岗位相应文件和记录齐全并受控	□已确认
	确认已更换生产状态牌、设备状态牌	□已确认
	确认已开启除尘设备	□已确认
	原药材物料状态标识是否齐全	□已确认
	检查原药材外观质量、复核原药材名称、重量、代码	□已确认
	备注：如已确认，请确认人在确认结果项的方框里打“√”；衡器的确认需要双人复核，其中包括称量的独立复核人 确认人： 复核人：	

净制操作按《净制岗位标准操作规程》执行（执行□ 未执行□）

物料复核	中药材名称	物料代码	批号	数量（kg）	是否与批指令相符	备注
					是□ 否□	结果在方框里打“√”

操作间名称： 操作间编号：

设备名称	拣选台	拣选台
设备编号	QCL-020 是□ 否□	QCL-021 是□ 否□
设备运行时间	日 时 分至 日 时 分	日 时 分至 日 时 分
根据净选设备，设备是否运行在方框里打“√”		

工艺要求	净制前重量（kg）		净制标准	净制后重量（kg）	废品重量（kg）
1.开启除尘风机 2.将苦杏仁药材置拣选操作台上，人工拣选出霉变品及杂质 3.净制后合格苦杏仁置洁净周转箱内，做好物料状态标识，注明药材品名、生产批号等内容 4.废弃物入废弃物桶					
	收率范围≥95%		收 率： %	符合□ 不符合□	
	物料平衡限度98%~100%		平衡限度： %	符合□ 不符合□	
	计算方式	收率=净制后苦杏仁重量 ÷ 净制前苦杏仁重量 ×100%			
		物料平衡限度=（净制后苦杏仁重量+废品量）÷ 净制前苦杏仁重量 ×100%			
	偏差	正常□ 异常□	净制质量检查、班中清场，允许流入下一工序。 QA确认：		

交接：净制后苦杏仁重量________kg；共________件；交至________工序。

操作人： 工序负责人： QA签字：

备注：

燀苦杏仁燀制记录

产品名称		产品规格		产品批号		批量	
生产日期	年　月　日	班次		工艺规程编号			

	检查项目	确认结果
生产前检查与准备	确认中药材燀制岗位有清场合格证并在有效期内，确认工器具、设备处于“已清洁”及“待运行”状态	□已确认
	确认岗位相应文件和记录齐全并受控	□已确认
	确认需用仪表有校验合格证且在有效期内	□已确认
	确认已更换生产状态牌、设备状态牌，开启除尘设施	□已确认
	备注：如已确认，请确认人在确认结果项的方框里打“√”　确认人：　复核人：	

物料复核	中药材名称	物料代码	批号	数量（kg）	是否复核	备注
					是□　否□	结果在方框里打“√”

设备名称	设备型号	设备编号	操作间编号
可倾式夹层锅	JCG-500-00		
脱皮机	TP-300		

燀制	操作：按《中药材蒸煮燀制岗位标准操作规程》于可倾式反应锅内加入净药材三倍的饮用水，煮沸，取净药材投入沸水中翻烫3~5分钟，蒸汽压力，种皮由皱缩至舒展、能搓去皮时，立即捞出于冷水中浸漂，置脱皮机内除去种皮，沥干水分，将经燀制品做好物料状态标识，交至下一工序						
	锅次	第一锅	第二锅	第三锅	第四锅	第五锅	第六锅
	苦杏仁重量（kg）						
	饮用水量（kg）						
	蒸汽压力						
	煮沸时间	时　分 时　分	时　分 时　分	时　分 时　分	时　分 时　分	时　分 时　分	时　分 时　分
	翻烫时间	时　分 时　分	时　分 时　分	时　分 时　分	时　分 时　分	时　分 时　分	时　分 时　分
	燀制起止时间：　日　时　分至　日　时　分						

偏差	正常□　异常□	燀苦杏仁质量检查、班中清场，允许流入下一工序。　QA确认：

交接：燀制后燀苦杏仁共________件；交至________工序。

操作人：　　　　工序负责人：　　　　QA：

备注：

焯苦杏仁干燥记录

产品名称		产品规格		产品批号		批量	
生产日期	年 月 日	班次		工艺规程编号			

	检查项目	确认结果
生产前检查与准备	确认中药材干燥岗位有清场合格证并在有效期内，确认工器具、设备处于“已清洁”及“待运行”状态	□已确认
	确认岗位相应文件和记录齐全并受控	□已确认
	确认已更换生产状态牌、设备状态	□已确认
	确认已开启除尘设备	□已确认
	备注：如已确认，请确认人在确认结果项的方框里打“√” 确认人： 复核人：	

物料复核	药材物料状态标识是否齐全	齐全□ 不齐全□
	检查原药材外观质量、复核原药材名称、数量、代码	外观质量：

按《药材干燥岗位标准操作规程》《HX-4敞开式烘箱标准操作规程》操作，将药材平铺于敞开式烘箱内，根据药材属性确定上料厚度；开启蒸汽及风机，根据药材的不同属性确定烘药温度、时间，控制药材水分。干燥时做到不影响颜色、气味，勤翻动（每30分钟翻动一次）（执行□ 未执行□）

操作间名称		设备名称	HX-4敞开式烘箱
操作间编号		设备编号	QCL-012□ QCL-013□

干燥	1.铺料厚度1~5cm；2.控制蒸汽压力，干燥温度控制50~60℃，温度达到50℃时，开始计时，干燥1~1.5小时；3. 药材干燥达到工艺要求后，关闭蒸汽阀，继续送风，降温至常温；4.干燥后合格药材用洁净周转箱装好，称重，贴签，及时递交下一工序；5.废弃物入废弃物桶						
	药材名称						
	设备编号	QCL-012□			QCL-013□		
	锅次	铺料厚度（cm）	干燥温度	干燥时间	铺料厚度（cm）	干燥温度	干燥时间
	1			日 时 分至 日 时 分			日 时 分至 日 时 分
	2			日 时 分至 日 时 分			日 时 分至 日 时 分
	3			日 时 分至 日 时 分			日 时 分至 日 时 分
	4			日 时 分至 日 时 分			日 时 分至 日 时 分
	5			日 时 分至 日 时 分			日 时 分至 日 时 分
	6			日 时 分至 日 时 分			日 时 分至 日 时 分

收率范围≥85%	%	干燥收率=干燥后焯苦杏仁重量÷净制后苦杏仁重量×100%
物料平衡限度95%~100%	%	物料平衡限度=（干燥后焯苦杏仁重量+废料重量）÷净制后苦杏仁重量×100%
废料重量 kg	偏差 正常□ 异常□	干燥质量检查、班中清场，允许流入下一工序。

交接：干燥后焯苦杏仁重量：________kg，共________件；交至________工序。

操作人： 工序负责人： QA签字：

备注：

焯苦杏仁筛选记录

产品名称		产品规格		产品批号		批量	
生产日期	年　月　日	班次		工艺规程编号			

生产前检查与准备	检查项目	确认结果
	确认中药饮片筛选岗位有清场合格证并在有效期内，确认工器具、设备处于“已清洁”及“待运行”状态	□已确认
	确认岗位相应文件和记录齐全并受控	□已确认
	确认已更换生产状态牌、设备状态牌	□已确认
	确认已开启除尘设施	□已确认
	确认饮片名称、数量、批号、状态标识齐全	□已确认
	备注：如已确认，请确认人在确认结果项的方框里打“√”　确认人：　复核人：	

物料复核	饮片名称	物料代码	批号	日期	数量（kg）	是否复核	备注
						是□　否□	结果在方框里打“√”

筛选	将焯苦杏仁平铺于不锈钢筛或入CZS-0.7长方筛内：按《筛选岗位标准操作规程》《CZS-0.7长方筛标准操作规程》进行操作，筛去碎屑、灰屑，用编织袋或编织袋（内衬PE袋）盛装，称量，封口，贴合格证，车间物料员填写请验单，入饮片成品库，待验				
	设备名称	设备型号	设备编号	房间编号	
	长方筛	CZS-0.7			
	不锈钢筛	1、2、4、6、8、10、12mm			
	筛选前焯苦杏仁重量	筛选后焯苦杏仁重量	废品量	收率范围：≥95%	物料平衡98%~100%
	kg	kg	kg	%	%
	计算公式	收率=筛选后焯苦杏仁重量÷筛选前焯苦杏仁重量×100%			
		物料平衡率=（筛选后焯苦杏仁重量+废品量）÷筛选前焯苦杏仁重量×100%			

成品收率	收率范围：≥80%	%	计算公式	收率=筛选后焯苦杏仁重量÷原药材领料量×100%
偏差	正常□　异常□	筛选质量检查、班中清场，允许入库		QA确认：

交接：焯苦杏仁总量：________kg，共________件；交至饮片成品库

操作人：　　　　工序负责人：　　　　QA：

备注：

焯苦杏仁印制记录

产品名称		产品规格		产品批号		批量	
生产日期	年　月　日			班次		工艺规程编号	

	检查项目	确认结果
生产前检查与准备	确认中药饮片印制岗位有清场合格证并在有效期内，确认工器具、设备处于“已清洁”及“待运行”状态	□已确认
	确认岗位相应文件和记录齐全并受控	□已确认
	确认已更换生产状态牌、设备状态牌	□已确认
	确认包装材料名称、数量、状态标识齐全	□已确认
	备注：如已确认，请确认人在确认结果项的方框里打“√”　确认人：　复核人：	

	按《印制岗位标准操作规程》《热转印分页一体机标准操作规程》《全智能小包装机（半自动型）标准操作规程》操作			
印制制袋	设备名称	设备型号	设备编号	房间编号
	热转印分页一体机□	RYJ–FYJ001	QCL–024	2-1-118
	全智能小包装机（半自动型）□	VPA–905AB	QCL–025	2-3-019
	印制内容复核	品名： 规格： 产地： 净重： 产品批号： 生产日期： 执行标准：		

物料名称	物料代码	进厂编号	领料量	使用量	损耗量	剩余量	损耗率 ≤5%	物料平衡 100%
计算公式	物料平衡率 =（使用量 + 损耗量 + 剩余量）÷ 包装材料领料量 ×100%							
	损耗率 = 损耗量 ÷（领料量 – 剩余量）×100%							

偏差	正常□　异常□	印制质量检查、班中清场，允许包装材料流入下一工序。　QA确认：

操作人：　　工序负责人：　　QA：

备注：

炖苦杏仁分装记录1

<table>
<tr><td>产品名称</td><td colspan="2"></td><td>产品规格</td><td></td><td>产品批号</td><td></td><td>批量</td><td colspan="2"></td></tr>
<tr><td>生产日期</td><td colspan="4">年　　月　　日</td><td>班次</td><td></td><td colspan="2">工艺规程编号</td><td></td></tr>
<tr><td rowspan="7">生产前检查与准备</td><td colspan="7">检查项目</td><td colspan="2">确认结果</td></tr>
<tr><td colspan="7">确认中药饮片包装岗位有清场合格证并在有效期内，确认工器具、设备处于“已清洁”及“待运行”状态</td><td colspan="2">□已确认</td></tr>
<tr><td colspan="7">确认岗位相应文件和记录齐全并受控</td><td colspan="2">□已确认</td></tr>
<tr><td colspan="7">确认已更换生产状态牌、设备状态牌</td><td colspan="2">□已确认</td></tr>
<tr><td colspan="7">确认饮片名称、数量、批号、状态标识齐全</td><td colspan="2">□已确认</td></tr>
<tr><td colspan="7">复核领用包装材料印制内容是否清晰、准确、完整</td><td colspan="2">□已确认</td></tr>
<tr><td colspan="9">备注：如已确认，请确认人在确认结果项的方框里打“√”　　确认人：　　复核人：</td></tr>
<tr><td rowspan="13">分装</td><td colspan="9">1. 按《包装岗位标准操作规程》《连续式塑料薄膜封口机标准操作规程》操作，将待包装炖苦杏仁按定额包装量进行准确称量并封口；2. 包装过程的废弃物入废弃物桶；3. 分装结束后，交外包工序</td></tr>
<tr><td colspan="3">包装物料</td><td colspan="6">中药饮片复合袋□　复合膜袋□</td></tr>
<tr><td colspan="3">设备名称</td><td colspan="2">设备型号</td><td colspan="2">设备编号</td><td colspan="2">操作间编号</td></tr>
<tr><td colspan="3">连续式塑料薄膜封口机</td><td colspan="2">DBF-900</td><td colspan="2"></td><td colspan="2"></td></tr>
<tr><td colspan="3">电子天平</td><td colspan="2"></td><td colspan="2"></td><td colspan="2"></td></tr>
<tr><td rowspan="2">饮片</td><td>领料量（kg）</td><td>包装规格</td><td colspan="2">合格小袋量</td><td>废品量</td><td colspan="2">收率≥95%</td><td>物料平衡98%~100%</td></tr>
<tr><td></td><td></td><td colspan="2"></td><td></td><td colspan="2">%</td><td>%</td></tr>
<tr><td rowspan="2">包装材料</td><td>领料量</td><td>物料代码</td><td>进厂编号</td><td>使用量</td><td>剩余量</td><td>损耗量</td><td>损耗率≤5%</td><td>物料平衡100%</td></tr>
<tr><td></td><td></td><td></td><td></td><td></td><td></td><td>%</td><td>%</td></tr>
<tr><td rowspan="4">计算公式</td><td colspan="8">包装收率 =（合格小袋量 - 包装材料使用量）÷ 领料量 × 100%</td></tr>
<tr><td colspan="8">物料平衡率 =（合格小袋量 - 包装材料使用量 + 废品量）÷ 领料量 × 100%</td></tr>
<tr><td colspan="8">包装材料损耗率 = 损耗量 ÷（领料量 - 剩余量）× 100%</td></tr>
<tr><td colspan="8">包装材料物料平衡率 =（使用量 + 损耗量 + 剩余量）÷ 领料量 × 100%</td></tr>
<tr><td>偏差</td><td colspan="3">正常□　异常□</td><td colspan="6">包装质量检查、班中清场，允许办理入库手续。　QA确认：</td></tr>
<tr><td>交接</td><td colspan="9">将分装合格小袋交至外包工序。</td></tr>
</table>

操作人：　　　　工序负责人：　　　　QA：

备注：

焯苦杏仁分装记录2

产品名称		规格		产品批号		批量	
操作日期	年　月　日	班次		工艺规程编号			

	检查项目	确认结果
生产前检查与准备	确认中药饮片分装岗位有清场合格证并在有效期内；确认工器具、设备处于“已清洁”及“待运行”状态	□已确认
	确认岗位相应文件和记录齐全并受控	□已确认
	确认需用仪器、仪表有校验合格证且在有效期内	□已确认
	确认已更换生产状态牌、设备状态牌	□已确认
	确认 VPA-905AB 全智能小包装机（半自动型）或 VPA-928A 全智能小包装机完好并且试运行正常	□已确认
	确认需用天平有校验合格证且在有效期内，按《自动天平校验标准操作规程》进行校验	□已确认
	备注：如已确认，请确认人在确认结果项的方框里打“√”	确认人：　复核人：

按《中药饮片分装岗位标准操作规程》《VPA-905AB 全智能小包装机（半自动型）标准操作规程》《VPA-928A 全智能小包装机标准操作规程》操作

设备名称	设备型号	设备编号	操作间编号
全智能小包装机（半自动型）□	VPA-905AB	QCL-025	2-3-019
全智能小包装机 □	VPA-928A	QCL-031	2-3-020
电子天平			

操作：1. 根据指令核对操作屏中印制内容：品名、规格、产地、净重、产品批号、生产日期、执行标准；2. 按《VPA-905AB 全智能小包装机（半自动型）标准操作规程》《VPA-928A 全智能小包装机标准操作规程》操作；3. 废弃物入废弃物桶

饮片分装	印制内容复核	品　名：　规　格：　产　地：　净重： 产品批号：　生产日期：　执行标准：	
	领取物料	中药饮片复合膜数量：________ kg　进厂批号：________ 待分装焯桃仁重量：__________ kg　批　号：________	确认人：
	操作：按《VPA-905AB 全智能小包装机（半自动型）标准操作规程》操作：取下墨盒，安装好色带；按包装规格选择型号安装好下料斗、复合膜，调整色标电眼，设置横封上温度 140℃ ±25℃，横封下温度 140℃ ±25℃，纵封温度 125℃ ±25℃；启动输送带将准确称量的药材置入上料盘中经输送带倾入料斗中，点动设备点动按钮试包装，调试合格方可包装；饮片包装过程中每隔 20 分钟记录一次装量检查情况		横封上温度：______℃ 横封下温度：______℃ 纵封温度：________℃
	操作：按《VPA-928A 全智能小包装机标准操作规程》操作：取下墨盒安装好色带，按包装规格选择型号安装好下料斗、复合膜，调整色标电眼，在显示屏上设置包装打印信息，设置好横封上、横封下、纵封温度及目标重量、上偏差、下偏差等参数，将多头称置零，点动设备点动键试包装，调试合格方可包装，包装过程中每隔 20 分钟记录一次装量检查情况		横封上温度：________℃ 目标重量：________g 横封下温度：________℃ 上偏差：________g 纵封温度：________℃ 下偏差：________g

饮片	领料量（kg）	包装规格	合格小袋量	废品量	收率≥95%	物料平衡 98%~100%
					%	%

续表

饮片分装	包装材料	领料量	物料代码	进厂编号	使用量	损耗量	剩余量	损耗率≤5%	物料平衡100%
								%	%
	计算公式	包装收率 =（合格小袋量 – 包装材料使用量）÷ 领料量 × 100%							
		物料平衡率 =（合格小袋量 – 包装材料使用量 + 废品量）÷ 领料量 × 100%							
		包装材料损耗率 = 损耗量 ÷（领料量 – 剩余量）× 100%							
		包装材料物料平衡率 =（使用量 + 损耗量 + 剩余量）÷ 领料量 × 100%							
偏差	正常□　异常□		包装质量检查、班中清场，允许流入下一工序。　QA 确认：						
交接	将分装合格小袋交至外包工序。								
操作人：				工序负责人：				QA：	
备注：									

焯苦杏仁装量检测记录

产品名称		规格		产品批号		批量	
操作日期	年　月　日			班次		电子天平编号	
设定装量	标示量：根据包装指令设置装量＿＿＿＿/袋；根据不同规格设置装量差异，（范围：1.5~6.0g 标示量的 ±7%，6.0g 以上标示量的 ±5%），上限控制：＿＿＿＿g/袋；下限控制：＿＿＿＿g/袋。称 10 个空袋重量：＿＿＿＿g；平均袋重：＿＿＿＿g						
每袋重量	岗位装量控制范围：标示量 + 平均袋重		上限：＿＿＿＿g/袋		下限：＿＿＿＿g/袋		
操作标准	检测记录频次：20 分/次；装量差异检查方法：每次抽查 10 袋，用 1/100 电子天平称量						

空袋

序号	1	2	3	4	5	6	7	8	9	10	平均袋重
空袋（g）											
序号 / 时间	1	2	3	4	5	6	7	8	9	10	结果判定
日　时　分											符合□　不符合□
日　时　分											符合□　不符合□
日　时　分											符合□　不符合□
日　时　分											符合□　不符合□
日　时　分											符合□　不符合□
日　时　分											符合□　不符合□
日　时　分											符合□　不符合□
日　时　分											符合□　不符合□
日　时　分											符合□　不符合□
日　时　分											符合□　不符合□
日　时　分											符合□　不符合□
日　时　分											符合□　不符合□

续表

日 时 分											符合□ 不符合□
日 时 分											符合□ 不符合□
日 时 分											符合□ 不符合□

操作人: 复核人: QA：

燀苦杏仁外包装记录

产品名称		产品规格		产品批号		批量	
生产日期	年 月 日		班次		工艺规程编号		

	检查项目	确认结果
生产前检查与准备	确认中药饮片外包装岗位有清场合格证并在有效期内，确认工器具、设备处于“已清洁”及“待运行”状态	□已确认
	确认岗位相应文件和记录齐全并受控	□已确认
	确认已更换生产状态牌、设备状态牌	□已确认
	确认饮片名称、数量、批号、状态标识齐全	□已确认
	备注：如已确认，请确认人在确认结果项的方框里打“√”	确认人： 复核人：

外包装	操作：1.按《包装岗位标准操作规程》《DBF-900连续式塑料薄膜封口机标准操作规程》操作；2.包装过程的废弃物入废弃物桶；3.包装结束后，填写“请验单”，入饮片成品库，待检									
	设备名称		设备型号			设备编号			操作间编号	
	连续式塑料薄膜封口机		DBF-900							
	电子台秤									
	领料量		包装规格		入库数量		废品量	收率≥95%	物料平衡98%~100%	
	（折袋）							%	%	
	包装材料	物料名称	物料代码	进厂编号	领料量（个）	使用量（个）	损耗量（个）	剩余量（个）	损耗率≤5%	物料平衡100%
									%	%
	计算公式	收率=入库数量 ÷ 领料量 ×100%								
		物料平衡率=（入库数量+废品量）÷ 领料量 ×100%								
		包装材料损耗率=损耗量 ÷（领料量－剩余量）×100%								
		包装材料物料平衡率=（使用量+损耗量+剩余量）÷ 领料量 ×100%								

偏差	正常□ 异常□	包装质量检查、班中清场，允许办理入库手续。 QA确认：
入库	将外包合格品交给饮片成品仓库。	

操作人: 工序负责人: QA：

备注：

五、评价反馈

1.车间主任评价

序号	重点评价内容	评价标准	标准分值	评价得分
1	物料及辅料称取	称量标准操作规程	10	
2	设备准备	准备标准操作规程	10	
3	设备操作	设备运行标准规程	20	
4	清场	清场标准操作规程	10	
5	工作态度	吃苦耐劳，态度认真，精益求精	10	
6	自主学习	提前预习、查阅资料能力	10	
7	问题探究	分析问题，解决问题，处理问题能力	20	
8	安全	药品质量安全意识，生产安全意识	10	
签名			合计	

2.学生自我评价

学生姓名：	
你是否参与生产实训活动？	
你都完成了哪些具体任务？	
除了完成实训任务，你还做了哪些工作？	
你认为本次生产实训有什么需要改进的问题吗？	
本次课你有什么收获吗？你都学到了什么？	

任务二　煮法

一、学习目标

1.掌握煮法的含义、炮制方法、成品性状、炮制作用及注意事项。
2.能够独立完成常用药物的煮法炮制；能准确判断煮法常用药物的成品性状。
3.具备尊重生命、热爱炮制岗位的责任感和事业心；树立精益求精的大国工匠精神。

二、任务书

通过查阅《中国药典》(2020年版)一部“远志”药材的煮法炮制方法，结合学习煮法的基础知识，按照药典煮法药物的检查标准和“制远志工艺规程”，完成远志的炮制。

批生产指令单

批生产指令单号：

产品名称		规格		产品批号	
生产周期	年 月 日至 年 月 日			工艺规程编号	
批量		依据			
名称		物料代码	单位	领料量	备注
			kg		
			kg		
制表人：				制表日期： 年 月 日	
车间主管：				签发日期： 年 月 日	
质量管理部QA主管：				审核日期： 年 月 日	

三、获取资讯

（一）煮法

将净制后的药物置适宜容器内，加辅料（固体辅料需先捣碎或切制）或不加辅料与水同煮的炮制方法，称为煮法。

（二）煮法炮制流程

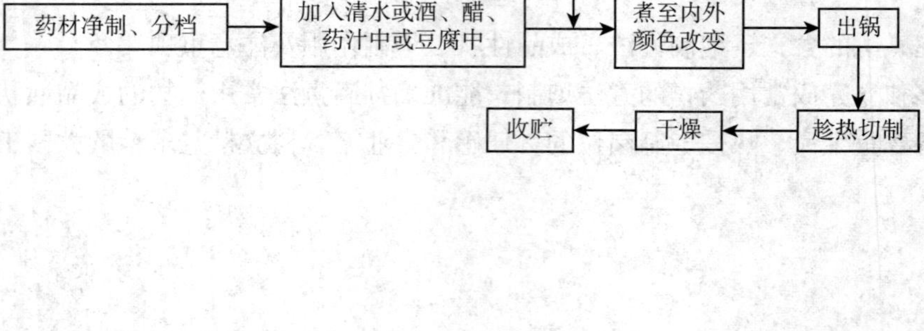

（三）具体示例

远志

【来源】本品为远志科植物远志 *Polygala tenuifolia* Willd.或卵叶远志*Polygala sibirica* L.的干燥根。春、秋二季采挖，除去须根及泥沙，晒干。

【功能与主治】安神益智，交通心肾，祛痰，消肿。用于心肾不交引起的失眠多梦、健忘惊悸、神志恍惚，咳痰不爽，疮疡肿毒，乳房肿痛。

【产品名称】制远志

【规格】甘草汁煮

【制法】取原药材远志，净制，洗净，润透，切段，干燥；取甘草，加适量水煎煮两次，合并煎液并浓缩至甘草量的10倍左右，去渣，加入净远志，用文火煮至汤被吸尽，取出，干燥，筛选，包装。

【性状】本品形如远志段，表面呈黄棕色。味微甜。

【质量标准】《中国药典》2020年版。

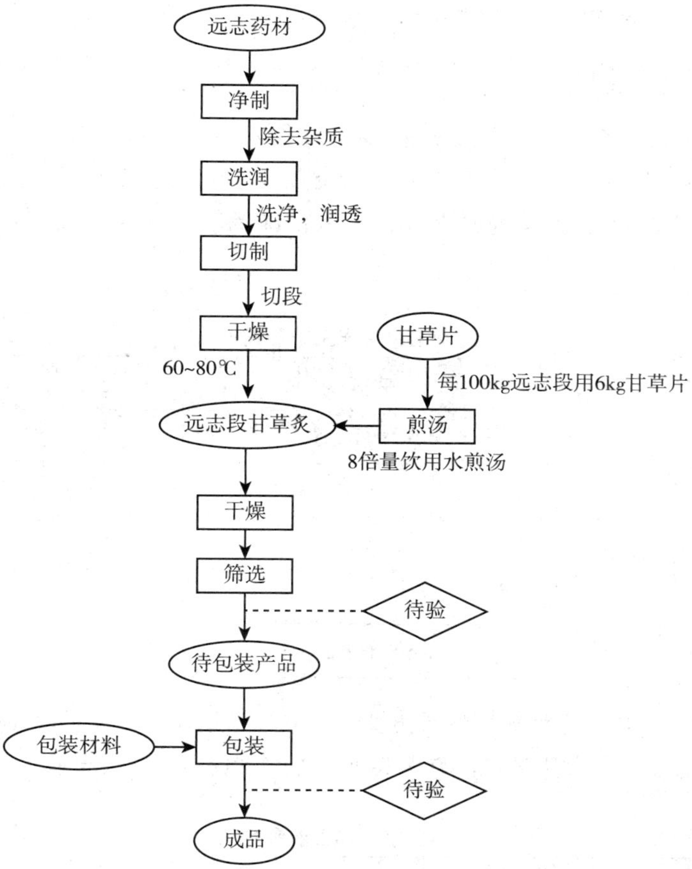

制远志生产工艺流程

【具体操作】

1.领料操作 按生产管理部《批生产指令单》要求，车间物料员依据批指令填写《领料单》，领取远志、甘草。

车间物料员、库管员依据《物料发放管理规程》《物料称量计数管理规程》《车间领用、发放物料管理规程》《物料发放标准操作规程》《领发料标准操作规程》的规定，称量、复核，领取中药材送至车间中药材暂存区，按种类、批号集中管理，分类码放整齐。

2.称量操作 操作前对操作间、设备设施等进行检查、确认后，依据《批生产指令单》操作人员逐一称量、复核，称量完毕，贴《物料签》，入中药材暂存区。

3.净制操作 操作前对操作间、设备设施等进行检查、确认后，将远志药材置拣选操作台上，拣选出非药用部位、霉变品及杂质；净制后的药材装入洁净周转筐，贴《物料签》，交洗润工序。

净制工序主要工艺参数表

项目	参数	备注
净制收率	≥97%	净制收率=净制后远志重量 ÷ 净制前远志重量 ×100%
物料平衡率	98%~100%	物料平衡率=（净制后远志重量+废品量）÷ 净制前远志重量 ×100%

4.洗润操作 将净制的远志置于清洗池中，用水快速冲洗至净，沥水；入方形润药机，每锅上料5.5~110kg，控制蒸汽压力，真空度-0.06~-0.07MPa，温度50~60℃，浸润10分钟，润至透心，沥干药材表面水分，装入洁净周转箱盛装，贴《物料签》，交切制工序。

洗润工序主要工艺参数表

项目	参数	备注
清洗	快速冲洗至净	流动水清洗，不回收利用
浸润真空压力	-0.06~-0.07MPa	—
浸润时间	10分钟	—
浸润温度	50~60℃	—
每锅数量	5.5~110kg	—

5.切制操作 调整切药机裁切快长度为5~15mm，取浸润好的远志药材，平铺于切药机的送料履带，切段；药段用洁净周转筐盛装，贴《物料签》，入干燥工序。

切制工序主要工艺参数表

项目	参数
切段	段长5~15mm

6. 干燥操作　将远志段平铺于敞开式烘箱内，铺料厚度5~10cm，控制蒸汽压力，保持干燥温度为60~80℃，温度达到60℃时，开始计时，干燥1.5~2小时；每30分钟翻动一次，关闭蒸汽，送风，降至常温后，用洁净周转筐盛装，称量，贴《物料签》，入甘草汁炙工序。

干燥工序主要工艺参数表

项目	参数	备注
干燥温度	60~80℃	—
干燥时间	1.5~2小时	每30分钟翻动一次
铺料厚度	5~10cm	—

7. 甘草汁煮　按每100kg远志段用甘草片6kg称量甘草片，入反应锅，加8倍量饮用水煎汤，煎煮1小时（煎煮温度100℃ ±2℃），汤汁去渣，滤过100目，备用。

取远志段入反应锅，加入甘草汁，拌匀，煮至汤吸尽，取出，用洁净容器盛装，贴《物料签》，入药材干燥室。

将制好的远志段平铺于敞开式烘箱内，铺料厚度5~10cm，控制蒸汽压力≤0.10MPa，保持干燥温度为60~80℃，温度达到60℃时，开始计时，干燥1.5~2小时，每30分钟翻动一次，关闭蒸汽，送风，降温至常温后，装入洁净周转筐，贴《物料签》，进入下一工序。

制远志甘草炙参数表

工序	项目	参数	备注
甘草煎汤	甘草片用量	每100kg制远志用6kg甘草片	—
	甘草煎汤	加8倍量饮用水煎汤，煎煮1小时	—
干燥	蒸汽压力	≤0.10MPa	—
	干燥温度	60~80℃	—
	干燥时间	1.5~2小时	每30分钟翻动一次
	铺料厚度	5~10cm	—
收率		≥95%	收率=制远志重量÷干燥远志段重量×100%

8. 筛选操作　将干燥好的制远志平铺于不锈钢筛或入CZS-0.7长方筛内：按《筛选岗位标准操作规程》《CZS-0.7长方筛标准操作规程》进行操作，筛去灰屑，用编织袋（内衬PE袋）盛装，称量，贴《物料签》，包装结束后，填写“请验单”，入饮片成品库，待检。

筛选工序主要工艺参数表

项目	参数	备注
筛选收率	≥90%	收率=筛选后制远志重量÷筛选前制远志重量×100%
物料平衡率	98%~100%	物料平衡率=(筛选后制远志重量+废品量)÷筛选前制远志重量×100%
成品收率	≥80%	收率=筛选后制远志重量÷原药材领料量×100%

9.印制、制袋操作

（1）开启热转印分页一体机电源，取下墨盒，安装好色带；在设备处于离线状态时将印制内容（品名、规格、产地、净重、产品批号、生产日期、执行标准）分别录入数据库，根据饮片复合膜袋大小调节好宽度，设置分页速度、喷码速度、打印数量等参数，一人设置，一人复核，确定打印内容准确无误后方可打印。

（2）接通总电源，在操作屏上核对打印内容（品名、规格、产地、净重、产品批号、生产日期、执行标准），取下墨盒，安装好色带，设置横封上温度（140℃ ±25℃）、横封下温度（75℃ ±25℃）、纵封温度（125℃ ±25℃）等参数；开启压缩空气（保持压缩空气在0.4~0.7MPa），按包装规格选择下料斗型号和复合膜规格，先安装好下料斗，再将复合膜按路径穿膜，走膜完毕后，调整好膜距及纵封边距，通过调整各锁紧手柄和螺丝，让纵封器适配复合膜的封边，然后上紧并锁紧手柄和螺丝；调节拉膜松紧锁母让拉膜套适当压紧料筒；将带膜穿越横封器之间；调节色标电眼，主要根据膜宽和观察出带切口位置是否正确，调节色标电眼走膜方向的距离，以达到正确的完整带形并锁紧即可，印制、制袋完毕后将印制或制袋好的中药饮片药用复合袋（或中药饮片复合膜袋）装入洁净容器内，贴《物料签》，入包装工序。

印制、制袋工序主要工艺参数表

项目	参数	备注
损耗率	≤5%	包装材料损耗率=损耗量÷(领料量-剩余量)×100%
物料平衡率	100%	包装材料物料平衡率=(使用量+损耗量+剩余量)÷包装材料领料量×100%

10.包装、入库操作

（1）根据包装指令在饮片成品库领取物料，将合格的制远志按包装规格准确称量，用编织袋或编织袋内套PE袋、中药饮片复合袋定额分包装，每袋装0.5kg、每袋装1kg（根据市场需要调整包装规格），分装完毕，封口，贴合格证，车间物料员填写请验单，入饮片成品库。

（2）根据包装指令在饮片成品库领取物料，将合格后的制远志按包装规格定额准确称量，置入印制好的中药饮片复合袋（或制袋好的中药饮片复合膜袋）内，按《饮片包装岗位标准操作规程》进行分装，分装时根据不同规格装量差异，（范围：1.5~6.0g标示量的 ±7%，6.0g以上标示量的 ±5%）控制装量上限、下限，分装过程中每20分钟检查一次装量。将分装好的制远志小袋经连续式塑料薄膜热封机逐一热封封口，将分包装完毕的物料置入PE袋（或塑料周转箱套PE袋）洁净容器内，称量，贴《物料签》入外包装工序。

（3）根据包装指令在饮片成品库领取物料，将合格后的制远志按《饮片包装岗位标准操作规程》《全智能小包装机（半自动型）标准操作规程》《全智能小包装机标准操作规程》进行分装，开启电源及压缩空气，取下墨盒安装好色带，根据包装规格安装好下料斗、复合膜，调节好中药饮片复合膜的松紧度和色标电眼的位置，设置横封上温度（140℃ ±25℃）、横封下温度（140℃ ±25℃）、纵封温度（125℃ ±25℃）等参数、复核显示屏打印内容确认准确无误后，启动输送带将合格后的制远志定额称量置入送料盘内，经输送带倾入料斗，点动设备点动按钮试包装，待包装打印清晰、密封严密、装量准确后方可分装；分装过程中每20分钟检查装量，根据不同规格装量差异（范围：1.5~6.0g标示量的 ±7%，6.0g以上标示量的 ±5%），将包装完毕的物料置入PE袋（或塑料周转箱套PE袋）洁净容器内，贴《物料签》入外包装工序。根据包装指令将分装后的中药饮片合格小袋外包，由车间现场QA抽样，外包完毕由车间物料员填写请验单待验，待验合格后贴合格证，入饮片成品库。

（4）根据包装指令将分装后的中药饮片合格小袋外包，封口，贴合格证，外包完毕由车间物料员填写请验单，入饮片成品库。

分装工序主要工艺参数表

项目	参数	备注
包装规格	—	根据需要量定额包装
分装收率	≥90%	分装收率=（合格小袋量－包装材料使用量）÷ 领料量 ×100%
物料平衡率	98%~100%	物料平衡率 =（合格小袋量－包装材料使用量+废品量）÷ 领料量 ×100%
分装包装材料损耗率	≤5%	包装材料损耗率=损耗量 ÷（领料量－剩余量）×100%
包装材料物料平衡率	100%	包装材料物料平衡率=（使用量+损耗量+剩余量）÷ 领料量 ×100%

包装工序主要工艺参数表

序号	项目	参数	备注
1	包装规格	—	根据需要量定额包装
2	包装收率	≥95%	包装收率=入库数量 ÷ 领料量 ×100%
3	物料平衡率	98%~100%	物料平衡率=（入库数量+废品量）÷ 领料量 ×100%
4	包装材料损耗率	≤5%	包装材料损耗率=损耗量 ÷（领料量－剩余量）×100%
5	包装材料物料平衡率	100%	包装材料物料平衡率=（使用量+损耗量 +剩余量）÷ 领料量 ×100%

四、任务实施

附表5-2-1

制远志称量记录

<table>
<tr><td>产品名称</td><td colspan="2"></td><td>产品规格</td><td></td><td>产品批号</td><td></td><td>批量</td><td></td></tr>
<tr><td>操作日期</td><td colspan="3">年　月　日</td><td>班次</td><td></td><td>工艺规程编号</td><td colspan="2"></td></tr>
<tr><td rowspan="7">生产前检查与准备</td><td colspan="5">检查项目</td><td colspan="3">确认结果</td></tr>
<tr><td colspan="5">确认称量配料岗位有清场合格证并在有效期内，确认工器具、设备处于“已清洁”及“待运行”状态</td><td colspan="3">□已确认</td></tr>
<tr><td colspan="5">确认需用衡器有校验合格证且在有效期内</td><td colspan="3">□已确认</td></tr>
<tr><td colspan="5">确认岗位相应文件和记录齐全并受控</td><td colspan="3">□已确认</td></tr>
<tr><td colspan="5">确认已更换生产状态牌、设备状态牌</td><td colspan="3">□已确认</td></tr>
<tr><td colspan="5">复核检查物料标识、物料外观性状</td><td colspan="3">□已确认</td></tr>
<tr><td colspan="8">备注：如已确认，请确认人在确认结果项的方框里打“√”；衡器的确认需要双人复核，其中包括称量的独立复核人　确认人：　复核人：</td></tr>
<tr><td colspan="9">按《称量配料岗位标准操作规程》执行</td></tr>
<tr><td colspan="9">电子秤编号：</td></tr>
</table>

<table>
<tr><td rowspan="5">称量、复核</td><td colspan="7">操作：根据制远志批生产指令，领取远志、甘草饮片；一人称量、一人单独复核，确认无误后，注明名称、代码、净重等，运至制远志净制工序，待用</td></tr>
<tr><td>物料名称</td><td>物料代码</td><td>物料批号</td><td>单位</td><td>批领料量</td><td>实际称料量</td><td>物料去向</td></tr>
<tr><td></td><td></td><td></td><td></td><td></td><td></td><td></td></tr>
<tr><td></td><td></td><td></td><td></td><td></td><td></td><td></td></tr>
<tr><td></td><td></td><td></td><td></td><td></td><td></td><td></td></tr>
<tr><td colspan="8">称量人：　复核人：</td></tr>
</table>

<table>
<tr><td rowspan="3">相对称量误差（≤1%）</td><td colspan="3">计算公式：（最小感量值 ÷ 所称物料最小重量）× 100%</td><td>台秤最小感量值</td><td></td></tr>
<tr><td rowspan="2">相对称量误差</td><td rowspan="2">最大值：</td><td>偏差</td><td colspan="2">□正常　□异常</td></tr>
<tr><td>称量读数</td><td colspan="2">□正常　□异常</td></tr>
<tr><td colspan="6">操作人：　工序负责人：　QA：</td></tr>
<tr><td colspan="6">备注：</td></tr>
</table>

制远志净制记录

产品名称		产品规格		产品批号		批量	
生产日期	年 月 日	班次		工艺规程编号			

	检查项目	确认结果
生产前检查与准备	确认拣选岗位有清场合格证并在有效期内，确认工器具、设备处于“已清洁”及“待运行”状态	□已确认
	确认需用衡器有校验合格证且在有效期内	□已确认
	确认岗位相应文件和记录齐全并受控	□已确认
	确认已更换生产状态牌、设备状态牌	□已确认
	确认已开启除尘设备	□已确认
	原药材物料状态标识是否齐全	□已确认
	检查原药材外观质量、复核原药材名称、重量、代码	□已确认
	备注：如已确认，请确认人在确认结果项的方框里打“√”；衡器的确认需要双人复核，其中包括称量的独立复核人 确认人： 复核人：	

净制操作按《净制岗位标准操作规程》(执行□ 未执行□)

物料复核	中药材名称	物料代码	批号	数量(kg)	是否与批指令相符	备注
					是□ 否□	结果在方框里打“√”

操作间名称： 操作间编号：

设备名称	拣选台	拣选台
设备编号	QCL–020 是□ 否□	QCL–021 是□ 否□
运行时间	时 分至 时 分	时 分至 时 分

工艺要求	净制前重量(kg)	净制标准	净制重量(kg)	废料重量(kg)
1.开启除尘风机 2.将药材放置在拣选台上，按工艺要求方法，选出药材中的泥沙、杂质、霉变药材及杂质 3.净制后合格药材置洁净塑料筐内或洁净包装袋内，密闭，做好物料状态标识，注明药材品名、生产批号等内容 4.废弃物入废弃物桶				
	收率范围≥97%	收 率： % 符合□ 不符合□		
	物料平衡限度98%~100%	平衡限度： % 符合□ 不符合□		
	计算方式	收率=净制远志重量 ÷ 远志重量 ×100%		
		物料平衡限度=(净制远志重量+废品量)÷ 远志重量 ×100%		
	偏差	正常□ 异常□	净制质量检查、班中清场，允许流入洗润工序。 QA确认：	

交接：净制远志重量________kg；共________件；交至________工序。

操作人： 工序负责人： QA签字：

备注：

制远志洗润记录

产品名称		产品规格		产品批号		批量	
生产日期	年 月 日	班次		工艺规程编号			

	检查项目	确认结果
生产前检查与准备	确认中药材洗润岗位有清场合格证并在有效期内，确认工器具处于“已清洁”状态	□已确认
	确认岗位相应文件和记录齐全并受控	□已确认
	确认已更换生产状态牌	□已确认
	备注：如已确认，请确认人在确认结果项的方框里打“√” 确认人：	复核人：
物料复核	原药材物料状态标识是否齐全	齐全□ 不齐全□
	检查原药材外观质量、复核原药材名称、数量、代码	外观质量：

洗润操作：根据制远志工艺规程，按《药材洗润岗位标准操作规程》用流动饮用水快速将远志表面的泥土、灰尘或其他不洁物洗净。在清洗过程中，注意不要长时间浸泡远志以免有效成分流失，有效成分易在水中损失，应采用快速抢水洗的方法。洗净的药材及时沥干，入润药机润制，合格后运至下一工序（执行□ 未执行□）

操作间名称： 操作间编号：

	工艺要求	药材名称	物料代码	洗润前数量（kg）
洗制	1.按照工艺要求将待洗涤的中药材放入清洗池中，按规定洗涤方法用流动饮用水进行洗涤至净，取出 2.药材洗涤时间不宜过长，以免伤水 3.洗涤后入方型润药机 4.废弃物入废弃物桶			
		洗制方法	抢水洗	
		洗涤起止时间	时 分至 时 分	
		洗涤后药材数量：______件		

润制

工艺要求：1.按照工艺要求将洗涤后或待浸润的远志放入润药机，按制远志工艺规程进行润制，浸润10分钟；2.按润药机润制的远志要严格执行工艺参数；3.浸润后药材用洁净周转箱装好，贴签；及时递交下一工序；4.废弃物入废弃物桶

浸润方法	设备名称	RY-2000润药机
机润	设备编号	QCL-008

项目	1锅	2锅	3锅	4锅	5锅	6锅	7锅	8锅
浸润蒸汽压力（MPa）								
浸润真空压力（-0.06-0.07MPa）								
每锅数量约（kg）								
浸润时间（min）								
浸润温度（50~60℃）								
浸润起止时间	时 分 至 时 分	时 分 至 时 分	时 分 至 时 分	时 分 至 时 分	时 分 至 时 分	时 分 至 时 分	时 分 至 时 分	时 分 至 时 分

偏差	正常□ 异常□	洗润质量检查、班中清场，允许流入切制工序。 QA确认：

交接：洗润远志共______件；交至______工序。

操作人： 工序负责人： QA签字：

备注：

制远志切制记录

产品名称		产品规格		产品批号		批量	
生产日期	年　　月　　日	班次		工艺规程编号			

生产前检查与准备	检查项目	确认结果
	确认中药材切制岗位有清场合格证并在有效期内，确认工器具、设备处于“已清洁”及“待运行”状态	□已确认
	确认岗位相应文件和记录齐全并受控	□已确认
	确认已更换生产状态牌、设备状态	□已确认
	确认已开启除尘设备	□已确认
	确认药材名称、批号、状态标识齐全	□已确认
	备注：如已确认，请确认人在确认结果项的方框里打“√”　确认人：　　　复核人：	
物料复核	原药材物料状态标识是否齐全	齐全□　　不齐全□
	检查原药材外观质量、复核原药材名称、数量、代码	外观质量：

按《药材切制岗位标准操作规程》《QY-300高速截断往复式切药机标准操作规程》《ZQY-200转盘式切药机标准操作规程》操作；每1小时对切制情况进行监控记录（执行□　未执行□）

操作间名称：　　　　　　　　　　操作间编号：

设备名称	QY-300高速截断往复式切药机	ZQY-200转盘式切药机	WQY240-2型往复式切药机
设备编号	QCL-010□	QCL-009□	QCL-001□

切制	工艺要求	药品名称	物料代码	切制标准
	1.开启除尘风机 2.按照工艺要求及《药材切制岗位操作规程》操作，将药材切制成相应饮片规格 片：薄片1~2mm，厚片2~4mm；段：短段5~10mm，长段10~15mm；块：8~12mm的方块；丝：细丝2~3mm，宽丝5~10mm 3.切制后合格饮片用洁净周转箱装好，称重，贴签；及时递交下一工序 4.废弃物入废弃物桶			
		切制频率	次/分	
		切制时间	日　时　分至 日　时　分	
		操作人		

监控记录	检查时间						
	检查记录	□合格 □不合格	□合格 □不合格	□合格 □不合格	□合格 □不合格	□合格 □不合格	□合格 □不合格
	监控人						
偏差	正常□　异常□	切制质量检查、班中清场，允许流入下一工序。　QA确认：					

交接：洗润远志共________件；交至________工序。

操作人：　　　　　　　　工序负责人：　　　　　　　　QA签字：

交接：切制药材共________件；交至________工序。　　交料人：　　　　接料人：

备注：

制远志干燥记录

产品名称		产品规格		产品批号		批量	
生产日期	年 月 日	班次		工艺规程编号			

	检查项目	确认结果
生产前检查与准备	确认中药材干燥岗位有清场合格证并在有效期内，确认工器具、设备处于“已清洁”，及“待运行”状态。	□已确认
	确认岗位相应文件和记录齐全并受控	□已确认
	确认已更换生产状态牌、设备状态	□已确认
	确认已开启除尘设备	□已确认
	备注：如已确认，请确认人在确认结果项的方框里打“√” 确认人： 复核人：	
物料复核	药材物料状态标识是否齐全	齐全□ 不齐全□
	检查原药材外观质量、复核原药材名称、数量、代码	外观质量：

按《药材干燥岗位标准操作规程》、《HX-4敞开式烘箱标准操作规程》操作，将药材平铺于不锈钢烘板上，根据药材属性确定上料厚度；开启蒸汽及风机，根据制远志工艺规程确定烘药温度、时间，控制药材水分。干燥时做到不影响颜色、气味，勤翻动（每30min翻动一次）。（执行□ 未执行□）

操作间名称		设备名称	HX-4敞开式烘箱
操作间编号		设备编号	QCL-012□ QCL-013□

干燥：

1. 铺盘厚度5~10cm.控制蒸汽压力；2.干燥温度控制60~80℃，温度达到60℃时，开始计时，干燥1.5~2小时；3.干燥达到工艺要求后，关闭蒸汽阀，继续送风，放凉；4.干燥后合格远志用洁净周转箱装好，称重，贴签；及时递交甘草汁炙工序；5.废弃物入废弃物桶

药材名称						
设备编号	QCL-012□			QCL-013□		
锅次	铺盘厚度（cm）	干燥温度（℃）	干燥时间	铺盘厚度（cm）	干燥温度（℃）	干燥时间
1			日 时 分至 日 时 分			日 时 分至 日 时 分
2			日 时 分至 日 时 分			日 时 分至 日 时 分
3			日 时 分至 日 时 分			日 时 分至 日 时 分
4			日 时 分至 日 时 分			日 时 分至 日 时 分
5			日 时 分至 日 时 分			日 时 分至 日 时 分
6			日 时 分至 日 时 分			日 时 分至 日 时 分

干燥后远志重量______kg 废品量：______kg

收率	收率范围≥85%	%	计算公式	收率=干燥后远志段总量÷净制后远志重量×100%
偏差	正常□ 异常□		干燥质量检查、班中清场，允许流入甘草汁炙工序。 QA确认：	

交接：干燥后远志总量：______kg，共______件；交至______工序。

操作人： 工序负责人： QA签字：

备注：

制远志甘草（汁）炙记录

产品名称		产品规格		产品批号		批量	
生产日期	年 月 日	班次			工艺规程编号		

	检查项目	确认结果	设备名称	可倾式夹层锅
生产前检查与准备	确认中药材煮制、干燥岗位有清场合格证并在有效期内，确认工器具、设备处于“已清洁”，及“待运行”状态	□已确认	设备型号	
			设备编号	
	确认岗位相应文件和记录齐全并受控	□已确认	操作间编号	
	确认已更换生产状态牌、设备状态牌	□已确认	设备名称	HX–4 敞开式烘箱
	确认已开启除尘设施	□已确认	设备型号	
	确认药材名称、批号、状态标识齐全	□已确认	设备编号	
	备注：如已确认，请确认人在确认结果项的方框里打“√” 确认人： 复核人：		操作间编号	

物料复核	中药材名称	物料代码	批号	数量（kg）	是否与批指令相符	备注
					是□ 否□	结果在方框里打“√”

甘草汁制备：按每100.00kg净药材用甘草6.00kg（另有规定除外）。称量甘草饮片，置入可倾式夹层锅内加8倍量饮用水煎汤，煎煮1小时（煎煮温度100℃ ±2℃），汤汁去渣，滤过100目，备用

甘草汁制备	甘草饮片数量（kg）		饮用水量（kg）	煎煮温度	煎煮时间	过滤	甘草汁数量
	1锅				时 分至 时 分		kg
	2锅				时 分至 时 分		kg

甘草（汁）炙：将远志段置入可倾式夹层锅内，加入甘草汁翻转拌匀后用文火煮至汁被吸尽时取出

甘草汁炙	锅次	1锅	2锅	3锅	4锅	5锅	6锅
	每锅净药材量（kg）						
	每锅甘草汁量（kg）						
	蒸汽压力						
	时间（分钟）	日 时 分 至 日 时 分	日 时 分 至 日 时 分	日 时 分 至 日 时 分	日 时 分 至 日 时 分	日 时 分 至 日 时 分	日 时 分 至 日 时 分
	甘草汁吸尽	□是 □否	□是 □否	□是 □否	□是 □否	□是 □否	□是 □否

干燥：按《药材干燥岗位标准操作规程》《HX–4敞开式烘箱标准操作规程标准操作规程》操作，将药材平铺于不锈钢烘板上，开启蒸汽及风机，每30分钟翻动一次。1.铺盘厚度5~10cm.控制蒸汽压力；2.干燥温度控制60~80℃；3.药材干燥达到工艺要求后，关闭蒸汽阀，继续送风，放凉；4.干燥过程中，在设备运行前期、中期、后期监控设备运行参数（干燥温度）；5.干燥后合格药材用洁净周转箱装好，称重，贴签，及时递交下一工序；6.废弃物入废弃物桶

铺盘厚度	cm	蒸汽压力	MPa	铺盘厚度	cm	蒸汽压力	MPa
翻动频率	分/次	干燥时间		翻动频率	分/次	干燥时间	
干燥温度	℃	日 时 分至 日 时 分		干燥温度	℃	日 时 分至 日 时 分	

制远志重量：________kg 废料重量：________kg

收率	收率范围≥95%	%	计算公式：收率=制远志重量 ÷ 干燥远志段重量 × 100%
偏差	正常□ 异常□		炮制质量检查、班中清场，允许流入下一工序。 QA确认：

交接：制远志总量：________kg，共________件；交至________工序。

操作人： 工序负责人： QA：

备注：

制远志筛选记录

产品名称		产品规格		产品批号		批量	
生产日期	年　月　日	班次		工艺规程编号			

	检查项目	确认结果
生产前检查与准备	确认中药饮片筛选岗位有清场合格证并在有效期内，确认工器具、设备处于“已清洁”及“待运行”状态	□已确认
	确认岗位相应文件和记录齐全并受控	□已确认
	确认已更换生产状态牌、设备状态牌	□已确认
	确认已开启除尘设施	□已确认
	确认饮片名称、数量、批号、状态标识齐全	□已确认
	备注：如已确认，请确认人在确认结果项的方框里打“√”　确认人：　　复核人：	

物料复核	饮片名称	物料代码	批号	日期	数量（kg）	是否复核	备注
						是□　否□	结果在方框里打“√”

筛选：

将待筛选饮片平铺于不锈钢筛或入CZS-0.7长方筛内：按《筛选岗位标准操作规程》《CZS-0.7长方筛标准操作规程》进行操作，筛去碎屑、灰屑，用编织袋（内衬PE袋）盛装，称量，封口，贴合格证，车间物料员填写请验单，入饮片成品库，待验

设备名称	设备型号	设备编号	房间编号
长方筛	CZS-0.7		
不锈钢筛	1、2、4、6、8、10、12、15mm		

筛选前制远志重量	筛选后制远志重量	废品量	收率范围：≥90%	物料平衡98%~100%
kg	kg	kg	%	%

计算公式	
	收率=筛选后制远志重量 ÷ 筛选前制远志重量 ×100%
	物料平衡率=（筛选后制远志重量+废品量）÷ 筛选前制远志重量 ×100%

成品收率	收率范围：≥80%	%	收率=筛选后制远志重量 ÷ 原药材领料量 ×100%
偏差	正常□　异常□	筛选质量检查、班中清场，允许入库。　QA确认：	

交接：制远志重量：________kg，共________件；交至饮片成品库。

操作人：　　　　　　工序负责人：　　　　　　QA：

备注：

制远志印制记录

产品名称		产品规格		产品批号		批量	
生产日期	年　　月　　日			班次		工艺规程编号	

	检查项目	确认结果
生产前检查与准备	确认中药饮片印制岗位有清场合格证并在有效期内，确认工器具、设备处于“已清洁”及“待运行”状态	□已确认
	确认岗位相应文件和记录齐全并受控	□已确认
	确认已更换生产状态牌、设备状态牌	□已确认
	确认包装材料名称、数量、状态标识齐全	□已确认
	备注：如已确认，请确认人在确认结果项的方框里打“√”　　确认人：　　复核人：	

印制制袋	按《印制岗位标准操作规程》《热转印分页一体机标准操作规程》《全智能小包装机（半自动型）标准操作规程》操作			
	设备名称	设备型号	设备编号	房间编号
	热转印分页一体机□	RYJ-FYJ001	QCL-024	2-1-118
	全智能小包装机（半自动型）□	VPA-905AB	QCL-025	2-3-019
	印制内容复核	品名： 规格： 产地： 净重： 产品批号： 生产日期： 执行标准：		

物料名称	规格	进厂编号	领料量	使用量	剩余量	损耗量	损耗率 ≤5%	物料平衡 100%

计算公式	
	物料平衡率 =（使用量 + 损耗量 + 剩余量）÷ 包装材料领料量 × 100%
	损耗率 = 损耗量 ÷（领料量 − 剩余量）× 100%

偏差	正常□　异常□	印制质量检查、班中清场，允许包装材料流入下一工序　　QA 确认：

操作人：　　　　工序负责人：　　　　QA：

备注：

制远志分装记录1

产品名称		产品规格		产品批号		批量	
生产日期	年 月 日至 年 月 日			班次		工艺规程编号	

	检查项目	确认结果
生产前检查与准备	确认中药饮片包装岗位有清场合格证并在有效期内，确认工器具、设备处于“已清洁”及“待运行”状态	□已确认
	确认岗位相应文件和记录齐全并受控	□已确认
	确认已更换生产状态牌、设备状态牌	□已确认
	确认饮片名称、数量、批号、状态标识齐全	□已确认
	复核领用包装材料印制内容是否清晰、准确、完整	□已确认
	备注：如已确认，请确认人在确认结果项的方框里打“√” 确认人： 复核人：	

分装：

1. 按《包装岗位标准操作规程》《连续式塑料薄膜封口机标准操作规程》操作，将待包装制远志按定额包装量进行准确称量并封口；2. 包装过程的废弃物入废弃物桶；3. 分装结束后，交外包工序

包装物料	中药饮片复合袋□ 复合膜袋□		
设备名称	设备型号	设备编号	操作间编号
连续式塑料薄膜封口机	DBF-900		
电子天平			

饮片	领料量(kg)	包装规格	合格小袋量	废品量	收率≥90%	物料平衡 98%~100%
					%	%

包装材料	领料量	物料代码	进厂编号	使用量	剩余量	损耗量	损耗率≤5%	物料平衡 100%
							%	%

计算公式	
	分装收率=(合格小袋量-包装材料使用量)÷领料量×100%
	物料平衡率=(合格小袋量-包装材料使用量+废品量)÷领料量×100%
	包装材料损耗率=损耗量÷(领料量-剩余量)×100%
	包装材料物料平衡率=(使用量+损耗量+剩余量)÷领料量×100%

偏差	正常□ 异常□	包装质量检查、班中清场，允许流入下一工序。 QA确认：
交接	将分装合格小袋交至外包工序。	

操作人： 工序负责人： QA：

备注：

制远志分装记录2

<table>
<tr><td>产品名称</td><td></td><td>规格</td><td></td><td>产品批号</td><td></td><td>批量</td><td></td></tr>
<tr><td>操作日期</td><td>年 月 日</td><td>班次</td><td></td><td>工艺规程编号</td><td colspan="3"></td></tr>
</table>

<table>
<tr><td rowspan="8">生产前检查与准备</td><td>检查项目</td><td>确认结果</td></tr>
<tr><td>确认中药饮片分装岗位有清场合格证并在有效期内；确认工器具、设备处于“已清洁”及“待运行”状态</td><td>☐已确认</td></tr>
<tr><td>确认岗位相应文件和记录齐全并受控</td><td>☐已确认</td></tr>
<tr><td>确认需用仪器、仪表有校验合格证且在有效期内</td><td>☐已确认</td></tr>
<tr><td>确认已更换生产状态牌、设备状态牌</td><td>☐已确认</td></tr>
<tr><td>确认 VPA-905AB全智能小包装机（半自动型）或VPA-928A全智能小包装机完好并且试运行正常</td><td>☐已确认</td></tr>
<tr><td>确认需用天平有校验合格证且在有效期内，按《自动天平校验标准操作规程》进行校验</td><td>☐已确认</td></tr>
<tr><td colspan="2">备注：如已确认，请确认人在确认结果项的方框里打“√” 确认人： 复核人：</td></tr>
</table>

按《中药饮片分装岗位标准操作规程》《VPA-905AB全智能小包装机（半自动型）标准操作规程》《VPA-928A全智能小包装机标准操作规程》操作

设备名称	设备型号	设备编号	操作间编号
全智能小包装机（半自动型） ☐	VPA-905AB	QCL-025	2-3-019
全智能小包装机 ☐	VPA-928A	QCL-031	2-3-020
电子天平			

操作：1.根据指令核对操作屏中印制内容（品名、规格、产地、净重、产品批号、生产日期、执行标准）；2.按《VPA-905AB全智能小包装机（半自动型）标准操作规程》《VPA-928A全智能小包装机标准操作规程》操作；3.废弃物入废弃物桶

<table>
<tr><td rowspan="7">饮片分装</td><td>印制内容复核</td><td colspan="6">品　名： 规　格： 产　地： 净重：
产品批号： 生产日期： 执行标准：</td></tr>
<tr><td>领取物料</td><td colspan="4">中药饮片复合膜数量:________ kg 进厂批号:________
待分装制远志重量:__________ kg 批　号:________</td><td colspan="2">确认人:</td></tr>
<tr><td colspan="5">按《VPA-905AB全智能小包装机（半自动型）标准操作规程》 操作：取下墨盒，安装好色带；按包装规格选择型号安装好下料斗、复合膜，调整色标电眼，设置横封上温度140℃ ±25℃，横封下温度140℃ ±25℃，纵封温度125℃ ±25℃；启动输送带将准确称量的药材置入上料盘中经输送带倾入料斗中，点动设备点动按钮试包装，调试合格方可包装；饮片包装过程中每隔20分钟记录一次装量检查情况</td><td colspan="2">横封上温度:______℃
横封下温度:______℃
纵封温度:________℃</td></tr>
<tr><td colspan="5">按《VPA-928A全智能小包装机标准操作规程》操作：取下墨盒，安装好色带，按包装规格选择型号安装好下料斗、复合膜，调整色标电眼，在显示屏上设置包装打印信息，设置好横封上、横封下、纵封温度及目标重量、上偏差、下偏差等参数，将多头称置零，点动设备点动键试包装，调试合格方可包装，包装过程中每隔20分钟记录一次装量检查情况</td><td colspan="2">横封上温度:________℃
目标重量:________g
横封下温度:________℃
上偏差:________g
纵封温度:________℃
下偏差:________g</td></tr>
<tr><td rowspan="2">饮片</td><td>领料量（kg）</td><td>包装规格</td><td>合格小袋量</td><td>废品量</td><td>收率≥90%</td><td>物料平衡
98%~100%</td></tr>
<tr><td></td><td></td><td></td><td></td><td>%</td><td>%</td></tr>
</table>

续表

<table>
<tr><td rowspan="7">饮片分装</td><td rowspan="2">包装材料</td><td>领料量</td><td>物料代码</td><td>进厂编号</td><td>使用量</td><td>损耗量</td><td>剩余量</td><td>损耗率≤5%</td><td>物料平衡100%</td></tr>
<tr><td></td><td></td><td></td><td></td><td></td><td></td><td>%</td><td>%</td></tr>
<tr><td rowspan="4">计算公式</td><td colspan="8">包装收率=（合格小袋量-包装材料使用量）÷领料量×100%</td></tr>
<tr><td colspan="8">物料平衡率=（合格小袋量-包装材料使用量+废品量）÷领料量×100%</td></tr>
<tr><td colspan="8">包装材料损耗率=损耗量÷（领料量-剩余量）×100%</td></tr>
<tr><td colspan="8">包装材料物料平衡率=（使用量+损耗量+剩余量）÷领料量×100%</td></tr>
<tr><td colspan="9"></td></tr>
<tr><td>偏差</td><td colspan="3">正常□ 异常□</td><td colspan="6">包装质量检查、班中清场，允许流入下一工序。 QA确认：</td></tr>
<tr><td>交接</td><td colspan="9">将分装合格小袋交至外包工序。</td></tr>
<tr><td colspan="10">操作人： 工序负责人： QA：</td></tr>
<tr><td colspan="10">备注：</td></tr>
</table>

制远志装量检测记录

<table>
<tr><td>产品名称</td><td colspan="3"></td><td>规格</td><td></td><td>产品批号</td><td></td><td>批量</td><td></td></tr>
<tr><td>操作日期</td><td colspan="5">年 月 日</td><td>班次</td><td></td><td>电子天平编号</td><td></td></tr>
<tr><td>设定装量</td><td colspan="9">标示量：根据包装指令设置装量__/袋；根据不同规格设置装量差异，（范围：1.5~6.0g标示量的±7%，6.0g以上标示量的±5%），上限控制：________g/袋；下限控制：________g/袋。称10个空袋重量：________g，平均袋重：________g</td></tr>
<tr><td>每袋重量</td><td colspan="5">岗位装量控制范围：标示量+平均袋重</td><td colspan="2">上限：__/袋</td><td colspan="2">下限：__g/袋</td></tr>
<tr><td>操作标准</td><td colspan="9">检测记录频次：20分/次；装量差异检查方法：每次抽查10袋，用1/100电子天平称量</td></tr>
</table>

空袋

序号	1	2	3	4	5	6	7	8	9	10	平均袋重
空袋（g）											
序号 时间	1	2	3	4	5	6	7	8	9	10	结果判定
日 时 分											符合□ 不符合□
日 时 分											符合□ 不符合□
日 时 分											符合□ 不符合□
日 时 分											符合□ 不符合□
日 时 分											符合□ 不符合□
日 时 分											符合□ 不符合□
日 时 分											符合□ 不符合□
日 时 分											符合□ 不符合□
日 时 分											符合□ 不符合□
日 时 分											符合□ 不符合□
日 时 分											符合□ 不符合□

续表

日　时　分											符合□　不符合□
日　时　分											符合□　不符合□
日　时　分											符合□　不符合□
日　时　分											符合□　不符合□

操作人：　　　　　　　　　　复核人：　　　　　　　　　　QA：

制远志外包装记录

产品名称		产品规格		产品批号		批量	
生产日期	年　月　日			班次		工艺规程编号	

	检查项目	确认结果
生产前检查与准备	确认中药饮片外包装岗位有清场合格证并在有效期内，确认工器具、设备处于“已清洁”及“待运行”状态	□已确认
	确认岗位相应文件和记录齐全并受控	□已确认
	确认已更换生产状态牌、设备状态牌	□已确认
	确认饮片名称、数量、批号、状态标识齐全	□已确认
	备注：如已确认，请确认人在确认结果项的方框里打“√”　　确认人：　　复核人：	

外包装

操作：1.按《包装岗位标准操作规程》《DBF-900连续式塑料薄膜封口机标准操作规程》操作；2.包装过程的废弃物入废弃物桶；3.包装结束后，填写“请验单”，入饮片成品库，待检

设备名称	设备型号	设备编号	操作间编号
连续式塑料薄膜封口机	DBF-900		
电子台秤			

领料量	包装规格	入库数量	废品量	收率≥95%	物料平衡98%~100%
				%	%

包装材料	物料名称	物料代码	进厂编号	领料量（个）	使用量（个）	损耗量（个）	剩余量（个）	损耗率≤5%	物料平衡100%
								%	%

计算公式

- 收率 = 入库数量 ÷ 领料量 × 100%
- 物料平衡率 =（入库数量 + 废品量）÷ 领料量 × 100%
- 包装材料损耗率 = 损耗量 ÷（领料量 − 剩余量）× 100%
- 包装材料物料平衡率 =（使用量 + 损耗量 + 剩余量）÷ 领料量 × 100%

偏差	正常□　异常□	包装质量检查、班中清场，允许办理入库手续。　QA确认：
入库	将外包合格品交给饮片成品仓库。	

操作人：　　　　　　　　　　工序负责人：　　　　　　　　　　QA：

备注：

五、评价反馈

1. 车间主任评价

序号	重点评价内容	评价标准	标准分值	评价得分
1	物料及辅料称取	称量标准操作规程	10	
2	设备准备	准备标准操作规程	10	
3	设备操作	设备运行标准规程	20	
4	清场	清场标准操作规程	10	
5	工作态度	吃苦耐劳，态度认真，精益求精	10	
6	自主学习	提前预习、查阅资料能力	10	
7	问题探究	分析问题，解决问题，处理问题能力	20	
8	安全	药品质量安全意识，生产安全意识	10	
签名			合计	

2. 学生自我评价

学生姓名：	
你是否参与生产实训活动？	
你都完成了哪些具体任务？	
除了完成实训任务，你还做了哪些工作？	
你认为本次生产实训有什么需要改进的问题吗？	
本次课你有什么收获吗？你都学到了什么？	

参考文献

1.钟凌云.中药炮制学［M］.北京：中国中医药出版社，2021.

2.陈秀瑗，姚腊初.中药炮制技术［M］.北京：中国医药科技出版社，2021.

3.孙立艳，邓玉群，谢仲德.中药炮制技术［M］.武汉：华中科技大学出版社，2022.

4.赵中振.中药炮制学［M］.北京：中国中医药出版社，2020.

5.李飞，陆兔林.中药炮制学［M］.北京：人民卫生出版社，2022.

6.陆兔林，吴纯洁，金传山，等.中药炮制工程学［M］.北京：化学工业出版社，2019.